消化内镜治疗操作技术

Therapeutic Endoscopy in the Gastrointestinal Tract

原著者　Georg Kähler
　　　　Martin Götz
　　　　Norbert Senninger
主　审　崔立红
主　译　崔立红　浦　江
副主译　王晓辉　王少鑫　于　兰
译　者　（以姓氏笔画为序）
　　　　刘新尧　闫志辉　李　超　李　辉
　　　　李　瑞　罗　哲　郑　岩

河南科学技术出版社
·郑州·

内容提要

本书由乔治·凯勒(Georg Kähler),马丁·高兹(Martin Götz),诺伯特·森宁格(Norbert Senninger)三位微创顶级专家领衔编写。全书共10章,详细介绍了内镜微创手术准备、内镜下切除方法、内镜下再通技术、出血治疗、逆行胰胆管造影、超声内镜引导下治疗、介入治疗吻合瘘和瘘管、异物取出、直肠干预术及腹腔镜与内镜联合检查、疝微创治疗等。本书内容全面、实用性强,贴近临床、微创技术前沿,是内镜微创领域从业者必备参考书。

图书在版编目(CIP)数据

消化内镜治疗操作技术/(德)乔治·凯勒,(德)马丁·高兹,(德)诺伯特·森宁格主编;崔立红,浦江主译. —郑州:河南科学技术出版社,2021.3(2022.6重印)
ISBN 978-7-5725-0317-7

I.①消… II.①乔… ②马… ③诺… ④崔… ⑤浦… III.①消化系统疾病—内镜—治疗 IV.①R570.5

中国版本图书馆 CIP 数据核字(2021)第 032719 号

First published in German under the title
Therapeutische Endoskopie im Gastrointestinaltrakt
edited by Georg Kähler,Martin Götz and Norbert Senninger
Copyright © Springer-Verlag Berlin Heidelberg,2016
This edition has been translated and published under licence from
Springer-Verlag GmbH,part of Springer Nature.
All Rights Reserved.

著作权合同登记号:豫著许可备字-2020-A-0198

出版发行:河南科学技术出版社
　　　　　北京名医世纪文化传媒有限公司
　　　　　地址:北京市丰台区万丰路 316 号万开基地 B 座 115 室　　邮编:100161
　　　　　电话:010-63863186　010-63863168
策划编辑:焦万田
文字编辑:杨永岐
责任审读:周晓洲
责任校对:龚利霞
封面设计:中通世奥
版式设计:崔刚工作室
责任印制:程晋荣
印　　刷:河南瑞之光印刷股份有限公司
经　　销:全国新华书店、医学书店、网店
开　　本:889 mm×1194 mm　1/16　　印张:14.5　　字数:368 千字
版　　次:2021 年 3 月第 1 版　　2022 年 6 月第 2 次印刷
定　　价:158.00 元

英文版前言

虽然这本书的意图在前面已经清楚地描述过了，但是推出一个英文版本应该有一个额外的前言。

欧洲的研究人员和临床医师，以及众多来自德国机构的同事，一直是内镜技术的先驱者。与此同时，这一领域的发展必须从全球的角度来看待，世界各地都面临着类似的技术挑战。

这种持续不断的国际交流激发了编辑和作者更好地将我们的经验传达给讲英语的国家。我们希望与您、全球的同事分享我们的专业知识。

我们真诚地希望您在日常工作中享受阅读的乐趣并从中受益。

Georg Kähler

Martin Götz

Norbert Senninger

2017 年 2 月

德文版前言

胃肠道疾病的内镜下治疗是实用治疗技术的一部分，其中科学的基础、手工操作的灵巧性，以及现代仪器技术、个人经验和与患者相关的护理，都必须专业地融合在一起。由于医学是作为一个整体在不断地发展进步，这种技术不仅对诊断来说是必不可少的，也同样能在治疗中得到广泛应用，这在以前的治疗中是不可能实现的。光学显示、数字技术和优化仪器的改进，加上放射技术和基因"分析"，已经促进了诊断和治疗的成熟，这使得治疗性内镜检查成为整个胃肠道医学的兴趣中心。

内镜具有诊断和治疗的双重性质，这得益于胃肠内科和内脏外科的密切关系。治疗性内镜检查逐渐取代了传统的外科手术。以跨学科和基于证据的方式使用这些方法可使患者受益。

这本书高度评价了内科和外科之间的密切互动。"基因型前的表型类型"这一认识应将具有肿瘤学、儿科学、放射学、核医学和病理学跨学科潜力的外科和内科专家聚集在一起。其他方面取决于与重症监护、营养医学、医院卫生和医学法的相互作用。这本书专门介绍了内镜的辅助人员，一个不可或缺的部分。只有通过所有相关学科之间精心安排的合作，才有可能取得成功，才能实现进一步的发展。

"治疗性内镜"是以结构化和基于数据的方式，涉及内镜检查程序的基础和适应证。本书详细描述了人员、仪器及所有干预措施的技术执行，最后指出错误的来源和并发症的处理。通过大量的图片和实践建议，作者以科学证据为背景，展示了自己丰富的经验。

我们真诚地希望本书能帮助读者找到足够的动力，为内镜实践工作找到方向，并为进一步的扎实改进而努力。

Georg Kähler

Martin Götz

Norbert Senninger

2017 年 2 月

英文版序

　　书籍在目前媒体高度发达的时代还需要吗，尤其是教育类书籍？既然人人都可以从互联网上下载各种内容，为什么各位专家还要费尽心思去出版书？因为我们进行医疗行为的证据非常重要，是我们进行决策的基础（对保险公司、律师、任何人，甚至对患者来说都是如此），它来源于各个方向的总结摘要。阅读和思考是不是不再重要？对当前文化的批判表明了什么？我们必须自己开拓自己的视野，以下给出了一些建议。

　　1. 重新开始阅读一本科学读物（最好是一本好期刊中的好文章），然后自己获得一个想法。试着忘记多元分析和一些概述性观点，包括专家们提出的一些自己的意见（包括我自己）。

　　2. 把你读到的内容与同事进行交流，同样地投入到他们的日常工作中，把你读过的文章和你自己的日常经历进行比较，也许你会发现这对参与讨论的两个人都有好处。顺便说一句，最近出版的DGVS协会关于内镜检查和干预质量的指南是一个很好的综合例子，是基于循证医学证据和实际工作的结合。

　　3. 再读一本书。例如这本书，我非常喜欢它，因为它的实用和图形化的方法，有漂亮的图片、草图和实用的建议。它不提供伪多元分析！如前所述，我建议你自己读几篇被引用的论文。

　　我希望你也会像我一样喜欢这本书。

Thomas Rösh

德国　汉堡

缩 写

AEG adenocarcinoma of esophagogastric junction
食管-胃交界处腺癌

AIN anal intraepithelial neoplasia
肛门上皮内瘤变

APC argon plasma coagulation
氩离子凝固术

aPCC activated prothrombin complex concentrate
活化凝血酶原复合物浓缩物

ASA American Society of Anesthesiologists
美国麻醉医师学会

BBS buried bumper syndrome
埋伏异常综合征

BD-IPMN branch duct IPMN
胰导管内乳头状黏液腺瘤

BICAP bipolar coagulation probe
双极凝固探头

BMI body mass index
体质指数

BTS beneath the scope
范围之下

CA carcinoma
癌

CCC cholangiocellular carcinoma
胆管细胞癌

CHE cholecystectomy
胆囊切除术

CH Charriére (French)
夏尔里埃（法国）

CHD coronary heart disease
冠心病

CIBD chronic inflammatory bowel isease
慢性炎症性肠病

CM ontrast medium
对比剂

COPD chronic obstructive pulmonary disease
慢性阻塞性肺疾病

CPB celiac plexus blockade
腹腔神经丛阻滞

CPN celiac plexus neurolysis
腹腔神经丛松解术

CRP C-reactive protein
C 反应蛋白

CT computed tomography
计算机断层扫描

DES diffuse esophageal spasm
弥漫性食管痉挛

DHC ductus hepatocholedochus
肝胆管

EASR endoscopy-assisted segmental resection
内镜辅助下节段切除术

EATR endoscopy-assisted transluminal resection
内镜辅助下腔内切除术

EAWR endoscopy-assisted wedge Resection
内镜辅助下楔形切除术

EBUS endobronchial ultrasound
支气管内超声

EBUS-TBNA endobronchial ultrasound-assisted transbronchial needle aspiration
超声辅助下支气管内细针抽吸

ECG electrocardiogram
心电图

EGD esophagogastroduodenoscopy

	食管胃十二指肠镜		家族性腺瘤性息肉病
EHL	electrohydraulic lithotripsy 电击碎石	FFP	fresh frozen plasma 新鲜冰冻血浆
EMR	endoscopic mucosa resection 内镜下黏膜切除术	FiLaC	fistula tract laser closure 瘘管激光闭合术
ENT	ear，nose，and throat 耳鼻喉	FKJ	fine-needle catheter jejunostomy 细针导管空肠造口术
EPT	endoscopic papillotomy 内镜下乳头状瘤切除术	FNB	fine-needle biopsy 细针活组织检查
ERC	endoscopic retrograde cholangiography 内镜下逆行胆管造影术	FNI	fine-needle injection 细针注射
		FNP	fine-needle puncture 细针穿刺
ERCP	endoscopic retrograde cholangio- pancreatography 内镜下逆行胰胆管造影术	FTRD	full-thickness resection device 全层切除
ERP	endoscopic retrograde pancreatography 内镜下逆行胰管造影术	GAVE	gastric antral vascular ectasia 胃窦血管扩张
		GERD	gastroesophageal reflux disease 胃食管反流病
ESD	endoscopic submucosa dissection 内镜下黏膜剥离术	GI	gastrointestinal 胃肠道
ESWL	extracorporeal shock wave lithotripsy 体外冲击碎石术	GIST	gastrointestinal stromal tumor 胃肠道间质瘤
EUS	endoscopic ultrasound 超声内镜	GTN	glyceryl trinitrate ointment 硝酸甘油软膏
EUS-CPN	endo-ultrasound-guided celiac plexus neurolysis 超声引导下腹腔神经丛松解术	HAL	hemorrhoidal artery ligation 痔动脉切除术
		HCC	hepatocellular carcinoma 肝细胞癌
EUS-FNP	endo-ultrasound-guided fine- needle puncture 超声引导下细针穿刺术	HD	hemodialysis 血液透析
EUS-TCB	endo-ultrasound-guided trucut biopsy 超声引导下穿刺活检术	HES	hydroxyethyl starch 羟乙基淀粉
		HF	high frequency 高频
EVL	esophageal variceal ligation 食管静脉曲张套扎术	HL	Hodgkin's lymphoma 霍奇金淋巴瘤
EVT	endoscopic vacuum therapy 内镜下真空疗法	HPV	human papilloma virus 人乳头状瘤病毒
FACS	fluorescence-activated cell scanning 荧光激活细胞扫描	IEN	intraepithelial neoplasia 上皮内瘤变
FAP	familial adenomatous polyposis	INR	international normalized ratio

	国际标准化比率
IPMN	intraductal papillary mucinous neoplasia
	导管内乳头状黏液瘤
LAER	laparoscopy-assisted endoscopic resection
	腹腔镜辅助内镜下切除术
LES	lower esophageal sphincter
	食管下括约肌
LGIB	lower gastrointestinal bleeding
	下消化道出血
LGIT	lower gastrointestinal tract
	下消化道
LHM	laparoscopic Heller myotomy
	腹腔镜 Heller 肌切开术
LIFT	ligation of intersphincteric fistula tract
	棘间瘘管结扎术
LN	lymph node
	淋巴结
LP	lithotomy position
	取石位
MD-IPMN	main duct IPMN
	主管道导管内乳头状黏液瘤
MGI	middle GI tract
	中消化道
MGIB	middle gastrointestinal bleeding
	中消化道出血
MRCP	magnetic resonance cholangio-pan-creatography
	磁共振胰胆管造影
NAPS	nurse-assisted propofol administration
	护士辅助下异丙酚给药
Nd：YAG	neodymium-doped yttrium aluminum garnet
	氧化钇铝片
NET	Neuroendocrine tumor
	神经内分泌肿瘤
NHL	non-Hodgkin's lymphoma
	非霍奇金淋巴瘤
NOTES	natural orifice transluminal

	endoscopic surgery
	经自然腔道内镜术
NPWT	negative pressure wound therapy
	负压伤口治疗
NSAR	non-steroidal anti-rheumatic
	非甾体类抗风湿药
NSAID	non-steroidal anti-inflammatory drug
	非甾体类抗炎药
NSCLC	non-small-cell lung cancer
	非小细胞肺癌
OTSC	over-the-scope clip
	超视距剪辑
OTW	over the wire
	在线上
PDT	photodynamic therapy
	光动力疗法
PEC	percutaneous endoscopic colostomy/cecostomy
	经皮内镜下结肠造口术
PEECS	post-endoscopic submucosa dissection electrocoagulation syndrome
	内镜下黏膜剥离术后电凝综合征
PEG	percutaneous endoscopic gastrostomy
	经皮内镜下胃造口术
PEJ	percutaneous endoscopic jejunostomy
	经皮内镜下空肠造口术
PEP	post-ERCP pancreatitis
	逆行性胰胆管造影术后胰腺炎
PET-CT	positron emission tomography com-puted tomography
	正电子发射断层扫描
P-NET	pancreatic neuroendocrine tumor
	胰腺神经内分泌肿瘤
POEM	peroral endoscopic myotomy
	经口内镜肌层切开术
PPI	proton pump inhibitor
	质子泵抑制药
PPSB	prothro mbin-proconvertin-stuart-prower factor-antinhemophilic

globulin B
抗血友病球蛋白

PSC primary sclerosing cholangitis
原发性硬化性胆管炎

PSI pounds per square inch
磅/平方英寸

PTC percutaneous transhepatic
cholangiography
经皮肝穿刺胆管造影术

PTCD percutaneous transhepatic
cholangiodrainage
经皮肝穿刺胆管引流术

PTT partial thromboplastin time
部分凝血酶原时间

RAR rectoanal repair
直肠修复

RCT randomized controlled trial
随机对照试验

RFA radio-frequency ablation
射频消融

r-FⅦa recombinant activated factor Ⅶ
重组激活因子Ⅶ

SEMS self-expanding metal stent
自膨胀金属支架

SEPS self-expanding plastic stent
自膨胀塑料支架

SET subepithelial tumor
上皮下肿瘤

SOD sphincter of Oddi dysfunction
Oddi 括约肌功能障碍

SSC secondary sclerosing cholangitis
继发性硬化性胆管炎

SSL "steinschnittlage" (lithotomy
position)
取石术位置

STEP selective tissue elevation by
pressure
压力组织提升

T2DM type 2 diabetes mellitus
2 型糖尿病

TBNA transbronchial needle aspiration
经支气管针吸

TC thrombocyte concentrate
血小板浓缩物

TIPSS transjugular intrahepatic portosys-
temic stent shunt
经颈静脉肝内门体分流术

TNM tumor node metastasis staging
classification of the UEMS
UEMS 肿瘤转移分期

TTS through the scope
通过范围

TTSC through-the-scope clip
通过示波器剪裁

UES upper esophageal sphincter
食管上括约肌

UGIB upper gastrointestinal bleeding
上消化道出血

UGIT upper gastrointestinal tract
上消化道

US ultrasound
超声

VAAFT video-assisted anal fistula
treatment
视频辅助肛瘘治疗

VAC vacuum-assisted closure
真空辅助闭合装置

VATS video-assisted thoracoscopic
surgery
可视胸腔镜手术

目　录

第1章　内镜下切除方法

Georg Kähler

内镜下切除术具有诊断和治疗价值。内镜下切除术的困难程度取决于病变的大小和形状。由于病变解剖位置的不同，须使用不同的内镜下切除方法。尽管如此，本文旨在从一个技术的角度介绍这些方法。本章将根据不同的器官做出逐一介绍。

1.1 概述

1.1.1 是否要做活检？

所有可见的胃肠道病变都需要明确的诊断。通常情况下，内镜检查者是可以根据黏膜表面的特征来推测大体的组织病理学。因此，由工藤（Toyoshima et al，2015）（图1.1）及其他人对腺管开口部形态（pit pattern）的分型是有帮助的。

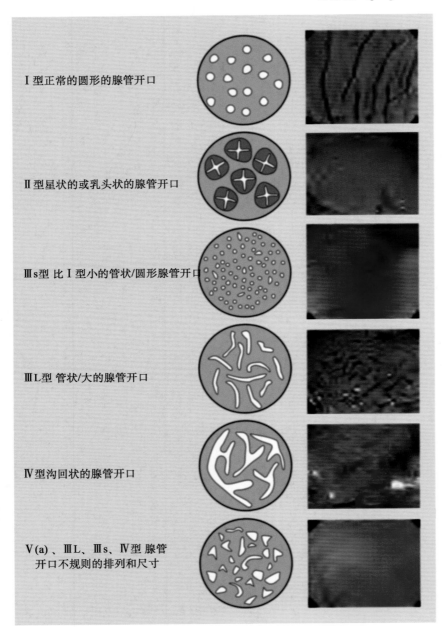

Ⅰ型正常的圆形的腺管开口

Ⅱ型星状的或乳头状的腺管开口

Ⅲs型 比Ⅰ型小的管状/圆形腺管开口

ⅢL型 管状/大的腺管开口

Ⅳ型沟回状的腺管开口

Ⅴ(a)、ⅢL、Ⅲs、Ⅳ型 腺管开口不规则的排列和尺寸

图1.1 工藤腺管开口部形态的分型

腺管开口形态的观察并没有取代组织病理学检查。

治疗前活检的必要性尚不清楚。但为了确定病灶是否存在及其性质，进行活检就是必要的。

另一方面，活检可能不能代表整个病灶的情况或肿瘤进展最严重的部分。因此我们应该牢记，活检的结果仅能在最低程度上代表病灶的情况，而不一定是最准确的特征。

虽然许多研究者认为活组织检查后会存在组织形成瘢痕和影响后期手术的问题，但并没有证据能明确证明这一点。

活检的另一个缺点是可能会引起淋巴结大，而这会影响超声内镜下对肿瘤的分期。

这也就是为什么进行活组织检查的必要性必须根据每个人的具体情况而定。特别是如果认为肿瘤是可通过内镜进行切除时，那么活检就不是必需的。

如果对肿瘤是否存在有疑问或是肿瘤已经不能通过内镜进行切除，那就必须进行活检。

1.1.2　凝血

关于凝血问题，现在已经形成了普遍的共识，那就是对于包括活检在内的所有组织的内镜操作必须达到对患者凝血功能的最低要求（快速检测结果超过 65%，血小板超过 100 000）。

而服用 100mg 含乙酸的药物不再被视为内镜操作的禁忌证。关于细节，在本书的结尾有一特别的章节进行介绍。在科研机构的主页上也可以看到实际的建议。

1.1.3　检查部位的清洁

检查部位的食物残渣和粪便会影响内镜检查诊断的准确性。此外，这也可能会增加误吸和穿孔的风险。检查者必须决定是中止检查还是继续进行冲洗和抽吸以进一步进行检查。尤其是对于内镜下切除术来说，保持病变区域的清洁是必需的。

1.2　息肉切除术

在左半结肠，腺瘤通常表现为有蒂的肿

瘤，且肿瘤或大或小。这个观察结果就是"息肉"这个术语产生的背景，但这并不是一个恰当的医学描述。在以钡剂灌肠为开端的腔内检查和后来的最早的纤维内镜检查，这种类型的腺瘤是最先可以被检测到的。后来，随着诊断敏感性的提高，扁平的腺瘤也可以被发现了，但不幸的是仍然保留了"息肉"这个术语。现在，我们知道了结直肠腺瘤有着明显不同的形状，从有蒂、无蒂、扁平腺瘤到有凹陷或溃疡的腺瘤。（图 1.2～图 1.4）

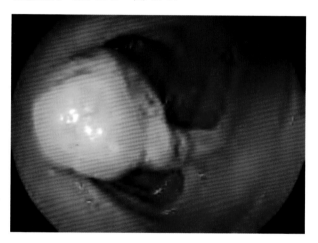

图 1.2　有蒂息肉

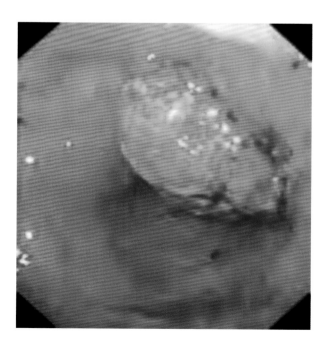

图 1.3　无蒂息肉

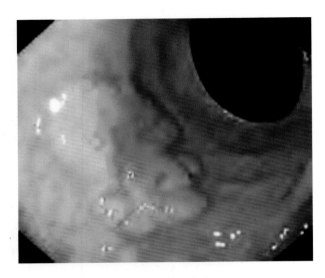

图 1.4　扁平息肉

最常见和相关的肿瘤是腺瘤。

> 提示：胃肠道的大多数息肉是腺瘤，因此它们是真正的瘤变。这些腺瘤需要被完全彻底地切除以进行诊断和治疗。有经验的检查者可以通过对病灶表面的细微结构的检查来对病灶的情况来进行评估。如有疑问，则必须行组织病理学检查。此外，超声内镜还可以明确病变是否浸润到胃肠道黏膜下层或更深的层次。但在大多数情况下，特别是如果息肉有可见的蒂，则不需要超声内镜检查。

息肉切除术的适应证如下：

—腺瘤和息肉样腺癌

—错构瘤息肉

—P-J 综合征息肉

—幼年性息肉

脂肪瘤等其他息肉，只有当它们危及肠道畅通，有溃疡或出血时才需要切除。

🛇 阑尾切除术后，由于手术操作技术的原因可以出现残端反转向腔内。这种残端很像无蒂或有蒂息肉。如果阑尾残端黏膜有改变，那就更像了。在这种情况下进行息肉切除术是不必要的和危险的，因为这可能导致盲肠穿孔。

■ 人员资质要求

主治医师必须能够处理可能的并发症，如通过注射疗法或用夹子夹闭法控制出血或穿孔。需要一名最好是两名助手（除了一名麻醉师外），且其中一个助手必须熟悉和经历过上述并发症的处理。

■ 技术及设备要求

对于息肉切除术，除了内镜及其附件外，还需要以下设备。

—具有适合内镜的特定设置的高频发生器（图 1.5）。

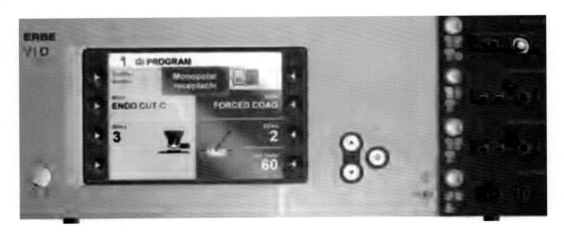

图 1.5　高频发生器（经德国爱尔博电子医疗仪器公司许可）

- 带电缆的中性电极（警告！儿童需专用的小电极）（图 1.6）
- 息肉切除圈套器足够大（至少比病变本身大 5mm）（图 1.7a—e）
- 圈套器和高频发生器之间的连接电缆（注意！按厂商指定的标准）
- 息肉存储器（Polyp trap）（特别是如果有多个息肉位于右半结肠时）
- 回收切除的息肉的器械如抓取器（graspers）和网篮（图 1.8—图 1.10）

■ **止血器械**

- 必需的：夹子（图 1.11a—c）、注射针（图 1.12）、生理盐水或肾上腺素溶液
- 可选的：电凝止血钳（coagulation grasper）（图 1.13）、氩离子凝固器（argon plasma coagulator）、尼龙圈结扎器（endoloops）（图 1.14）

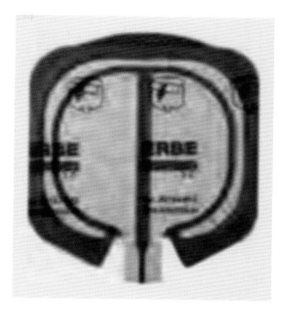

图 1.6　中性电极（经德国爱尔博电子医疗仪器公司许可）

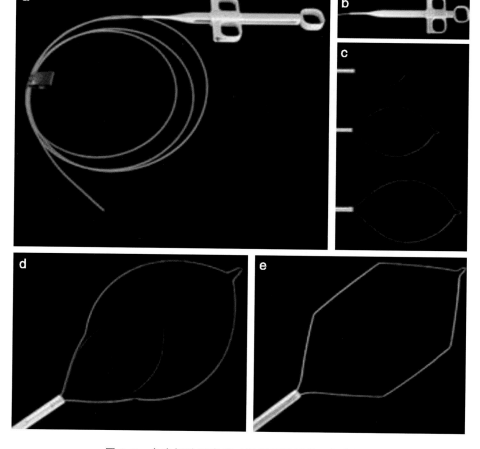

图 1.7　息肉切除圈套器（经麦德姆医学工场许可）

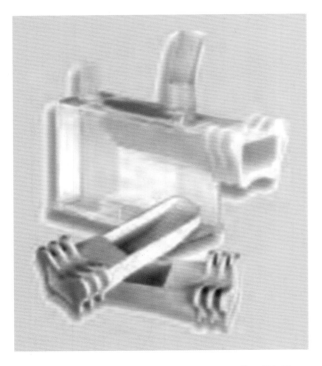

图 1.8　息肉存储器（经 US Endoscopy 公司许可）

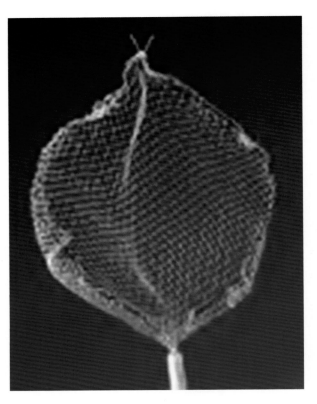

图 1.10　息肉回收网篮（经 US Endoscopy 公司许可）

进行切除的，比如患者拒绝对息肉行切除或活检、患者正在抗凝治疗中、低证据表明息肉的存在。而且，对于切除病灶可能会带来非常大的风险时，不应该勉强切除。对于这些病例，推荐进一步收集更多患者的相关信息，并采用不同的处置包括转到专门的医疗中心进行进一步的治疗。

■ **实际操作**

如果患者以前没有进行过内镜检查，应首先对患者进行全面的内镜检查，以了解病变的数量、形状和位置。

在结肠中，内镜下切除术应该从结肠最近端（盲肠）的位置开始，然后向远端肛门方向进行。因为病变切除部位是一个阻力低的部位，所以应该避免不必要的反复的内镜通过。

在上消化道中，内镜下切除术则应从腹端到口腔端依次进行。

本建议的例外是当有非常小的或隐藏的息肉时，在内镜检查时可以立即用活检钳钳除或在第一次内镜通过时予以标记。

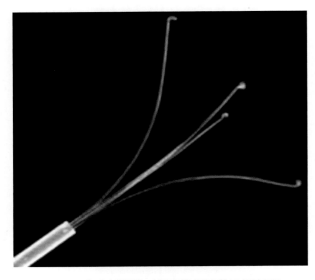

图 1.9　息肉抓取器（经麦德姆医学工场许可）

■ **对患者的要求/准备**

与患者的内镜检查前谈话，应包括息肉切除术及其并发症的信息及知情同意书，因为每一次内镜检查都有可能意外发现因诊断和治疗原因需要切除的病变。

在某些情况下，行内镜检查是可以不对息肉

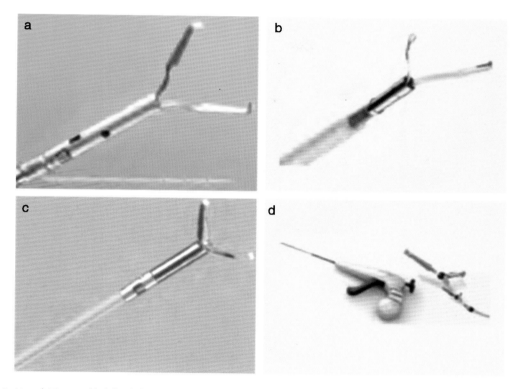

图 1.11　夹子　a. 波士顿科学止血夹；b. 奥林巴斯止血夹；c. 库克止血夹；d. 麦德姆医学止血夹 [经波士顿科学公司（a），奥林巴斯公司（b），库克医药公司（c），麦德姆医学工场（d）许可]。

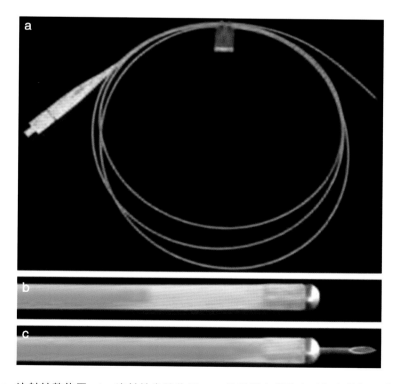

图 1.12　a. 注射针整体图；b. 注射针尖端收回；c. 注射针尖端伸出（经麦德姆医学工场许可）

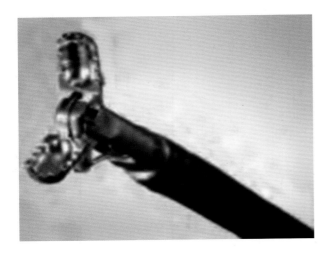

图 1.13 奥林巴斯电凝止血钳（经奥林巴斯公司许可）

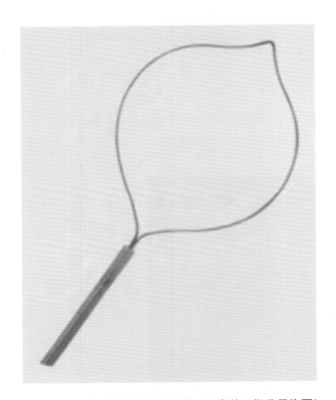

图 1.14 奥林巴斯尼龙圈结扎器（经奥林巴斯公司许可）

如果检查结果显示病变需要进行外科手术切除，则进一步行内镜下切除的适应证取决于接下来的外科手术术式。如果由于左侧结肠癌而计划进行右侧结肠切除，则应切除所有息肉以明确息肉是否是恶性的。对于小的病变，建议行内镜下文身技术（endoscopic tattooing）以提高术中对肿瘤的识别能力。避免术中结肠镜检查是具有一

定的益处的。

从腔内来看，结肠壁的哪一部分被病变所覆盖，哪一部分不被病变所覆盖仍不清楚。因此，内镜文身应该注射在结肠壁的三个相应部位。从黏膜下层的生理盐水沉积开始，并可以用染料进行标记。（图 1.15）（Yeung et al，2009；Bergeron et al，2014；Haji et al，2014）。

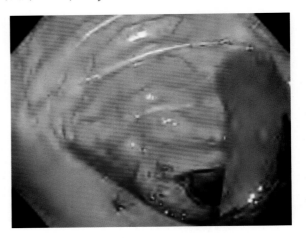

图 1.15 在结肠黏膜下注射染料

在进行息肉切除术前，应考虑预防性的止血。因此，可以使用一次性结扎器或可重复使用的结扎器。结扎器放置的位置应确保与病灶边缘有足够的距离。在息肉的基底部预防性注射生理盐水或稀释的去甲肾上腺素溶液（1∶10 000）虽然更为便宜，但是必须考虑到的是注射会引起息肉的扁平化，而这可能会阻碍圈套器的放置。即使是预防性的钳夹也会使接下来的切除变得更为困难。

提示：切除术后应首先检查切缘，这样胃肠道壁的穿孔等病变或出血点可以立即被发现，尔后可以再看标本（图 1.16）。

为了放置息肉切除圈套器，需要做好各方面的准备。肠腔内残存的粪便应彻底冲洗干净。镜头视野要稳定。抽吸和冲注要平衡，必要时可以静脉注射解痉药以保证切除术区视野情况良好。

如果遇到大的息肉，镜头应该越过病灶。在完全打开圈套器后，应以打开圈套器并撤镜头的方式套住息肉。

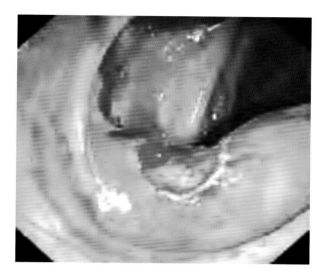

图 1.16　**息肉切除术后动脉出血**

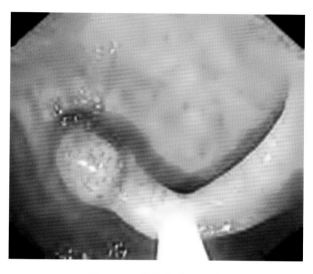

图 1.17　**带蒂息肉切除术**

　　根据术者的指令闭合圈套器是助理人员的一项非常重要的任务。如果圈套器闭合不够牢固，病灶就会滑脱。而如果闭合得太紧，就有可能出现"冷圈套（cold snaring）"，即没有经过电烙的伤口，而这在大的病灶时会引起出血。当然，团队的经验和通畅的沟通对手术的成功也有很大的帮助。

　　此外，还有其他一些风险与放置圈套器不当有关。比如无意抓取到息肉以外的黏膜的健康褶皱部位也会造成损害。如果圈套器放置在非常接近息肉基底的地方，会增加意外的切除到胃肠道壁更深层如肌层的风险。

　　如果有疑问，应重新打开圈套器，并重新评估术区情况。许多教科书建议避免接触对侧黏膜，但是对于大的息肉来说，这是非常困难甚至是不可能的。现在，由于高频发生器的改进，爬行电能（creeping electroenergy）的风险和随之而来的间接损害已大大降低（图 1.17）。

　　息肉底部的切割是通过适度牵引息肉切除圈套的手柄来完成的。现代高频发生器提供息肉切除的设置包括切割能量和止血的交替应用。正确设置和使用黄色踏板进行切割，切割非常重要（此颜色代码是独立于制造商的国际标准）。

　　以前所谓的"结巴切割（stutter cut）"（重复的短时间激活踏板）不再被推荐，因为这会影响内切切割（endo cut）或其他的切割模式。现在推荐的切割是先是第一切割阶段，然后是交替

切割和凝固模式。

　　这保证了有效的预防出血和电凝区尽可能小这两者之间能达到最佳平衡，这就能进行充分的组织病理学检查了。内镜夹可以很容易地处理可能的出血和可见的肌层病变。小而弥散性的出血可通过局部注射治疗或氩离子凝固器行热治疗。

　　❶ 使用息肉切除圈套器的尖端进行局部凝固治疗是非常迅速和廉价的，但它又是非常危险的，因为没法对凝固的深度进行控制。因此，只有经验丰富的术者对非常小的出血才能使用这种方法。

　　为了取出息肉，可以采用不同的方法。8mm 大小的息肉可以通过仪器通道吸入。为此，息肉存储器（Polyp trap）可以安装在内镜和负压吸引管之间。这是非常有用的，特别是如果在右侧结肠有几个息肉时（见图 1.8）。

　　如果息肉太大，不能进行经内镜孔道吸出，可以用圈套器抓住。但这有时比较困难，因为拖拽力量太大时，息肉有可能会脱落。许多制造商研发了特殊的息肉抓取器，比如带有三四个手臂或内镜网篮的抓取器。内镜网篮是非常有用的，特别是当用于收集一些息肉或组织碎片时。它们可以重新开放，以捕获更多的息肉，而不会丢失以前捕获的息肉，因为这些息肉会被黏附在网上。

　　这些设备的另一个优点是可以随着镜头和网篮

的后撤而观察黏膜。当然，大的息肉可以直接吸到镜头上并通过镜头取出。但这会影响内镜下观察，因此这种方法只推荐用于乙状结肠和直肠。

被切除的息肉有时会迅速脱离切除部位，然后滚落到别的地方。有时，找到这些滚落的息肉很困难。决定继续进行内镜下寻找这些滚落的息肉或是留取粪便筛出这些息肉取决于术者个人的决定。

1.3 内镜下黏膜切除术（EMR）

■ 适应证

EMR 是在息肉切除术的基础上发展起来的。它适用于无蒂病变的切除。这些病变的特征是基底部直径最大。从本质上讲，病变的形状决定了切除的方法，而不是由医师的偏好决定的。

因为 EMR 需要花费更多的时间、更多的材料，并有更多的风险，因此用另一个术语来描述它比息肉切除术更有用。与此同时，OPS 国际分类方法也反映了这种发展趋势。

与息肉切除术一样，EMR 作为一种诊断和治疗手段具有双重特性。病变完整的切除可以被看作是一个完整的活检，而不需要在此之前另行活检。

但无论如何，手术开始前要有一个成功和完备的 EMR 切除术的准备，这包括患者的情况（知情同意、凝血功能、充分的随访）、病变的情况（浸润深度、大小）和相关的人员器械保障（仪器和设备、时间间隔、经验）。建议应对病变进行完全切除，因为不完全切除会影响以后的手术。

当然，超声内镜可以检测到病变浸润深度，对于直肠、食管、胃和十二指肠都是如此，但对于结肠和小肠来说则不然。由于超声内镜对肿瘤分期的准确评定特别是对黏膜下层浸润深度的测量并不可靠，所以一些有经验的内镜医师放弃了进行超声内镜检查，他们更倾向于基于精细的内镜检查来评估肿瘤分期（Bergeron et al，2014；Haji et al，2014）。

尽管如此，作者还是建议在切除上消化道和直肠的病变前进行常规的超声内镜检查，因为这可能会有其他的发现，比如有无淋巴结大、手术

风险情况及手术的效果。

■ 人员要求

在息肉切除术中，除了监测肛门活动的人员外，还需要有 1 或 2 名协助人员。协助者的个人经历比资格更重要。当然内镜医师也有责任，他应该了解自己的团队，并且须负责清晰的沟通。

■ 仪器要求

EMR 原则上采用圈套法。特别是在食管，为了简化程序已经做了一些修改。

行 EMR 的器械
必需的器械
— 切除圈套器
— 内镜下注射针
— 用于止血和闭合伤口的金属夹
— 息肉存储器、网篮或息肉抓取器
可选的器械
— 透明帽（图 1.18）
— 非对称圈套器（Asymmetric snare）（图 1.19）
— 双通道内镜用的第二抓取器
— 结扎系统（z. B. Duette，库克公司）（图 1.20）

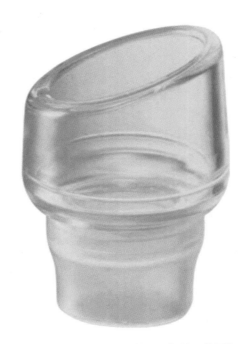

图 1.18 透明帽（经奥林巴斯公司许可）

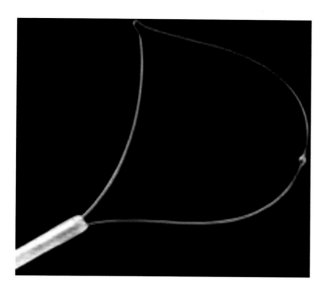

图 1.19　非对称圈套器（经麦德姆医学工场许可）

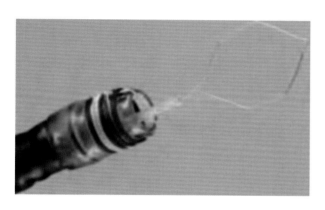

图 1.20　Duette 吸-切系统（经库克公司许可）

■ 术前准备

由于进行部分黏膜切除术会引起局部的瘢痕化，会大大提高后期内镜治疗的难度，并增加内镜治疗失败的风险。在此背景下，只有确保能对病变一次性切除才能开始进行 EMR 治疗。

进行 EMR 需要一套完整的器械，并对患者有相关的要求，如血液凝血功能检查、充分的肠道准备、知情同意、术前镇静。此外，可能的并发症的处理，包括医院监护和外科修复等。

■ 实际操作

■■ 双通道内镜切除术（抓取-圈套法）

使用双通道内镜时，检查者可以通过主通道

中切割工具旁边的第二通道插入第二抓取器，并可以在抓取工具（镊子、抓取器）的帮助下将病灶拉入圈套器。由于双通道内镜的使用范围有限，该方法尚未得到广泛的应用。同时，它的主要问题仍然没有解决，就是每个孔道插入的器械只能随着镜头移动，这是为什么这两种器械不能相互独立移动的原因。因此，它们不能进行三角测量或反向牵拉。

内镜模型也没有解决这个问题。例如，奥林巴斯的 R-scope，它虽有两个弯曲的部分和两个不同方向的 Albarran 升降系统，但仍然解决不了这个问题。来自奥林巴斯的另一种新方法是通过内升降（EndoLifter）系统解决。它使术者能够将一把抓取器放置在镜头视野范围之外，并能独立于镜头运动将其拉回（图 1.21）（Imaeda et al，2014）。

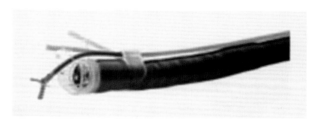

图 1.21　内升降系统（经奥林巴斯公司许可）

■■ 吸帽式黏膜切除（抽吸-圈套法）

食管远端的 Barrett 食管黏膜可以通过一种特殊的方法进行切除：抽吸-圈套技术。

由于食管内径所限，镜头与食管壁的接触角度有限，而吸帽可以克服这个障碍。吸帽有斜式和直式两种，最大直径为 20mm；吸帽的大小应根据病灶的直径和位置来选择。吸帽内部有一个环，在这个环中放置了非对称圈套器。这些准备工作应该在镜头插入患者体内之前做好。

在对病变进行仔细的内镜检查和对病灶周围拟切除范围进行电标记后，将镜头撤回以便将吸帽安装到镜头的前端。当通过食管上括约肌时圈套器可能会从吸帽的内环脱落，在这种情况下，应该对胃壁进行重新定位。

在对病灶标记好后，组织将被吸入吸帽内。在继续抽吸的同时，轻轻地用推力关闭圈套器，这将最大限度地确保将组织吸入圈套器内。

用内镜控制切除部位可以显示标记处是否已完全包含在标本中。如果没有可以重复切除，但最重要的是要避免将肌层吸入到吸帽中。

特别是在对大面积病变切除的情况下，可以使用一种特殊的工具进行连续结扎切除术。库克公司的 Duette 系统研发出了带橡皮筋的透明帽，这些橡皮筋可被应用于结扎治疗。可以用圈套器切除这些已结扎的息肉。该系统提供了快速和安全的切除技术（Pouw et al，2010）。

■■ 圈套器切除术（单纯圈套术）

单纯使用息肉切除圈套器进行治疗是 EMR 最常见的技术。尤其是在胃、十二指肠、结肠和直肠，它是行黏膜切除术的标准器械。内镜下切除术的需求会进一步促进外科手术的发展，EMR 是一个非常谨慎的过程。

EMR 有以下三个主要目标。

1. 完整地切除病灶，理想情况下是完整的一整块，并有一个健康的无瘤边缘。

2. 避免切除肌层，特别是那些不能通过内镜闭合的肌层。

3. 避免出血。

在作者看来，上面三点的排列是按重要性进行排列的。因为，几乎在任何情况下的出血都是可以通过内镜治疗来控制。此外，可见的肌层穿孔病变是可以通过金属夹子闭合的，特别是在浆膜层完好（覆盖了穿孔处）的情况下。从长远来看，局部肿瘤复发可能才是更大的问题。

但是，这并不意味着这是一项草率的病变切除技术，目前的临床实践为技术的改进提供了很大的空间。目前的统计资料显示，许多结直肠腺瘤由于怀疑恶性或内镜下不可切除而通过外科手术被切除。

有效的黏膜下注射对于 EMR 的成功至关重要。这是为了更加容易地对病灶进行圈套。此外，黏膜下注射扩大了黏膜下层，并可以防止肌肉层进入圈套器。黏膜下注射还可以通过压迫小血管来达到预防出血的目的。最后，在注射液中加入少量的黏合色素（adhesive color）（如 1 : 1000 甲苯胺蓝）可以提高病灶的可见性和可区分性。特别是当整个治疗需要很多步骤时，黏膜下层的着色有助于维持病灶整体的外观（图1.22）。

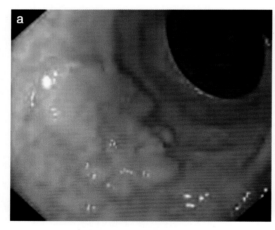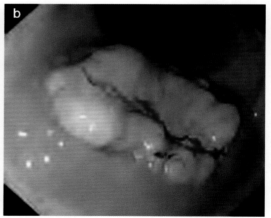

图 1.22　腺瘤黏膜下注射　a. 扁平腺瘤，b. 黏膜下注射甲苯胺蓝溶液后的扁平腺瘤。

最简单最便宜的黏膜下注射液是等渗的生理盐水。不建议在其中添加肾上腺素以预防出血，特别是当遇到大的病灶需要大量地进行注射时。因为，在这种情况下大量的肾上腺素的心血管不良反应是值得警惕的。而对于小的可控制的病灶，内镜医师是可以这样做的，但是也并没有证据表明血管收缩药物是有效的。

其他各种液体也被试着用于黏膜下注射。研究发现透明质酸是非常有效的，但它非常昂贵。离子膨胀药如右旋糖酐和 6% 的羟乙基淀粉等注射液较为便宜，且可引起局部压迫效应，它们的缓冲垫效应比生理盐水更持久（Sold et al，2008）。但它们在注射过程中有一个阻力比较大的缺点。

黏膜下注射是用标准注射针进行的。建议在病灶边缘进行平插。当助手使用注射器连续推注液体的同时，术者须非常轻柔地回拔针头。术者必须仔细观察该区域，如果针尖到达黏膜下层则停止回拔。如果有明显可见的黏膜层的抬升，则可以证实针尖已经到达黏膜下层。在病灶周围重复这个动作，直到整个肿瘤及其周围区域都抬升。如果有必要，也可以穿入肿瘤进行注射。

从病灶的远端开始注射是有益的，特别是在狭窄的器官如食管和结肠。否则病灶可能倾斜到远端，而这对切除是不利的。

> 提示：除了为切除准备注射外，在倒置的位置使用内镜顶端会非常有帮助。儿童内镜更容易倒置。这不应该是为了避免穿孔。
>
> 因为这项技术改变了完全切除的机会，所以推荐使用儿童结肠镜作为标准（图 1.23）。

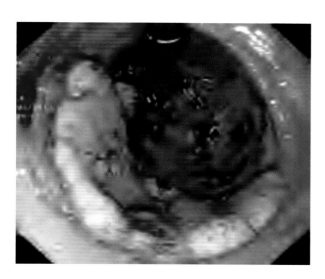

图 1.23 反转镜身视角下的腺瘤

近年来，一种新的技术——水流切割技术产生了，该技术主要是用于大于 25mm 的腺瘤的切除。它首先是通过应用于外科领域而被人所知的，比如应用于切除实质性器官——肾、肝、脑和其他器官。该技术是将一根细毛细管与一种特殊的泵连接起来后放置于黏膜表面。在毛细管的顶端有一个特殊的晶体结构，它能产生一个连贯的水束。由于其柔软的特性，它能立即穿透黏膜。胃肠道壁的黏膜下层由三维关系的纤维连接

而成，这些纤维可在各个方向上反射水束。这样的结果是在黏膜下层有选择性地形成一个液体垫（压力依赖的选择性组织抬升＝STEP）。这项技术尤其在大而复杂的腺瘤中非常有用（图 1.24 a～b）（Kahler et al，2007）。

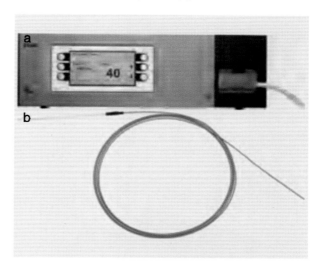

图 1.24 水流切割仪 a. Erbe-Jet；b. Erbe-Jet 探针（经德国爱尔博电子医疗仪器公司许可）。

真正的息肉切除是通过息肉切除圈套器完成的。制造商可提供各式各样的圈套器，如各种尺寸（15～60mm）、各种形状（椭圆形、六角形、非对称）、各种材料（镍钛诺，钢）和各种加工方式的（非固定，编织）。而用户有不同的偏好。根据作者的经验，编织的 30mm 椭圆形圈套器是一个很好的选择，它可以应付大多数情况。

大多数圈套器都有一个尖端，它可以帮助把圈套器固定在病灶上方的一点。从这一点开始，圈套器慢慢打开，并定位在肿瘤周围。术者和助手之间顺畅的配合对于协调圈套器和内镜的运动至关重要，当然，助手需要能清楚地看到显示屏。

在闭合圈套器之前，通过吸出空气来减少胃肠道壁的张力非常重要，当然，这可能意味着管腔完全塌陷，视野丧失。因为这样做，即使是平坦的病灶也能进入圈套器。在闭合圈套器的整个过程中，术者必须将圈套器推向胃肠道壁的方向以完全覆盖病灶。助手必须知道，在 EMR 手术中闭合圈套器最后时刻的张力要比在息肉切除术中高得多，因为足够的张力可以避免病灶滑出圈套器。在息肉切除术中，出现冷圈套（cold snaring）的风险很小。

然后，将管腔重新注入气体，但需控制好在圈套器内的组织。这种操作的风险是将部分肌层也纳入切除范围。如果有疑问的话，可以通过摇动圈套器来确认是整个胃肠道壁在移动还是只是它的表面部分在移动。小心打开圈套器可以让胃肠道壁深层的组织滑出圈套器。当然，这个方法要求检查者有丰富的操作经验。即使如此小心，最后还是有一些不确定性。

实际的切除是用高频发生器来进行的。所有制造商提供的高频发生器都有切割模式的黄色踏板和凝固模式的蓝色踏板（图 1.25）。

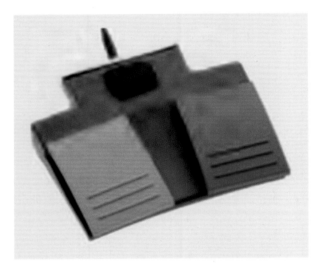

图 1.25　高频发生器踏板（经德国爱尔博电子医疗仪器公司许可）

推荐应用内镜切除专用的高频发生器，因为这样的高频发生器有些特殊的设置。这些特殊的设置包括先切割后凝固模式（可调节）；持续地激活踏板对发挥其功能很重要（不能进行"结巴切割"）。黄色和蓝色踏板的交替激活会影响内切切割的效果。具体信息请参阅高频发生器制造商的建议。

> 提示：在切除术后应该立即关注切除术区的情况，因为这样可以确保胃肠道壁可能的病变和出血的血管可以在切除术后尽快地被发现。这样就可以对其进行非常有针对性的治疗。此外，必须时刻准备好使用夹子。

对于不能一次性切除的大的病变，只能进行部分切除术（分次切除）。关于是从口端还是从腹端开始切除病变并没有明确的建议，但在第一次手术时就应该考虑到整个的治疗过程。肿瘤突出的部分更容易进入圈套器，因此这是开始切除的好地方，并且为进一步放置圈套器创造了一个平台。

只要有可能，就应该尽可能切除病变。因为进行切除术后，再行切除术时会由于瘢痕的形成而变得困难。

尽量在切除术完成之后再使用夹子，因为夹子可能会干扰圈套器的放置。因此这时候对于动脉出血的止血来说，使用特殊的电凝止血钳要优于使用普通夹子。

可见的肌层穿孔性病变即使被浆膜覆盖着（覆盖了穿孔处），也应该用夹子进行封闭（图 1.26）。

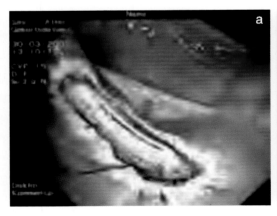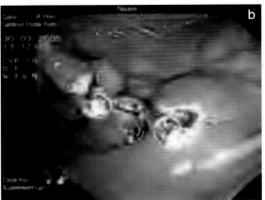

图 1.26　封闭 EMR 后的穿孔　a. 穿孔病变；b. 夹闭穿孔。

当穿孔处的形状不是裂缝状时，就可能需要先处理穿孔的边缘从而来缩小它。对于较大的穿孔，建议使用特殊的 OTSC 吻合夹（over-the-scope clip）来处理，它可以借助特殊的抓取器械（锚或双爪）进行操作。它们有助于抓住穿孔边缘并将组织拉入安装有 OTSC 吻合夹的透明帽中（Weiland et al，2013；Magdeburg et al，2013，2008）。

如果患者表现为气腹，应进行行穿刺或引流直到穿孔处闭合。患者应接受最少 48h 的临床监护，并接受抗生素治疗；如果有任何疑问，需准备进行手术干预。

❗ 做出非手术治疗穿孔的决定非常重要，并且这个决定必须在合理的时间内做出。由于单纯依靠内镜术者可能不能非常有把握地做出该决定，因此应该通过跨学科的团队的共同努力来做出。当然，避免严重的腹膜炎比外科手术本身更重要。

有几种方法可用来收集标本。小而软的息肉可以直接通过内镜吸出。因此，在镜头和负压吸引装置之间需要安装一个特殊的存储器。较大的标本可以用圈套器或特殊的息肉抓取器取出。而对于多发病变，特别是在右侧结肠，内镜网篮非常有用。根据标本的大小、形状和性质，术者应将标本固定在带有图钉的扁平材料（软木、塑料）上，以进一步行组织病理学检查。

1.4 内镜下黏膜下剥离术（ESD）

■ 适应证

ESD 的适应证与 EMR 相同。根据内镜下表现所有确定的或怀疑恶性的黏膜肿瘤均适用行 ESD 治疗（图 1.27）（Barreiro and Dinis-Ribeiro，2013）。

可以通过超声内镜或行黏膜下注射来估计病变浸润深度，特别是黏膜下层的浸润深度。如果病变能很好地抬举起来（抬举征阳性）提示病变可能是良性的；相反（抬举征阴性），很多人认为病变可能是恶性的。但在实践中，有时是很难做出明确的区分。经历过不完全的内镜切除术、深层活检和慢性炎症都会导致黏膜下层瘢痕形

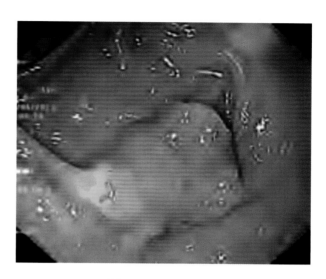

图 1.27　结肠黏膜癌

成，从而导致抬举征阴性。

组织病理学的高风险，如微淋巴管浸润（L＋）、微静脉浸润（V＋）、神经周围浸润（Pn＋）、肿瘤分化程度差（G＞2）是明确的内镜切除术的禁忌证。

■ 人员要求

对于 ESD 治疗，整个团队都必须意识到这是一个漫长的过程。除了术者和助手外，还需要另一名助手或另一名医师来处理可能的并发症和长时间的镇静。全麻并不是必需的，但对冠心病或严重肺功能障碍的患者来说是有益的。详情请参阅内镜镇静指南。如有疑问请与麻醉师联系。

■ 器械要求

行 ESD 所必需的器械：
— 具有内镜相关的特殊设置的高频发生器
— 注射器械，注射针或水流海博刀
— 黏膜下注射液（详见上文）
— 适合安插在内镜通道上的有侧边的内冲洗器（Endowasher）（图 1.28，图 1.29）
— 带绝缘刀尖的针刀（IT 刀）（图 1.30）
— 止血器械（电凝止血钳、夹子）
— 采集标本的器械（抓取器、网篮）
— 镜头前端的透明帽（图 1.31）
可选的器械：
— 可用在带抓取器的［锚和（或）双爪］

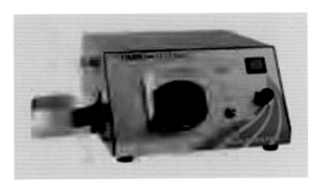

图 1.28 内冲洗器（经 Endo-Technik W. Griesat 公司许可）

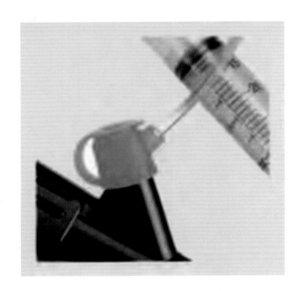

图 1.29 可安装在内镜通道的冲洗器（经麦德姆医学工场/US 内镜公司许可）

OTSC 吻合器的大夹子
— 适用于内镜的二氧化碳注气系统（图 1.32）
— 刺穿或引流游离气体的器械（例如耻骨上膀胱穿刺器械）（图 1.33）

■ 术前准备

ESD 的术前准备要求比其他所有的内镜手术要求都更高。由于手术时间长短难以估计，因此必须做好充分准备。

应禁止在操作房间内使用手机、呼机和其他转移注意力的物品。手术团队应讨论可能出现的并发症的处理方法，特别是需要手术修复的情况。最好能在开始开展 ESD 之前进行特殊的团

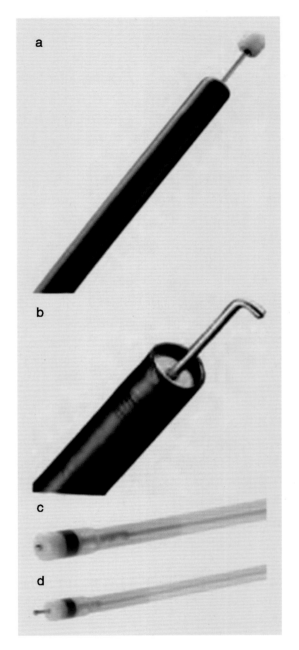

图 1.30 针刀 a. I 型海博刀；b. IT 刀；c. Hook 刀；d. Dual 刀［经爱尔博电子医疗仪器公司（a）、MTW 公司（b）、奥林巴斯光学有限公司（c、d）许可］。

队训练。

■ 实际操作

由于复杂的 ESD 会持续较长的时间，在手术中需要考虑一些特殊的因素。要避免病人的寝

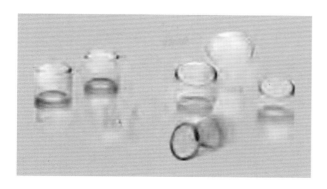

图 1.31　适用于 ESD 的透明帽（经奥林巴斯光学有限公司许可）

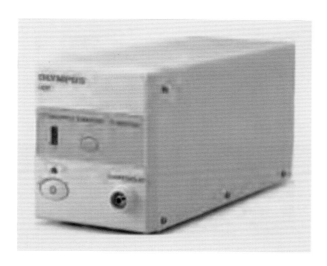

图 1.32　二氧化碳注气系统（经奥林巴斯光学有限公司许可）

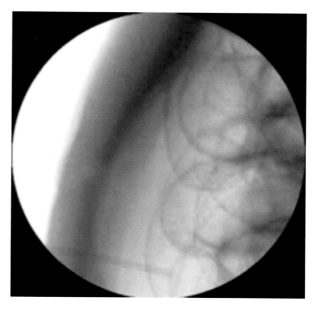

图 1.33　X 线下显示的游离气体及气体的排出

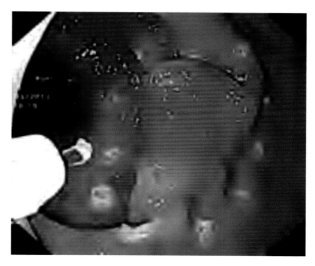

图 1.34　标记完成的黏膜癌

具温度过低和由于周围神经长期受压导致的患者的麻痹。由于上述原因，应适时改变患者的体位。

在对病灶进行冲洗和定位后开始进行手术，通过电凝或氩离子凝固（APC）标记出拟切除线，标记线距离肿瘤至少 5mm。这些标记的可见性非常关键，因为在手术过程中可能会不容易看到病灶的整体。切除的完整性是肿瘤治疗成功的基础。

现有的多种针和切割刀都可以用来对病灶进行标记。使用 APC 进行标记对黏膜的创伤较小，但需要收取额外的费用（图 1.34）。

可以使用标准的注射针进行黏膜下注射，并应该使用一种黏性液体来创造较为持久的液体缓冲垫。但不建议在注射液中添加收缩血管药物，因为在 ESD 治疗中有可能需要大量使用注射液，而收缩血管药物可能会引起全身不良反应。

日本的术者们更喜欢用透明质酸，但它很贵。像羟乙基淀粉（HAES）或右旋糖酐这样的等离子膨胀剂很便宜，而且到处都可以买到；它们也可以被用来制造持久的黏膜下液体垫。

有些 ESD 刀在使用的同时可使用液体进行冲洗。冲洗刀（FlushKnife，富士能公司）可以

在切割尖端附近用低压液体冲洗目标区域（图 1.35）。如果黏膜已经切开，这就非常有用了，

它的使用可以维持之前的黏膜切口及黏膜下的注射。

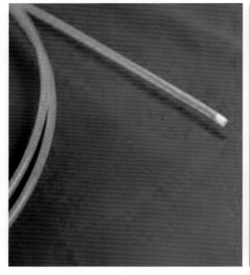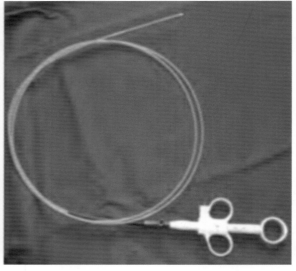

图 1.35　冲洗刀（经富士通公司许可）

海博刀（爱尔博电子医疗仪器公司）有一个中央通道。通过这个通道，一束聚焦的液体束可以穿透黏膜，在黏膜下层有选择地形成一个液体缓冲垫。它可以在手术的每个阶段重复使用，并且不需要更换器械（Neuhaus et al，2009；Ya-hagi et al，2009；Lingenfelder et al，2009）。

切割刀有三种不同形状的刀尖（图 1.36）。

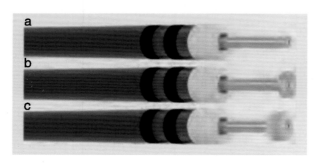

图 1.36　海博刀　a. Ⅰ型海博刀；b. T 型海博刀；c. O 型海博刀（经爱尔博电子医疗仪器公司许可）。

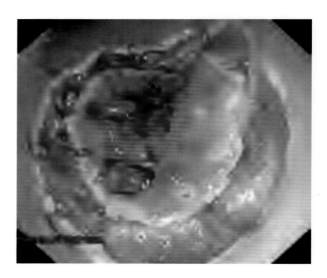

图 1.37　环切后的黏膜肿瘤

一些医师会在注射液中添加染料使组织着色。根据作者的经验，添加低浓度甲苯胺蓝（1∶2500）可以提高对组织层次的识别能力。随后，病变的环切术从标记线之外开始（图 1.37）。根据肿瘤的大小、形状和位置，可以采

用不同的策略进行手术。虽然有一些术者认为应对病变黏膜进行完整的环切后进行下一步处理，但有一些术者会在环切时留下一个小的黏膜桥作为铰链。这种切除策略的目的是利用重力来扩大病变标本与胃肠道壁黏膜下的间隙，而且间隙会随患者体位的改变而发生变化。制造商提供了多种不同的切割刀供术者选择，且大多数切割刀是可以调节长度的。切割刀的刀尖应向前伸至能穿

透黏膜所必需的最小长度。这个距离取决于病灶所在的具体器官和部位。在胃中，这个距离要比在结肠中长。此外，刀尖进入病灶的角度也会影响刀尖伸出的长度。特别推荐用绝缘的切割刀的刀尖进行环切术，因为在手术的这个阶段可以降低不可控的伤及肌肉层的风险。

术者应用左手移动镜头，而右手通过推、拉、转或组合动作来操控整个内镜。

然后，将透明帽安置在镜头的顶端进行黏膜下层剥离。透明帽应该超过镜头 5mm，这样可以保证在镜头和组织之间留有足够的距离（很多内镜医师也开始使用这些透明帽进行常规检查，因为透明帽的使用可以改善光学条件）。

黏膜下剥离是手术中最困难和要求最高的阶段，剥离必须紧贴肌层进行（图 1.38），切割刀必须平行于胃肠道壁移动。切割时黏膜下层层深的选择更多的是由血管的稀疏程度决定，而不是由肿瘤本身的原因所决定。

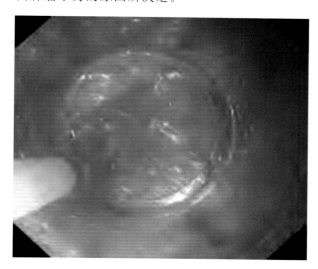

图 1.38　带透明帽的黏膜下剥离

如果可以识别出血管，应该预先用电凝止血钳或切割刀进行凝固。如果有出血，立即控制出血非常必要，这可以维持清晰的视野和减少备血的重要性。冲洗装置维持在良好状态对于定位出血点至关重要，单极电凝即使在水中也可以正常工作。

当完成病灶剥离时，内镜医师必须始终将视野保持在手术区域。注入的气体和冲洗的液体必须间歇性地吸出。

有许多技术已被用来更好地进行黏膜下剥离。如上所述，一些术者通过采用改变患者的体位的方式来利用标本的重力。经测试，双通道内镜、磁铁、第二内镜，以及固定的外部抓取装置（如 EndoLifter，奥林巴斯光学公司）的使用可以用来提高 ESD 的安全性和速度。但这些技术都不能完全令人信服，因此，术者必须根据患者的具体情况来决定使用哪种或哪些技术。

如果对病灶完成环切后，术者就会有一种用圈套器来完成切除的冲动。但是内镜医师应意识到这会影响对病灶整体的观察及对圈套器位置的控制，而不慎导致肿瘤切开，影响 ESD 的效果。

标本的收集不存在问题，可以通过吸帽、圈套器或网篮来实现。切除部位的小的穿孔可以很容易地被夹子封闭住；较大的病变则可以用 OTSC 吻合夹（over-the-scope clip）闭合（德国 Ovesco Endoscopy AG 公司）。应对可见的血管进行凝固处理，以防止后期出血。

特别要强调的是，在 ESD 后要把切除的标本用一些图钉固定在一块平板上，这块平板可采用合适的材料如软木或塑料制成。这对之后进行组织病理学检查来说是必需的。一些内镜医师也会用这种方法来确定标本的相应位置，以便以后能将肿瘤与切除部位对应起来（图 1.39）。

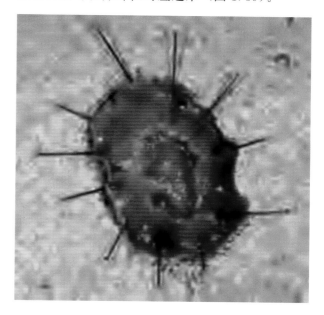

图 1.39　固定 ESD 标本

对 ESD 创面的内镜处理并不是必需的。术后建议临床监护 24h（最好 36h），并应用 PPI 药物支持胃溃疡面的愈合。如果没有穿孔，则不需要使用抗生素。

1.5 内镜下全层切除术

与以上方法相比，内镜下全层切除术还没有一套完善的临床标准，这也是为什么我们要在这里对该治疗的相关技术进行阐述。同时，需指出的是，在适应证或技术方面还没有建立明确的标准。

1.5.1 内镜下封闭全层切除术

对于不大于 2cm 的病灶，有两种技术尤其适用于胃体下部病灶的切除。这两种技术都是先建立一个全层的皱褶，然后从皱褶的底部进行切除（Schmidt et al，2014）。

可弯曲的外科吻合器（目前还没有商业化）可以通过食管进入胃，还可以在吻合器旁边放置一个细长的内镜，它可将胃壁夹入线性吻合器打开的分支中。吻合器闭合和激发时，会在胃肠道壁闭合后进行切除，且在任何时候与腹腔都无接触（图 1.40）（Kaehler et al，2006）。

K Caca 等描述了另一种用于胃壁黏膜下肿瘤切除的技术。在内镜缝合装置（GerdX；德国 Traunstein G-Surg GmbH 公司）的帮助下，可以制作出双皱褶。之后，可以进行全胃壁的圈套器切除且不会引起穿孔（图 1.41）（Schmidt et al，2014）。

最近，Ovesco 内镜公司进一步改进了该公司的 OTSC 吻合夹，夹子与一个大的透明帽相连。首先，病灶被抓住并被吸进帽内；然后，激发夹子，置于透明帽顶端的圈套器会对被夹子抓住的组织进行切割（图 1.42）（Kaehler et al，2006；Schurr et al，2014）。目前，该设备仅限在结肠和直肠中使用。

1.5.2 内镜下开放全层切除术

为了适应通过内镜来治疗穿孔的需求，已经发明了一些新的方法，这些方法可以用来封闭胃肠道壁。在一定程度上，这些方法可以用于肿瘤

靶向环切术后的胃肠道壁的闭合。

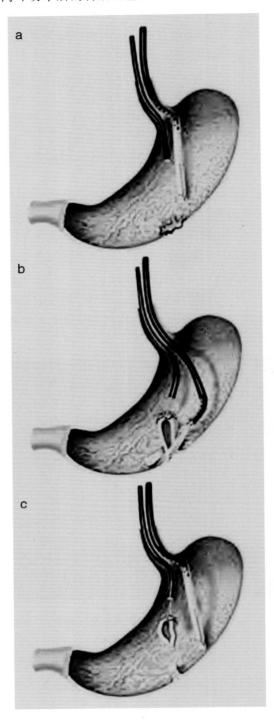

图 1.40 使用可弯曲的线性吻合器行胃全层切除术 a. 将吻合器和内镜插入胃内；b. 用内镜将胃壁拉入吻合器的分支中；c. 通过吻合器的闭合和切割对病变进行切除。

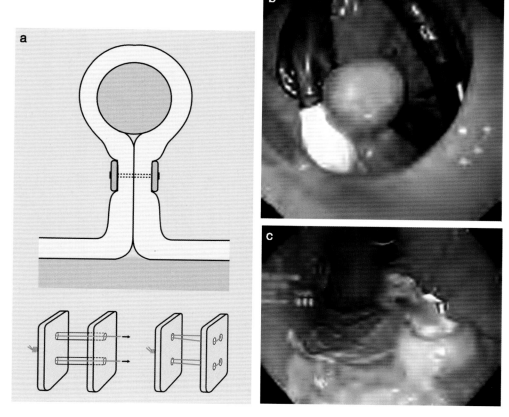

图 1.41　a. 病灶下全层缝合形成人工息肉的示意图；b. 缝合器打开后内镜观察到的病灶；c. 圈套器行黏膜下病变全层切除后的情况（经 Walz 等许可）

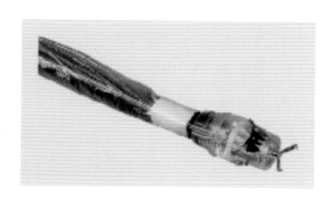

图 1.42　使用 OTSC 吻合器的全层切除术（经 Ovesco 内镜公司许可）

特别是在裂隙样穿孔中，一排止血夹能够闭合缺损处。但是止血夹的开口宽度和大部分止血夹只能抓住黏膜层两点，限制了它们的使用。而前面提到的 OTSC 吻合器则可以做到全层闭合，但是这也仅限于小于 15mm 的病灶。

因此，可以使用固定有几枚夹子的尼龙圈结扎器，使夹子靠近穿孔边缘，然后闭合尼龙圈结扎器。这种技术甚至可以用于大的缺损的封闭，但该技术的使用前提是目标部位的胃肠道壁的柔韧性好（图 1.43）。

在所有的开放性技术中，必须考虑到肺或腹膜腔可能会对打开胃肠道壁及呼吸和血液循环造成影响。

对于所有的全层切除术方法的适应证问题，必须平衡它与外科手术的选择。由于局部手术切除的并发症发生率很低，只有在非常安全的情况下选择内镜下全层切除术才是合理的。如果出现内镜下治疗后的疼痛，有伴随疾病的老年患者应尽早手术，因为他们对腹膜炎的耐受低于健康人。

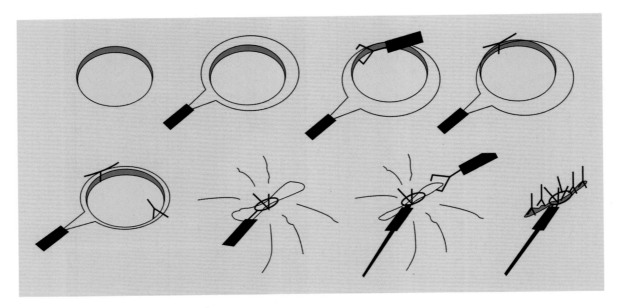

图 1.43　尼龙圈结扎器与止血夹结合体的示意图（Matsuda T et al，2004，经 Elsevier 的许可）

参 考 文 献

[1] Barreiro P，Dinis-Ribeiro M. Expanded criteria for endoscopic treatment of early gastric cancer：safe in thelong term if feasible in the short term! Endoscopy. 2013；45：689-90.

[2] Bergeron EJ，Lin J，Chang AC，Orringer MB，Reddy RM. Endoscopic ultrasound is inadequate to determine which T1/T2 esophageal tumors are candidates for endoluminal therapies. J Thorac Cardiovasc Surg. 2014；147：765-71. Discussion 771-3

[3] Haji A，Adams K，Bjarnason I，Papagrigoriadis S. High-frequency mini probe ultrasound before endoscopic resection of colorectal polyps— is it useful? Dis Colon Rectum. 2014；57：378-82.

[4] Imaeda H，Hosoe N，Kashiwagi K，Ohmori T，Yahagi N，Kanai T，Ogata H. Advanced endoscopic submucosal dissection with traction. World J Gastrointest Endosc. 2014；6：286-95.

[5] Kaehler G，Grobholz R，Langner C，Suchan K，Post S. A new technique of endoscopic full-thickness resection using a flexible stapler. Endoscopy. 2006；38：86-9.

[6] Kahler GF，Sold MS，Post S，Fischer K，Enderle MD. Selective tissue elevation by pressure injection (STEP) facilitates endoscopic mucosal resection (EMR). Surg Technol Int. 2007；16：107-12.

[7] Lingenfelder T，Fischer K，Sold MG，Post S，Enderle MD，Kaehler GF. Combination of water-jet dissection and needle-knife as a hybrid knife simplifies endoscopic submucosal dissection. Surg Endosc. 2009；23：1531-5.

[8] Magdeburg R，Collet P，Post S，Kaehler G. Endoclipping of iatrogenic colonic perforation to avoid surgery. Surg Endosc. 2008；22：1500-4.

[9] Magdeburg R，Sold M，Post S，Kaehler G. Differences in the endoscopic closure of colonic perforation due to diagnostic or therapeutic colonoscopy. Scand J Gastroenterol. 2013；48：862-7.

[10] Matsuda T，Fujii T，Emura F，Kozu T，Saito Y，Ikematsu H，Saito D. Complete closure of a large defect after EMR of a lateral spreading colorectal tumor when using a two-channel colonoscope. Gastrointest Endosc. 2004；60（5）：836-8.

[11] Neuhaus H，Wirths K，Schenk M，Enderle MD，Schumacher B. Randomized controlled study of EMR versus endoscopic submucosal dissection with a water-jet hybrid-knife of esophageal lesions in a porcine model. Gastrointest Endosc. 2009；70：112-20.

[12] Pouw RE，Seewald S，Gondrie JJ，Deprez PH，Piessevaux H，Pohl H，Rosch T，Soehendra N，

Bergman JJ. Stepwise radical endoscopic resection for eradication of Barrett's oesophagus with early neoplasia in a cohort of 169 patients. Gut. 2010；59：1169-77.

[13] Schmidt A，Bauder M，Riecken B，von Renteln D，Muehleisen H，Caca K. Endoscopic full-thickness resection of gastric subepithelial tumors：a single-center series. Endoscopy. 2014；47：154-8.

[14] Schurr MO，Baur FE，Krautwald M，Fehlker M，Wehrmann M，Gottwald T，Prosst RL. Endoscopic full-thickness resection and clip defect closure in the colon with the new FTRD system：experimental study. Surg Endosc. 2014；29：2434-41.

[15] Sold MG，Grobholz R，Post S，Enderle MD，Kaehler GF. Submucosal cushioning with water jet before endoscopic mucosal resection：which fluids are effective? Surg Endosc. 2008；22：443-7.

[16] Toyoshima N，Sakamoto T，Makazu M，Nakajima T，Matsuda T，Kushima R，Shimoda T，Fujii T，Inoue H，Kudo SE，Saito Y. Prevalence of serrated polyposis syndrome and its association with synchronous advanced adenoma and lifestyle. Mol Clin Oncol. 2015；3：69-72.

[17] Walz B，von Renteln D，Schmidt A，Caca K. Endoscopic full-thickness resection of subepithelial tumors with the use of resorbable sutures. Gastrointest Endosc. 2011；73（6）：1288-91.

[18] Weiland T，Fehlker M，Gottwald T，Schurr MO. Performance of the OTSC System in the endoscopic closure of iatrogenic gastrointestinal perforations：a systematic review. Surg Endosc. 2013；27：2258-74.

[19] Yahagi N，Neuhaus H，Schumacher B，Neugebauer A，Kaehler GF，Schenk M，Fischer K，Fujishiro M，Enderle MD. Comparison of standard endoscopic submucosal dissection（ESD）versus an optimized ESD technique for the colon：an animal study. Endoscopy. 2009；41：340-5.

[20] Yeung JM，Maxwell-Armstrong C，Acheson AG. Colonic tattooing in laparoscopic surgery－making the mark? Color Dis Off J Assoc Coloproctol G B Irel. 2009；11：527-30.

第 2 章　内镜再通技术

Jan Krahn and Axel Eickhoff

本章主要介绍了重建或保持胃肠道管腔通畅的各项内镜技术。通过学习各种内镜方法的适应证和临床效果对其进行全面的总结。由于贲门失弛缓症和 Zenker 憩室可造成消化道严重阻塞，本章还介绍了诸如内镜下憩室切开术或经口内镜切开术，以及内镜消融术，其对腔内肿瘤预后和复发率有重要的影响，在维持不同部位胃肠道通畅中起到重要作用。

2.1　前言

■ 历史因素

医疗再通术在古代已经被使用。例如，在古埃及，人们应用羽毛或植物根茎对尿道狭窄进行扩张。

Girolamo Fabrizi d'Acquapendente 的报道中指出，16 世纪人们用锥形的盲插食管的技术治疗食管中的食物和异物阻塞（French *bougie*: wax candle）。

Thomas Willis 在 1672 年首次应用鲸鱼的骨头和海绵固定在探条的顶端，成功地对贲门失弛缓患者进行探条扩张术。

1885 年 Charles Symonds 进行了第一例食管支架置入术，应用黄杨木的管子作为支架，用绳子固定在鼻子上，绑在耳后。

1914 年 Guisez 等在内镜引导下，应用硬式食管镜进行了第一次导管植入。

自 20 世纪中叶以来，软式内镜检查和微创治疗技术有了显著进步，出现了多种用于胃肠道的再通技术。

■ 流行病学/发病机制

狭窄可能发生在整个胃肠道的任何地方，其发病机制可分为机械性/结构性和神经肌肉/功能机制。

流行病学表明，由于胃肠道狭窄的病因和部位不同，管道发生狭窄的比率也随时间在发生变化。例如，自 2000 年以来，因食团嵌塞导致消化道狭窄率从 75% 下降到 41%，嗜酸性食管炎的患病率也呈上升趋势（Mahesh et al, 2013）。

胃肠道阻塞的病因包括

机械/结构方面

- 炎性狭窄/瘢痕〔例如：克罗恩病，原发性硬化胆管炎（PSC），自身免疫性胆管炎，放射性诱导或消化性狭窄〕
- Schatzki 环
- 术后/吻合口狭窄
- 肿瘤性狭窄
- 外压性
- 嗜酸性食管炎

神经肌肉/功能方面

- 失弛缓症
- Oddi 括约肌功能障碍

■ 临床症状

梗阻的部位和病因不同，狭窄的临床表现也各不相同。比如，吞咽困难逐渐加剧、反流和体重进行性下降是进展性失弛缓症的典型症状。无痛性黄疸进展缓慢，可能是肿瘤性胆道梗阻的先兆，而腹部绞痛和胆管炎通常表现为急性胆道梗阻。

2.2　扩张技术

可弯曲的探条和球囊扩张器都可用于整个胃肠道的狭窄扩张治疗。在胃肠病学中，术语"扩张"指的是应用球囊扩张器，而"探条扩张术"则指的是应用探条。

球囊扩张器沿着狭窄的长度施加径向力，通过撕裂组织实现扩张。探条扩张器还可以额外产生轴向剪切力，使得锥形扩张探条的末端穿过狭窄地带进而扩张。

对于各种参数，例如最大球囊压力值和持续时间或重复膨胀之间的时间，不同的操作者有不同的建议，但结果基本类似。

2.2.1　探条扩张术

■ 适应证

一般来说，任何胃肠道症状性狭窄，特别是良性疾病均为探条扩张的适应证。

对于肿瘤病变引起的狭窄，由于探条对恶性狭窄的扩张作用维持时间较短，探条扩张仅能作为初始治疗方法。实际上，只有在胃肠道容易接近的部分，或者预期的扩张直径不超过所用内镜工作通道的宽度时，才能使用探条。

下面，我们将逐步描述食管探条扩张术。在其他的部位，也可以应用探条扩张术，如胆道和胰腺狭窄可以通过十二指肠镜的工作管道插入较小的探条进行扩张。

一些对照试验比较了球囊扩张和探条扩张治疗食管狭窄的疗效，二者在临床效果或并发症发生率方面没有显著差异。因此，在探条和球囊都可行的情况下，选择合适的设备取决于操作者的个人专业知识和经验。使用探条扩张的优势在于操作者能够通过触觉更好地控制扩张的力度。

■ 设备

探条扩张器是带有锥形尖端的柔性导管（图2.1b）。食管最常用的探条扩张器是 Savary-Gilliard 扩张器（图 2.1a）。这些锥形的、实心的聚氯乙烯管是可重复使用的装置，有一个中心通道来容纳导丝，口径为 1～20 mm（3-60 fr）。

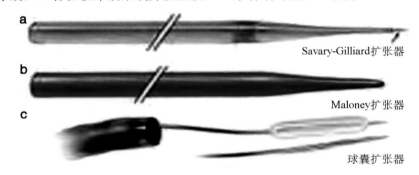

a

Savary-Gilliard扩张器

b

Maloney扩张器

c

球囊扩张器

图 2.1　胃肠扩张的工具

除了内镜设备外，还应提供放射线透视装置，特别是多个部位或同一部位重复扩张的情况下，均需在透视引导下进行扩张。对严重狭窄的患者需使用小口径（儿科）内镜。

■ 技术

— 在治疗前，必须对需要扩张部位的病因、长度进行评估。即使使用小口径内镜，如果狭窄仍不能通过，造影剂还具有润滑、通畅通道的作用。如果没有阻力，狭窄部位可不进行扩张。另一方面，即使扩张也不应用力过大

— 55 例食管狭窄的治疗，显示内镜通过狭窄处进入胃。在内镜控制下，将导丝置入胃窦或十二指肠（图 2.2a）。在无法通过的狭窄的情况下，可以在透视下将导丝穿过狭窄处进入胃。这种情况应使用带有三通头的软导线

— 取出内镜后（图 2.2b），在导丝上轻轻按压探条扩张器，直到最大口径通过狭窄处（图 2.2c）。为了通过顺利，探条应经常润滑。如果感觉不到阻力，狭窄部位就没有扩张。另一方面，不应使用过大的力

— 最后小心地抽出探条，同时推进导丝，防止从胃内脱出

为避免并发症，通常遵循"3 的原则"选择合适的探条：第一根探条的直径应等于估计的狭窄直径，然后逐步增加探条直径，第一次遇到中等阻力后，以不超过 3mm 的口径逐渐增大（即一次将狭窄扩大 3 mm）。

有症状的 Schatzki 环适合大口径的单通道探条（16～20mm），因为应用探条的目的是破坏由黏膜和黏膜下层组成的环。

拔出的探条扩张器上出现血迹是黏膜损伤的表现（图 2.3），这种现象不是并发症，但应引起注意。如果持续或反复吞咽困难，应在 3～7d安排重复手术。

■ 结果与安全性

如果管腔扩大至 13～15mm，不论狭窄类型如何，吞咽困难通常都可以缓解。

用直径为 13～20mm 的探条扩张治疗消化

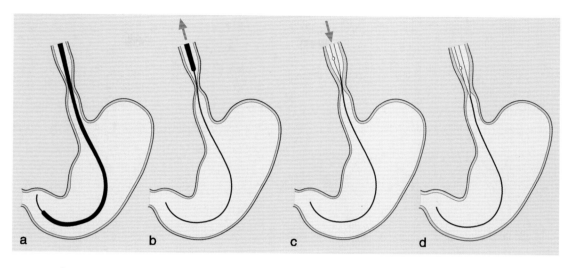

图 2.2　食管狭窄的探条扩张术　a. 置入导丝；b. 取出内镜；c. 沿导丝插入探条；d. 如有需要换直径较大导丝。

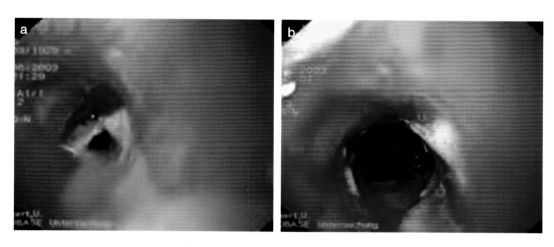

图 2.3　探条扩张后的食管狭窄对比

性狭窄，临床成功率为 85%～93%。复发性吞咽困难的重要预测因素是：狭窄的直径较小、大于 5 cm 的裂孔疝、术后持续的胃灼热及为缓解吞咽困难进行了反复扩张治疗。

使用 PPI 可降低消化性狭窄复发的风险。一般来说，似乎非溃疡性狭窄在术后第一年内复发的风险较高。

食管探条扩张术的主要并发症是穿孔、出血和误吸。穿孔是最具风险的并发症，发生率为 0.1%～0.4%。如果术后患者出现剧烈或持续疼痛，或观察到呼吸困难、心动过速、皮下气肿或发热，应怀疑穿孔。在这些病例中，应进行胸廓

CT 或食管水溶性造影。

尽管食管扩张手术（加上静脉曲张硬化）比任何其他内镜手术都有更高的菌血症发生率，但很少有临床意义。目前德国胃肠病协会（DGVS）的指导方针并不推荐常规的抗生素预防，因为没有科学证据表明它有助于预防感染性心内膜炎（Egan et al，2006；Siddiqui et al，2013）。

■ 肛门狭窄探条扩张术

肛门或直肠远端狭窄（如克罗恩吻合口或盆腔吻合口）可用金属探条进行扩张。

一般来说，使用小口径内镜进行术前评估以

确定近端狭窄或炎症改变，在这种情况下经常应用 Hegar 扩张器，这种扩张器带有锥形筒和圆形轮廓（图 2.4）。有多种尺寸（3～18mm）供选择，在不使用导丝的情况下，插入肠道；通过直肠指诊估计初始直径，并据此应用"3"的原则。如果最初的直肠检查患者已经有疼痛症状，建议在手术过程中使用镇静药。

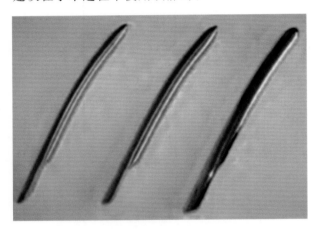

图 2.4　Hegar 扩张器，样品尺寸为 12mm、14mm 和 16 mm

2.2.2　球囊扩张术

■ 适应证

整个胃肠道的狭窄均可应用球囊进行扩张，如果存在其他损伤，可选择更大的器械进行治疗。

■■ 食管

吞咽困难是良性食管狭窄扩张的指征。恶性狭窄继发的吞咽困难通常只能通过球囊扩张暂时缓解，并进一步干预（如支架置入）。内镜下治疗失弛缓症的标准治疗方法是气囊扩张。

食管狭窄可分为两种。简单的狭窄是对称的，直径大于 12mm，内镜能轻松通过。复杂的狭窄是弯曲的，直径小于 12mm，或内镜不能通过。

目前，有一些关于食管经验性治疗的报道，考虑到可能出现的主要并发症和成功率之间的平衡，不建议扩大此指征（Egan et al，2006）。

■■ 胃和小肠

最常见的指征是由于各种原因引起的胃出口狭窄，包括消化性瘢痕、炎症（克罗恩病、胰腺炎等）、非甾体抗炎药诱导、腐蚀性损伤或内镜

切除后医源性损伤。这些狭窄大部分位于幽门或十二指肠球部。手术后吻合口狭窄是另一个主要指征（Kochhar and Kochhar，2011）。

■■ 胆道系统

原发性硬化性胆管炎（PSC）的胆道狭窄是胆道扩张的指征。原位肝移植术后的良性狭窄或术后胆道和吻合口狭窄可行球囊扩张，但必须随后进行支架置入治疗。恶性狭窄可放置支架或进行球囊扩张（最好在括约肌切开后进行）（Siddiqui et al，2013）。

■■ 结肠

病因包括炎症性肠病（IBD）、缺血、吻合口或放射源性瘢痕、NSAIDs、肿瘤和憩室疾病等均可引起结肠狭窄。与梗阻症状相关的结肠狭窄通常在内镜扩张前进行评估。

扩张后临床成功的预测因素是吻合口狭窄和狭窄＜10mm。多处狭窄、完全阻塞、狭窄长度＞4 cm、狭窄区周围的瘘、恶性肿瘤或近期手术是随后手术的指征（Lemberg and Vargo，2007）。

■ 技术

扩张器由固定在导管上的可膨胀热塑性聚合物制成，可以膨胀成圆柱形（图 2.1c）。在治疗中使用手持辅助设备，通过压力注入液体（水/稀释的不透射线造影剂）或空气，气球膨胀到指定的直径进行扩张。大多数球囊扩张器可以通过 2.8 mm 内径的内镜通道，如果不能通过内镜通道，则应用导丝放置。

TTS 球囊扩张器有各种尺寸和设计，通常直径为 6～20 mm，球囊长度为 3～8 cm。也有些扩张器允许根据所施加的压力，连续膨胀到多个直径。失弛缓症球囊有 30mm、35mm 和 40mm 三个标准尺寸。

从实用的角度看，这是一个值得注意的细节，用于气动扩张治疗贲门失弛缓症的压力比较小的 TTS 气球要低。因此，TTS 气球装置上的压力通常以气压（atm）表示，贲门失弛缓症通常以"磅/平方英寸（PSI）"表示。盘绕和单丛/涂层导线均可。如果设计提供了足够的侧向稳定性（例如 Jagwire），则于扩张器导向。

■■ 食管

贲门失弛缓的扩张：通过扩张食管下括约肌

（LES），使 LES 肌肉纤维的断裂从而降低括约肌的静息压力。临床治疗成功的一个有利的诊断标志是术后 LES 静息压力＜10 mmHg，在以后的临床过程中可以通过压力测量来评估。根据操作者的经验，扩张可以在直视内镜下进行，也可以通过荧光镜引导进行。扩张前必须进行完整的食管胃十二指肠镜检查并详细检查心脏，以排除假性失弛缓症。

"分级膨胀"的概念已经证明是有效和安全的：首先用一个 30mm 的气球扩张 LES，如果吞咽困难的解决不令人满意，4～8 周后进一步扩张至 35mm，必要时最终扩张至 40 mm。

在荧光镜检查中，扩张操作如下

- 将导丝放置在内镜下观察，取出内镜后，对失弛缓症球囊（如 Rigiflex）进行充分润滑并将其插入导丝上。在透视控制下，球囊推进（图 2.5a），直到两个不透射线标记（表示气球的中心）投射在顶部，就像"黑暗"之间的分界线。即气囊位于横

膈膜的水平面

- 首先，气囊不能完全充气，以调整气囊中间形成腰部的位置（图 2.5b）
- 在对狭窄进行适当的调整，达到 7～10 PSI（磅/平方英寸）的压力时，保持到气囊狭窄部完全消失，再持续 6～60s（图 2.5c）。必须注意保持球囊在狭窄处的位置，否则会有脱位的倾向
- 最后，气囊完全放气，连同导丝一起取出

在没有透视的情况下，扩张包括以下步骤

- 如上文所述，放置导丝、移除内镜和引入球囊
- 然后将胃镜重新导入并定位在贲门上方，这样球囊就可以在直接观察下穿过狭窄部位（图 2.5b）
- 气囊慢慢膨胀到 7～10PSI。通过球囊可以观察到扩张的贲门（图 2.5c）
- 压力维持到贲门最窄处出现缺血环 6～60s
- 最后，球囊完全放气并在内镜检查后取出

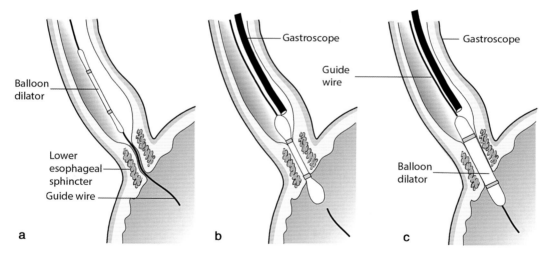

图 2.5　**食管狭窄的扩张**　a. 沿导丝插入球囊扩张器；b. 在内镜直视下定位球囊位置或通过放射线确定位置；c. 向球囊充气直到腰部结构消失。

❶ 在取出球囊之前，必须小心使球囊完全放气。

■■ TTS 球囊扩张器

TTS 扩张器可用于食管，作为探条的替代品。对于复杂的狭窄，通常优先使用 TTS 扩张器。对于简单的狭窄（如 Schatzki 环），探条同

样有效，而且成本效益更高。

- 首先，确定狭窄的长度和特点（如果需要，可通过 ERCP 套管进行对比）。然后选择适当尺寸和长度的球囊扩张器
- 如果内镜不能通过狭窄部位，则使用放射线透视法将导丝推进胃窦部，以避免球囊导管在通过复杂狭窄时打结。对于简单的

狭窄，可以不用金属丝，在直接内镜引导下小心放置气囊即可，不需要透视

■ 球囊膨胀后，保持适当的充气压力 30s 或直到充气系统压力表上显示压力突然下降。保持充气压力的缓慢增加和扩张器直接定位在

内镜的尖端，能够降低球囊脱位的可能性

■ 通过球囊可以直接观察到球囊狭窄部的变化

■ 最后，用内镜将球囊完全放气并取出（图 2.6）

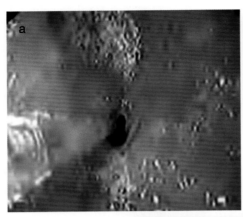
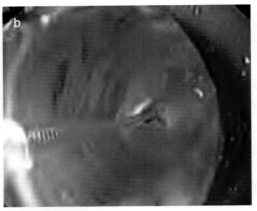
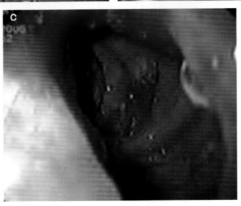

图 2.6　幽门狭窄球囊扩张　a. 球囊导管通过狭窄部位；b. 球囊充气；c. 扩张后的管腔视图。

■■ 胃/肠、胆道系统和结肠

扩张方法与上述技术类似（胆道狭窄的扩张相关）。选择的扩张器直径越大，虽增加穿孔率风险，但临床效果越持久。

下述内容列出了关于胃肠道不同部位扩张治疗的建议。

胃肠道不同部位的扩张
胃/小肠
■ 第一次扩张通常为 15mm
■ 溃疡和活动性炎症应在扩张前进行药物治疗

■ 需要重复扩张的狭窄要更加谨慎（间隔约 7d）
■ 化学烧伤后 8 周内不能进行扩张
胆道系统
■ Vater 壶腹：球囊大小取决于远端胆管的宽度。括约肌切开术后可达 15mm
■ 近端 CBD：不超过 6mm
■ 如果 30s 后没有观察到腰痛消失，可尝试重复扩张

❶ 在扩张的操作过程中有穿孔的风险，因此在球囊充气之前，必须确定导丝在胆管中的位置。

结肠

━ 吻合口狭窄和克罗恩狭窄第一次扩张 15 mm

━ 对憩室炎、缺血或放射引起的狭窄更为谨慎

━ 末端回肠狭窄第一次扩张 10～12mm。如果临床效果不明显，可重复扩张至 15mm

■ 结果和安全性

■■ 食管

良性食管狭窄进行球囊扩张具有良好的短期临床效果。尽管如此，扩张后第一年内吞咽困难也可能经常复发，特别是在非溃疡性狭窄的情况下。临床效果和并发症的发生率与探条扩张术相当（见上文）。

球囊扩张是治疗贲门失弛缓症的标准方法，按照上述"分级扩张"进行。一项欧洲多中心试验观察到，5 年后成功率为 82%，与腹腔镜 Heller 切开术（IHM）合并 DOR 折叠无显著差异（Moonen et al，2016）。无论是手术治疗还是内镜治疗，都有可能复发，其中扩张后出现胃食管反流的概率为 20%。

45 岁以上患者扩张后效果更好，年轻人球囊扩张后的成功率较低，扩张食管和 I 或 III 型贲门失弛缓症的预后更差（Pandolfino and Kahril-as，2013）。

■■ 胃/小肠

应用球囊扩张幽门治疗胃出口狭窄的短期成功率为 70%～80%，长期的临床反应有不同的结果，成功率为 30%～100%。PPI 持续治疗和幽门螺杆菌根除治疗可能是预后的预测因素。

值得注意的是，此类扩张术后的穿孔率高达 7%。因此，我们建议谨慎扩张，直径不要超过 15mm，而肠胃吻合口狭窄扩张似乎效果良好。克罗恩纤维化狭窄病例进行扩张效果较好，56%～75% 的患者因此避免手术。

■■ 胆道系统

胆道狭窄扩张多伴有随后的治疗，如支架植入。只有在 PSC 导致的明显狭窄时，才不需要

额外使用支架。

Oddi 括约肌的扩张可作为内镜乳头状切开术的替代方法，但胰腺炎的发病率明显增加。括约肌切开术后括约肌大口径扩张成功率为 98%，而清除胆道较大结石的成功率较低（ERCP 术后胰腺炎 1.2%）。

■■ 结肠

结直肠狭窄扩张具有良好的临床效果，据报道并发症发生率仅为 0～10%。

球囊扩张对克罗恩病的狭窄有很好的短期效果，但可能避免手术的长期效果与上述胃/肠狭窄类似（Endo et al，2013）。

■■ 其他技术

电切术：有些医院使用括约肌切开术或针刀进行食管或结肠狭窄的电切术，也增加了临床的成功率。除 Schatzki 环的切口治疗外，这种手术优越性的证据很少，与探条扩张的结果相似。

类固醇注射：在扩张治疗中加用类固醇对病变位置进行注射，目前仍存在争议。来自对照试验的主要数据表明，额外注射类固醇后狭窄的复发率降低，特别是在克罗恩病的狭窄注射后尤为如此。但是，类固醇注射在吻合口狭窄中是无效的，而且可能有不良反应。

我们认为，对于消化性或炎性来源的难治性良性狭窄，类固醇联合扩张是一个值得推荐的治疗方法，可行的方案是用生理盐水按 1:1 稀释至曲安奈酮 40 mg/ml 进行。然后，在病变边缘的每个象限内注入 0.5 ml 的等份稀释液（Di Nardo et al，2010）。

2.3 支架

在临床工作中，支架是用以保持空腔器官、血管或导管的管腔通畅的装置。在消化病学中，半刚性塑料支架与自膨胀支架有所不同。管状塑料支架通常只用于胆道/胰腺系统，如果是小口径支架，则将其放置在导尿管上或直接置于导丝上。塑料支架有不同的设计要求（如直线支架或尾纤支架），可达 12 英寸。

自膨胀支架由网筒组成，网筒以压缩形式包装在输送导管上。一旦展开，它们就会施加自膨胀力，直到达到预定的直径（图 2.7）。利用持

续的高径向力，逐渐适应扩张狭窄部分，并固定到周围组织。自膨胀支架通常由金属合金，如镍钛醇制成（SEMS，自膨胀金属支架）。

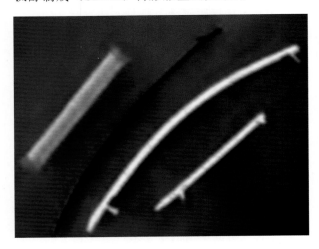

图 2.7　SEMS 和金属支架

一种自膨胀塑料支架（SEPS）已开发用于食管，但数据提示 SEPS 具有较高的移位率。可吸收聚酯-聚合物（可生物降解支架）制成的自膨胀支架已在欧洲有售，而用化疗药物（药物洗脱支架）涂层的支架尚在初步试验研究阶段。

为了防止肿瘤组织通过筛网进入，SEMS 可全部或部分覆盖塑料膜或硅胶（完全或部分覆盖 SEMS）。食管支架通常在两端展开，以防止移动，目前临床已有多种规格（直径 12～28 mm，SEMS 长度大于 30 mm）的支架可售（图 2.8）。结肠支架通常不被发现，能够牢固地固定于肠壁上，减少由于蠕动而移位的风险。

食管 SEMS 在内镜外的导丝上展开；其他支架必须通过内镜工作通道导入。SEMS 以不同的设计和尺寸销售，在径向力和植入后的缩短程度方面具有不同的特点（Varadarajulu et al，2011）。

■ 适应证

■■ 食管

食管 SEMS 用于缓解恶性狭窄或气管食管瘘。此外，SEMS 是治疗食管穿孔的重要选择。SEPS 和带覆膜的 SEMS 可用于良性狭窄的治疗。

■■ 胃/肠

胃十二指肠 SEMS 常用于缓解胃出口的恶性狭窄，也可以用在一些内镜下的胃手术中（例如，超声内镜引导的胆道引流等）。

■■ 胆道/胰腺系统

内镜下放置支架的一个重要指征是恶性胆道阻塞进行姑息性引流。由于支架的闭塞率较低，如果预期生存期大于 4 个月，则首选插入 SEMS。

大多数支架术后的良性狭窄是由术后损伤或炎症引起。PSC 中的显性狭窄通常仅行扩张治疗。其他指征还包括胆道漏的治疗、最初无法清除的胆管结石应用临时支架、有症状的胰腺狭窄、有症状的胰腺分裂或 ERCP 术后胰腺炎的预防等（Pfau et al，2013）。

■■ 结肠

结肠 SEMS 主要用于恶性梗阻的姑息治疗，在不可手术的姑息性情况下，可尝试用带覆膜的 SEMS 闭合恶性瘘。

■ 技术

在支架置入之前，必须通过内镜或透视镜评估狭窄的程度。狭窄的长度可以通过内镜轴上的距离标记来评估，或者可以通过注射碘来标记狭窄的边缘。所选支架应比狭窄段长 3～4 cm，以覆盖病变两侧足够的距离。患者采用仰卧位或俯卧位，有利于更好地透视解剖结构。

❗ 在支架植入前，患者多长期存在结肠梗阻伴（亚）急性肠梗阻，因此，强烈建议在内镜检查前插入鼻胃管，以降低镇静期间吸入的风险。

— 内镜到达狭窄部位，用一根 0.89 mm（0.035 英寸）的硬线通过狭窄部位，如果无法通过，则用柔软的亲水线仔细探测狭窄；通过导管应用造影剂进行透视引导。一旦导线和导管通过狭窄处，导线就被换成硬线。有时，必须进行扩张以允许食管 SEMS 通过。相反，在结肠 SEMS 放置期间应避免扩张

— 取出内镜，将输送导管穿过金属丝上的狭窄处。然后将内镜与预先放置的支架一起重新导入

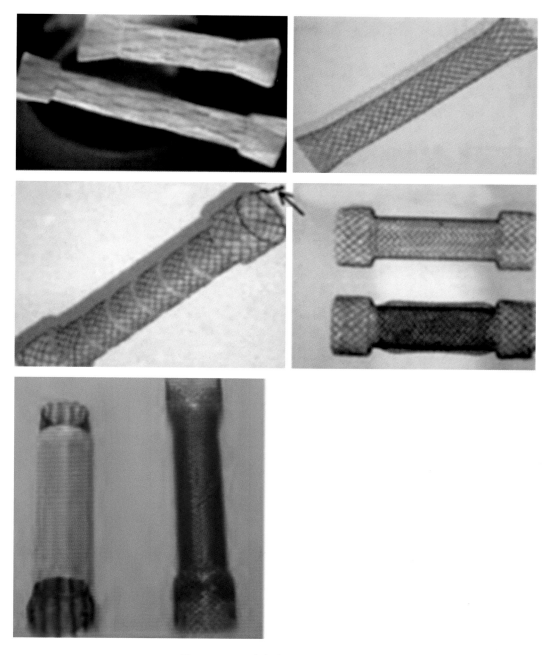

图 2.8 不同种类的自膨胀食管支架

- TTS：需要≥3.2 mm（10F）的工作通道，例如治疗性胃镜或标准结肠镜
- 在支架中部位于狭窄病变上方处进行释放，随后支架径向扩张（大多数输送系统从远端到近端）（图 2.9，图 2.10）
- 整个支架释放后，应使用荧光透视法评估其位置。如果没有明确的柱状形成，或者

支架的一端似乎被压缩，狭窄可能没有桥接。此时必须考虑重新定位或放置另一个支架（支架中的支架）
- 当胃出口恶性狭窄的支架置入时，可同时发生胆道梗阻。在这些情况下，应在部署十二指肠支架之前放置胆道 SEMS，以保证胆道引流。如果十二指肠支架植入后出

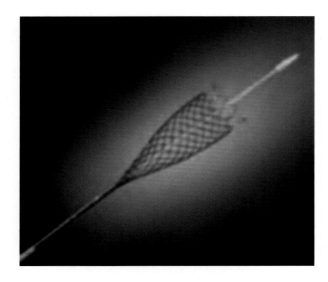

图 2.9　SEMS 的远端释放

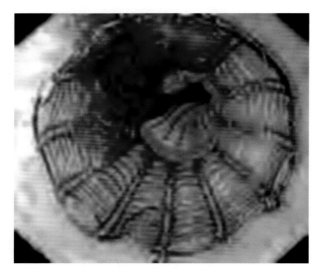

图 2.10　部分食管覆盖的 SEMS

现明显的胆道梗阻,可以尝试使用 APC 在乳头区解除 SEMS 网。如果胆道系统不能通过此途径进入,则需要经皮肝穿刺引流

■ **结果和安全性**

■■ **食管**

在 90% 以上的病例中,SEMS 至少能短期缓解恶性梗阻引起的吞咽困难,因此是在姑息治疗中恢复肠内营养或作为手术准备的重要方法。支架移位是一个值得关注的临床过程,特别是新辅助治疗后,据报道,这些病例中支架的移位率为 24%~46%。

SEP 较易发生频繁移动,不建议用于恶性阻塞。

值得关注的是食管上括约肌附近的狭窄;在这里,直径较小的 SEMS 用于减少支架异物感、疼痛、气管压迫和压力坏死等并发症。能够近端释放的支架在这些情况下更利于精确定位。

目前有报道自膨胀支架植入治疗良性狭窄的病例中,硅酮覆盖的 SEPS 更容易取出,特别是在长时间放置后,但是其移位率比 SEMS 高。

对于食管破裂和食管瘘,与手术选择相比,覆盖式 SEMS 成功率更高,并发症发生率较低。应注意在 2~4 周后取出植入的支架,以防止组织长入支架中造成取出困难。

■■ **胃和十二指肠**

据报道,支架植入术治疗胃出口梗阻的技术成功率接近 100%。对于超过 80% 的患者,治疗后即可以口服软食。

在短期重建经口饮食和改善生活质量方面,恶性胃出口梗阻的支架植入优于旁路手术。

但有约 1% 的患者可能出现严重的胃十二指肠支架植入并发症。由于恶性梗阻支架植入术后平均存活 12 周,支架移位(约 5%)和再狭窄(约 18%)均是晚期并发症。

■■ **胆道系统**

塑料支架和 SEMS 已成功应用于缓解恶性胆管梗阻,减少胆汁淤积,提高生活质量。

直径为 10F 的塑料支架往往在 3~6 个月发生闭塞。对于直径较大的塑料支架,并不能证明通畅性时间延长,而且可能增加术后胰腺炎的风险。

SEMS 具有更长的通畅性,但一段时间后由于组织内陷,未覆盖的支架几乎不可能移除。

90% 以上的病例可采用引流术治疗胆道或胰腺渗漏和无法移除的胆道结石。

良性狭窄的临床成功与否很大程度上取决于梗阻的病因;与单一的塑料支架相比,多个塑料支架并排插入通常能产生更好的效果。在这种情况下,良性狭窄的总成功率分别为多支架和单支架的 94% 和 54%,其中慢性胰腺炎引起的狭窄分别占 60% 和 44%。

置入塑料支架后，5%～10%的病例发生了远端移位，而未覆盖的 SEMS 很少发生移位。据报道，在胆囊管开口置入覆盖支架后，胆囊炎的发生率达 10%。

在这些患者中，暂时放置带覆膜的 SEMS 对治疗良性狭窄是一种可行的选择。必须考虑在支架近端组织生长的问题，随后支架难以移除或形成新的狭窄。

对于慢性胰腺炎伴胰管狭窄的患者，胰管支架置入可使疼痛得到短期改善；而长期治疗通常需要应用内镜在几个月内频繁更换支架。

在高危患者中，预防性放置小塑料支架（3～5cm 长）的胰管支架术后胰腺炎发生率降低（例如，难插管、胰管意外插管）（Pfau et al）。

■■ 结肠

在急性恶性梗阻中放置支架是结肠中使用 SEMS 的主要指征，随后在条件允许的情况下进行一期手术，并发症发生率较低。尽管与原发性肿瘤相比总体生存率有所不同，目前有报道显示结肠支架可改善生活质量和成本效益（Varada-rajulu et al，2011）。

该技术临床短期成功率均在 90% 以上。主要并发症是穿孔（约 4%）和移位（约 10%）。

尽管 SEMS 可以成功地放置在所有结肠段，但主要是在左侧结肠。另外，近期对照研究表明，与急诊手术相比，SEMS 导致很高的穿孔率和一些不良结果，因此这一技术还存在争议。

综上所述，对于急性左侧肿瘤梗阻患者，结肠 SEMS 可作为一种治疗选择，以避免紧急手术和配合某些姑息治疗。在此过程中应由经验丰富的内镜检查者进行，并不鼓励放置前球囊扩张。如果计划进行化疗，应特别小心，因为可能增加延迟穿孔发生率（Garcia-Cano，2013，van Hooft et al，2011）。

2.4　再通/消融技术

2.4.1　氩离子凝固术

氩离子凝固术（APC）是一种电凝技术，即用单极探针将电离的氩气（"氩等离子体"）喷到靶组织上，该等离子体作为产生电流的介质，在组织表面进行热凝。凝固效应的范围和深度受应用时间、功率（W）、等离子流（W）设置（图 2.11 和图 2.12），以及目标组织的表面特征、探头到目标组织距离的影响。

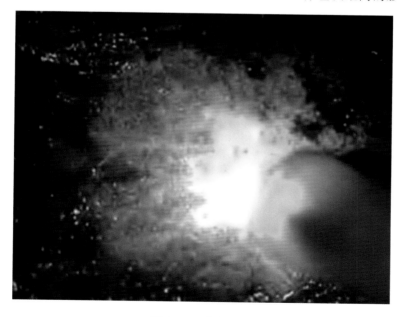

图 2.11　脉冲 APC

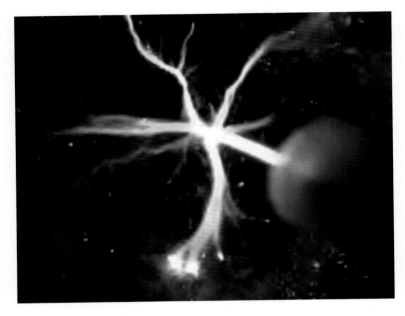

图 2.12 加强 APC

　　干燥的凝固组织层具有绝缘效果，部分电流也可通过周围组织凝固，继续使用电流则将会产生深层凝固。如果探针距离目标组织太远，则无法建立有效的电流密度；如果探针接触黏膜，会产生与单极凝固探针相当的透热效应。

■ 设备

　　使用 APC 需要一个合适的导管和一个电外流发生器。当脚踏板激活时，从导管探头尖端产生同步气流和电流，而电极贴在患者身上。APC 探头在市场上有各种设计的尖端开口，例如直线、圆周和侧向。

■ 适应证

　　APC 作为一种再通技术，可用于整个胃肠道的肿瘤清除。此外，它还用于恢复阻塞支架的管腔通畅性。使用 APC 可以切割 SEMS 的网格，这为治疗移位和阻塞的支架提供了一种有用的方法。

■ 方法

— 内镜接近靶标病变，而且由于表面残留的污物和液体会干扰气流，必须予以清除

— APC 探头通过工作通道插入，尖端距离目标病变表面 2～8 mm，由于内镜视频芯片可能受到热损伤，建议探头至少延长 10 mm，即在内镜外（通常直到在内镜视野中看到第一个黑环为止）

— 功率、气流和模式设置，取决于目标病变的位置、结构和大小，通常应遵循制造商的建议（表 2.1）

— 如果探针与表面的距离合适，踩下激活踏板后，探针与组织之间会形成电弧，当组织变黑和烟雾形成，即发生组织凝固反应。治疗过程中应保持内镜和探头尖端相对运动，以实现靶区的连续治疗

❗ 使用时间是影响凝血深度的最重要因素，甚至在功率设置和探头到目标组织的距离之前（图 2.13）。

❗ 注意不要在一个点上施加太长的凝血电流（0.5～2 s），以避免透壁损伤，尤其是在切除病变的周围区域。

— 切记，在激活过程中，氩气会被吸入，因此应采用稳定的抽吸，以尽量减少视野中的气体膨胀和烟雾

表 2.1　胃肠道中推荐的 APC 设置（用于带 VIO 发生器系统的 ERBE-APC2 系统）

程序	参数设置	模式
切除		
Barrett 食管	30～50W	Pulse E2
小息肉	10～30W	Pulse E1
EMRS 术后残余腺瘤组织的消融术	20-30W	Pulse E1
Zenker 憩室	40～50W	Pulse E1
放射性直肠炎	10～30W	Pulse E2
止血		
胃/结肠血管扩张	10～30W	Pulse E2
十二指肠/右结肠血管扩张	E4-E5	Precise
溃疡出血：Forrest Ⅰb-Ⅱb	30～60W	Forced
肿瘤消融		
大（≥15mm）	≥60W	Forced
小（<15mm）	20～50W	Forced
支架处理		
支架向内/过度生长	20～30W	Pulse E2
支架调整	30～60W	Forced

■ 结果和安全性

对于不能手术的食管癌，APC 治疗两个疗程后的临床成功率为 84%，穿孔率为 8%。

目前，APC 设备是内镜装置中的标准设备；也是上述其他技术的有用辅助设备（Ginsberg et al，2002）。

2.4.2　Nd：YAG 激光

激光束是在激光介质的帮助下产生的具有一定波长的高相干光。由于激光的吸收会引起光热反应，从而破坏和汽化靶组织，因此高功率密度的激光可用于病灶消融。目前有各种激光介质，包括掺钕的钇铝石榴石晶体（Nd：YAG）。Nd：YAG 激光束是不可见的，在表面蒸发的情况下，会产生高达 6mm 的凝固反应。

Nd：YAG 激光束在临床实践中，需要额外的复杂设备和一定的组织协作；必须获得使用医用激光的特殊资格；在德国内镜部门，必须任命一名"激光防护专员"。

替代 APC 或射频消融术（RFA）的方法成本效益显著增加，而 APC 或 RFA 易于应用，且具有更有利的风险预测。因此，胃肠镜下激光治疗热消融目前很少使用。

2.4.3　光动力疗法

光动力疗法（PDT）是利用光化学反应破坏靶细胞。作用机制是一种光敏药物（光敏剂）暴露在一定波长的光下，能产生单峰氧，可导致细胞氧化损伤和破坏。

各种物质均可被用作光敏剂（例如，氨基乙酰丙酸和血卟啉衍生物），医学上应用的光敏剂在其各自的半衰期和有效期上有所不同，并且优先被高代谢率的细胞（例如癌细胞或癌前细胞）保留，通常采用系统给药的方法。

对于内部组织，为避免直接热损伤，通常选用精确波长的低能量激光，因为仅部分保留足量光敏剂的细胞才能被破坏，从而实现选择性地破坏肿瘤细胞。

在消化道方面，PDT 主要用于食管癌和胆管癌（CCC），以及切除 Barrett 食管的姑息治疗。对于不可切除的结直肠癌，PDT 和支架植入术的联合应用显示优于单独植入术，生存率显著提高。目前，针对不同适应证的最佳光敏剂尚未确定，严重的 PDT 并发症报道尚少（Fayter et al，2010）。

2.4.4　冷冻消融

对于冷冻疗法，液氮或压缩二氧化碳（CO_2）由导管输送，导致组织损伤。液氮的温度为 −196℃，压缩后的 CO_2 在离开导管尖端后迅速膨胀，在压力骤降时发生冻结反应（Joule-Thomson 效应），冻伤能够导致黏膜几乎完全坏死。

冷冻消融装置由一个低温系统组成，通过内镜的辅助通道输送气体或液体，导管的尖端位于距目标组织 5～10 mm 处；使用低温介质时，踩下脚踏板，直到看到目标组织变白为止（大约需要 10s），黏膜表面解冻后（恢复到原来的颜色），再次冷冻，反复进行，通常需要 2 或 3 个周期。操作过程中需插有鼻胃减压管，以防止气体膨胀造成的损害。

这项技术在 2007 年开始应用，由于其方法相对简单，已经在 Barrett 食管的各个中心广泛应用，已有病例报道应用于 Barrett 食管治疗的安全性和成功率（Chen and Pasricha，2010）。

2.4.5 射频消融

术语"射频"表示高于可听频率频谱的电磁波频率频谱。高频电流产生的热量被用来烧蚀组织。在胃肠镜检查中，射频消融术（RFA）最常见于治疗 Barrett 食管。

其原理是，在使用电极阵列时，每个电极彼此间隔微米，两个相邻电极作为双极设备。这些电极之间的电流将热量传递到周围组织，并产生 1 mm 深度的电凝效应，限制了对黏膜的损伤。在射频消融 Barrett 黏膜的区域，可诱导鳞状上皮的再生。

第一个商用 RFA 球囊装置需要使用一个定径球囊来测量所用消融球囊的适当尺寸；而现在多使用自调节球囊导管。

在识别和冲洗靶病变（需明确系统测量的食管直径）后，通过导丝将消融球囊输入食管内，在内镜控制下，延伸至靶黏膜上方约 1 cm，消融电极的长度通常为 3～4 cm。

球囊充气和脚踏开关激活后，通过控制射频设备（通常持续 1 s）诱导环形消融过程，在冲洗过或未冲洗过的组织表面重复此程序；然后，在直视下推进球囊进一步消融步骤，直到 Barrett 黏膜的整个范围以重叠方式消融到胃食管连接处。

对病灶与消融球囊不完全接触的区域，则使用局灶性消融系统。该系统包含一个凸形平台，由导管上的电极覆盖，安装在内镜的顶端；也可提供一个较小的 TTS 应用系统。安装的平台面向内镜图像的 12 点钟位置；消融的程序类似于上述步骤。

Barrett 食管消融术后，对最大限度地抑制

胃酸和促进鳞状上皮的再生至关重要。高剂量 PPI、H_2 阻滞药和硫糖铝应在术后至少服用 2 周。

在内镜下切除明确的肿瘤区域后，RFA 可以继续切除发育异常的 Barrett 黏膜，并预防肿瘤病变。尽管可能出现黏膜撕裂，特别是在内镜切除后瘢痕区域，但是严重并发症比较罕见（Haidry et al，2013；Pouw et al，2010）。

目前已证明，应用射频消融通过特殊导管治疗肿瘤性胆道阻塞也是可行的，但这种方法仅限于少部分病例，对其有效性还有待于大样本数据。

2.5 Zenker 憩室切开术

■ 适应证

Zenker 憩室是食管上括约肌区域黏膜和黏膜下层的膨出，最常位于食管的左侧壁。它是形成于上半部分的斜纤维和下半部分的环咽肌的环咽部（环咽肌）的圆形纤维之间（一个三角形区域称为 Killian 三角的开裂）。

Zenker 憩室几乎只出现在老年人身上，估计 65－75 岁时发生率为 2/100 000。Zenker 憩室的主要原因是食道上括约肌的神经肌肉功能障碍，但对于确切的病理机制尚无共识。这种神经肌肉功能障碍导致环咽肌高压，随着时间的推移，会在 Killian 三角的解剖薄弱部位引起憩室（图 2.13 和图 2.14）。

Zenker 憩室主要症状包括吞咽困难、反流、慢性咳嗽和误吸。

1995 年，Zenker 的憩室切开术被首次描述。这项技术创造了一个共同的腔，同时进行了一个切开术，分隔憩室和食道腔，其中包含环咽肌。

■ 设备

憩室切开术是用标准的胃镜进行的，在顶部装有一个透明的盖子，以便更好地观察。用 APC 或针刀进行切开，后者为双极性切割装置或"Harmonic 刀"。软导管可用于更好地保护周围组织和优化手术范围。

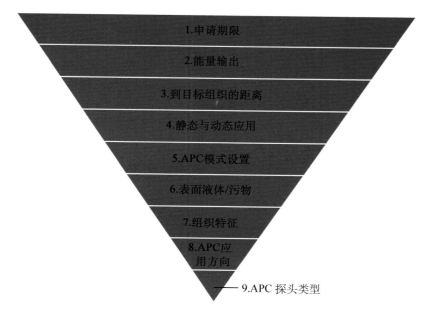

图 2.13　APC 应用参数，根据对凝固深度的影响进行排序

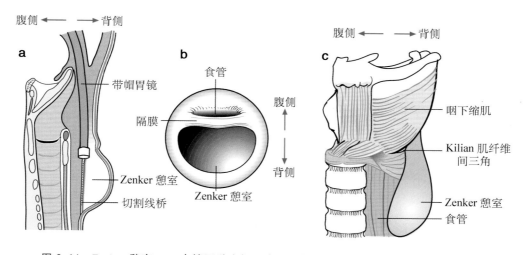

图 2.14　Zenker 憩室　a. 内镜下憩室切开术，侧视图；b. 内镜检查；c. 解剖侧视图。

■ **方法**

患者采取左侧卧位，通常静脉麻醉并全麻插管保证操作过程安全，特别是在解剖特征困难的情况下尤为重要。

- 首先，应用内镜对憩室进行详细的评估，在内镜控制下插入鼻胃管来标记食管腔
- 然后，在内镜的尖端连接一个透明的盖子。有些作者建议可以此部位插入针刀，弯曲突出的尖端朝向开口的中心

- 内镜进入食管和憩室之间的隔膜（图 2.15a）和环状咽的中心点
- 其后，循序渐进地、谨慎地进行憩室切开术（图 2.15）。通过旋转内镜来操纵针刀或者 APC，用于切割环咽肌。针刀多使用混凝电流或混合电流（例如，带 ERBE 发生器的内切割模式）；对于 APC 电源，电流需要设置约 50 W
- 最后，几毫米的环咽肌不应该被解剖，以尽量减少穿孔的风险

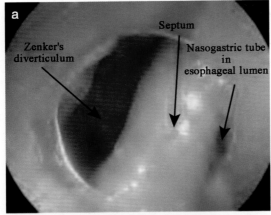

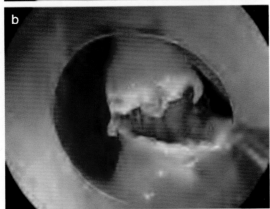

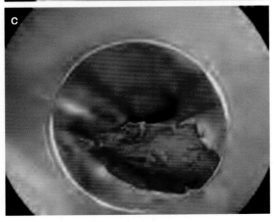

图 2.15　中型 Zenker 憩室，内镜下针刀憩室切开术

手术完成后，胃镜可以很容易地进入胃部

如果手术顺利，患者可在第二天口服软食，几天后即可出院。

憩室切开术后可能出现喉咙痛，但如果出现剧烈疼痛或皮下气肿需进一步行影像学诊断。一旦诊断为穿孔，用静脉注射抗生素治疗，然后用鼻胃管进行肠内喂养。

■ 结果和安全性

Zenker 憩室切开术的最初成功率约 96%，其中 8.5% 的病例有持续或复发症状。出血发生率约为 3%，穿孔发生率为 4%。

与手术方法相比，简单的内镜憩室切开术成功率与之相似，并发症较低，可能成为首选方法，尤其是对于身体情况较差的患者。但是，目前尚缺少不同治疗方案比较的随机对照试验（Dzeletovic et al，2012）。

2.6　经口内镜切开术

内镜下隧道技术（POEM）是一种比较新的治疗贲门失弛缓症的技术，应用了自然经口腔内镜手术（NOTES）的概念。在这个手术中，食管切开术是通过腔内通路进行的，与胸腔镜或腹腔镜手术相比，后者应用的是 Heller 手术。2008 年，在日本横滨，井上首次表演了 POEM。

■ 适应证

贲门失弛缓症是 POEM 最初的适应证。理论上，尤其是 Ⅲ 型失弛缓症（根据芝加哥分类）是内镜下切开术的一个很好的适应证。由于该亚型存在食管痉挛性运动，仅针对下食管括约肌（LES）（如球囊扩张）的治疗临床成功率较低。

在这种情况下，POEM 的优势在于能够有效地切开这些区域。出于同样的原因，人们建议将 POEM 作为治疗高压力食管运动性疾病的一种选择，如食管远端痉挛（DES）或 Jackhammer 食管。

■ 设备

原则上，POEM 是一种先进且具有挑战性的内镜技术，只能由大内镜中心具有 ESD 技术经验的操作人员进行。由于可能出现严重穿孔，POEM 应在患者处于全麻状态下进行。

在手术过程中，在胃镜的顶端连接一透明帽，用二氧化碳气体代替空气进行充气。对于黏膜下层的解剖和切开，可根据操作者的喜好选择仪器种类（例如，奥林巴斯三角刀或 ERBE 的 Hybrid 刀）。Hybrid 刀的优点是可以在手术过程中不需要更换器械的情况下进行黏膜下注射和解剖。盐水和靛蓝胭脂红或胶体溶液的混合物可用于黏膜下注射和止血夹黏膜闭合。如果发生气腹，应提供减压导管。

■ **方法**

- 在食管右侧进行黏膜下注射，以提升靠近下食管括约肌（LES）10～15cm 处的黏膜。在这个位置，用 Hybrid 刀切出一个 2cm 宽的切口
- 内镜通过这个切口插入黏膜下间隙。沿着

右食管壁形成连续的黏膜下隧道。该隧道沿较低的曲度延伸至食管下括约肌（LES）远端约 3 cm 处。方便内镜从食管腔进行隧道操作

- 下一步进行食管肌切开术，在最初切口下方几厘米处开始进行切开术。目的是在不损伤食管外纵肌的情况下解剖食管内环肌层。连续切开至远端，一直延伸到距贲门 2cm 处
- 最后，黏膜切口（隧道入口）用内镜夹封闭（图 2.16）

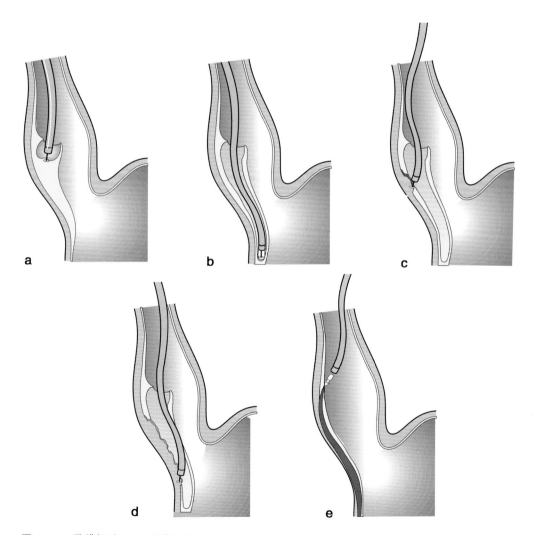

图 2.16　黏膜切除　a. 黏膜提起后切开；b. 创建黏膜下隧道；c. 切开肌肉纤维；d. 扩大切开术；e. 关闭隧道。

■ 结果和安全性

有研究已经证明了 POEM 治疗贲门失弛缓症的安全性和有效性。一项前瞻性多中心试验表明，在不需要手术的情况下，技术上成功率为 100%。术后 3 个月 97% 的患者获得临床成功，1 年后有 84% 的患者获得临床成功。治疗后胃食管反流发生率为 37%，略高于球囊扩张。

将来随机对照研究将进一步研究 POEM 与球囊扩张和 Heller 切开术的对比疗效，鉴于现有报道的安全性和疗效，POEM 可能成为 LHM 的替代技术（von Renteln et al，2013）。

参 考 文 献

[1] Chen AM，Pasricha PJ. Cryotherapy for Barrett's esophagus：who，how，and why? Gastrointest Endosc Clin N Am. 2010；21：111-8.

[2] Di Nardo G，Oliva S，Passariello M，et al. Intralesional steroid injection after endoscopic balloon dilation in pediatric Crohn's disease with stricture：a prospective，randomized，double-blind，controlled trial. Gastrointest Endosc. 2010；72：1201-1208

[3] Dzeletovic I，Ekbom DC，Baron TH. Flexible endoscopic and surgical management of Zenker's diverticulum. Expert Review of Gastroenterol Hepatol. 2012；6：449-66.

[4] Egan JV，Baron TH，Adler DG，et al. Esophageal dilation. Gastrointest Endosc. 2006；63：755-60.

[5] Endo K，Takahashi S，Shiga H，et al. Short and long-term outcomes of endoscopic balloon dilatation for Crohn's disease strictures. WJG. 2013；19：86-91.

[6] Fayter D，Corbett M，Heirs M，et al. A systematic review of photodynamic therapy in the treatment of precancerous skin conditions，Barrett's oesophagus and cancers of the biliary tract，brain，head and neck，lung，oesophagus and skin. Health Technol Assess. 2010；14：1-288.

[7] García-Cano J. Colorectal stenting as first-line treatment in acute colonic obstruction. World J Gastrointest Endosc. 2013；5：495-501.

[8] Ginsberg GG，Barkun AN，Bosco JJ，et al. The argon plasma coagulator. Gastrointest Endosc. 2002；55：807-10.

[9] Haidry RJ，Dunn JM，Butt MA，et al. Radiofrequency ablation and endoscopic mucosal resection for dysplastic Barrett's esophagus and early esophageal adenocarcinoma：outcomes of the UK National Halo RFA Registry. Gastroenterol. 2013；145：87-95.

[10] Kochhar R，Kochhar S. Endoscopic balloon dilation for benign gastric outlet obstruction in adults. World J Gastrointest Endosc. 2010；2：29-35.

[11] Lemberg B，Vargo JJ. Balloon dilation of colonic strictures. Am J Gastroenterol. 2007；102：2123-5.

[12] Mahesh VN，Holloway RH，Nguyen NQ. Changing epidemiology of food bolus impaction：is eosinophilic esophagitis to blame? J Gastroenterol Hepatol. 2013；28：963-6.

[13] Moonen A，Annese V，Belmans A，et al. Long-term results of the European Achalasia Trial：a multicenter randomized controlled trial comparing pneumatic dilation versus laparoscopic Heller myotomy. Gut. 2016；65：732-9.

[14] Pandolfino JE，Kahrilas PJ. Presentation，Diagnosis，and Management of Achalasia. Clin Gastroenterol Hepatol. 2013；11：887-97.

[15] Pfau PR，Pleskow DK，Banerjee S，et al. Pancreatic and biliary stents. Gatsrointestinal Endosc. 2013；77：319-27.

[16] Pouw RE，Wirths K，Eisendrath P，et al. Efficacy of radiofrequency ablation combined with endoscopic resection for Barrett's esophagus with early neoplasia. Clin Gastroenterol Hepatol. 2010；8：23-9.

[17] Renteln Von D，Fuchs K-H，Fockens P，et al. Peroral endoscopic myotomy for the treatment of achalasia：an international prospective multicenter study. Gastroenterol. 2013；145：309-11.

[18] Siddiqui UD，Banerjee S，Barth B，et al. Tools for endoscopic stricture dilation. Gastrointest Endosc. 2013；78：391-404.

[19] van Hooft JE，Bemelman WA，Oldenburg B，et al. Colonic stenting versus emergency surgery for acute leftsided malignant colonic obstruction：a multicentre randomised trial. Lancet Oncol. 2011；12：344-352

[20] Varadarajulu S，Banerjee S，Barth B，et al. Enteral stents. Gastrointest Endosc. 2011；74：455-64.

第 3 章　内镜下出血治疗

Johannes Wilhelm Rey，Arthur Hoffman，
Daniel Teubner，and Ralf kiesslich

消化道出血（GIB）可发生在整个胃肠道的不同位置。根据出血的位置可细分上、中、下消化道出血。上消化道出血包括食管、胃和十二指肠（直至十二指肠乳头），中消化道出血涉及位于十二指肠乳头下方直到回肠末端的胃肠道部分，下消化道出血定义为结肠和直肠内的出血。上消化道出血诊断须行胃镜检查，中消化道出血需要胶囊内镜检查或肠镜检查，下消化道出血需要行结肠镜检查。

3.1 介绍

上消化道出血的发病率为 50/100 000，是一种常见的急症。近年来，用于出血控制和重症监护治疗的内镜技术已经发生了很大变化。然而，上消化道出血的死亡率仍高达 5%~14%（Czernichow et al，2000）。十二指肠溃疡出血是上消化道出血最常见的原因，占上消化道出血所有病例的 50%（Thomopoulos et al，2004）。胃和十二指肠内的溃疡更常见于老年人，其多由幽门螺杆菌感染或使用非甾体类抗炎药（NSAID）诱导。大多数溃疡出血可以自发停止，如果不能停止，则需要立即就医。内镜、放射学或外科技术可用于控制出血，最常用的干预是内镜治疗。

一个特殊的病变是所谓的 Dieulafoy 病。很难诊断，因为黏膜损伤侵蚀血管，基于表面血管受到侵蚀而导致的动脉大出血。典型的内镜特征是出血血管周围没有黏膜损伤（图 3.1）。

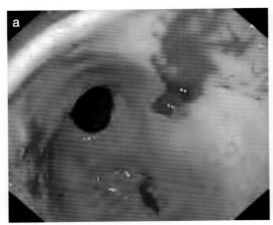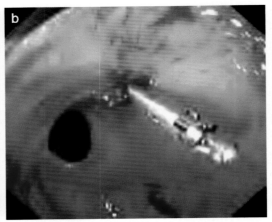

图 3.1 　a. 一个可见的血管腔；b. 内镜下应用止血夹

下消化道出血与衰老密切相关，其年发病率为（20.5~27.0）/10 万。下消化道出血比上消化道出血少见，下消化道出血的常见病因有憩室、血管畸形（血管发育不良）、息肉、癌症和炎性肠病（IBD）。大多数消化道出血（85%~90%）是自限的，但低血压和休克也可迅速发生严重出血（Longstreth，1997）。

中部消化道出血最少见，约占消化道出血的10%。病因有血管畸形、溃疡、肿瘤和消化道出血，中部消化道出血的诊断具有挑战性，胶囊内镜和气囊辅助小肠镜（单或双）可用来确定出血来源。胶囊内镜多用于隐匿性疾病出血，而气囊辅助小肠镜是用来诊断和治疗明显出血。Mallory-Weiss 病变、食管静脉曲张和上消化道恶性肿瘤是消化道出血的其他来源（表 3.1）。

表 3.1 　胃肠出血的原因和频率

	原因	频率（%）
上 GIB	消化性溃疡	50
	腐蚀	16
	静脉曲张	10
	Mallory-Weiss 病变	5
下 GIB	憩室	42
	痔	16
	结肠炎	18
	息肉切除术后	13
	血管畸形	3

3.2　溃疡出血

消化道溃疡出血的分类基于 Forrest 分类（表 3.2）。该分类区分急性、近期（具有再出血的风险）和几乎愈合的溃疡。Forrest 分类的目标是立即判断再出血的风险和内镜干预的需要（Forrest et al，1974）。

表 3.2　消化性溃疡出血 Forrest 分类

Forrest 分类	溃疡状态	再出血风险
Forrest Ⅰ	A. 活动性出血（动脉）	高 5%～20%
	B. 静脉出血	
Forrest Ⅱ	A. 可见血管	
	B. 血凝块	
	C. 血红素	低 3%～10%
Forrest Ⅲ	纤维蛋白性溃疡	

风险分层和治疗的药物选择

首先，需要彻底的临床评估来确定患者的健康状况。可以使用几个分数来确定在重症监护下住院和治疗的需要。生命参数的测量是临床评估的第一步也是最重要的一步。血流动力学不稳定的患者需要输液和输血。如果健康患者血红蛋白值低于 7g/dl，则应给予红细胞。患有冠心病的患者可能需要更早输血，预期的血红蛋白水平应高于 10g/dl。

> 提示：如果血红蛋白值降至 7g/dl 以下，则应在健康的患者中开始输血。

来自上消化道的活动性出血必须被视为医疗紧急情况。典型的临床症状是呕血和黑粪，大量消化道出血可能导致肛周出血（hematochezia）。消化道出血可伴随疲劳、头晕、乏力和心脏症状（Peura et al，1997）。

预后评分

可以通过不同的预后评分来实现差异风险分层（例如，Rockall 评分，AIMS65 评分；表 3.3 和表 3.4）。

科学评估不同的分数并非全部融入临床实践中。在这里，可以使用简单的参数来判断总体失血量。黑粪的平均失血量在 50～100ml。在失血后，低血压在出血量占总体血量的 10%～25% 出现。如果失去少于 10% 的血容量，则生命体征平稳。

药物治疗消化道出血

消化性溃疡出血的内镜治疗应始终与药物治疗相结合。在这里，质子泵抑制药（PPI）是首选的药物。可以用 PPI 治疗胃黏膜内侵袭性和保护性因子之间的不平衡。应在内镜检查前开始 PPI 治疗。该方案将导致较少的活动性出血并且使内镜治疗更容易。内镜检查后的 PPI 治疗可以减少再出血风险。PPI 可以静脉或口服给药。没有口服 NSAIDs 药物的小肠溃疡出血的患者可以立即在根除幽门螺杆菌中获益（Chan et al，2007；Kahi et al，2005）。

表 3.3　基于纤维的溃疡 Rokall 评分：低于 3 分与良好预后相关，高于 8 分预示死亡风险

变量	0 分	1 分	2 分	3 分
年龄	<60	60-79	>80	
血流动力学	正常	脉搏>100/min	RR<100mmHg	
		RR>100mmHg		器官衰竭
并发症	无		心脏/循环	
诊断	食管贲门黏膜撕裂症	其他来源	恶性肿瘤	
Forrest	Ⅲ		Ⅰ，Ⅱ	

表 3.4 AIMS65 得分

风险因素	价值
清蛋白	<3g/dl
INR	>1.5
GSS（精神状态）	<14
SYS-RR	<90
年龄	>65
死亡风险：	
无风险因素 0.3%	
1. 风险因素 1%	
2. 风险因素 3%	
3. 个体危因素 9%	
4. 个体危因素 15%	
5. 个体危因素 25%	

> 提示：内镜治疗消化性溃疡出血应始终与 PPI 治疗结合，以减少再出血风险。

快速升高 pH 对于稳定血液凝固是必需的，并且可降低胃肠道出血的复发风险。关于所使用的 PPI（口服或静脉）的给药途径存在不一致的看法，口服对于稳定出血的患者可能足够有效，根除幽门螺杆菌（如果存在）是另一个好处，可因此减少胃和十二指肠溃疡的复发（小于 5%）。促红细胞素和盐酸甲氧氯普胺等促动力药物可有助于内镜诊断和治疗（Altraif et al，2011）。通过促动力治疗，胃内血凝块将减少，血管损伤的可见性将得到改善。相反，生长抑素可以实现的内脏血管收缩在内镜下出血管理或治疗中不起作用（Imperiale and Birgisson，1997）。

> 提示：内镜检查之前的促动力药可提高黏膜的可见性，并改善内镜的诊断和治疗。

如今，外科手术在胃肠道出血的治疗中并不重要。内镜检查、放射治疗和药物治疗已几乎取代了外科手术。切除术（例如 Billroth）在过去曾开展过，但现在已不再是必需的。但是，如果存在复发性出血，则需要手术。穿孔或狭窄等并发症仍需要手术。与抗凝药合用会增加胃肠道出血的风险，并可能导致更严重的出血。但是，如果由于胃肠道出血而停止抗凝治疗，则可以增加心血管疾病的死亡率。因此，需要心脏病医师和胃肠病医师之间的密切互动来确定患者的最佳治疗方案。

■ 内镜治疗方法

诊断上消化道出血的主要诊断步骤是内镜检查（EGD）。EGD 应在发病后 24h 内进行。理想情况下，EGD 应在患者病情稳定后立即进行。早期内镜检查有较高的诊断率，并且 90% 的上消化道出血可用 EGD 鉴定（Zuccaro，1998）。内镜治疗取决于年龄、严重程度、出血位置和检查者经验。有几种内镜治疗方案：

上 GIB 内镜治疗法选择
- 注射疗法：
  - 肾上腺素
  - 组织胶水
  - 乙氧硬化醇
  - 纤维蛋白
- 热疗法：
  - 电凝
  - 热探头
  - 激光凝固
  - 氩等离子体凝固（APC）
- 机械疗法：
  - 橡皮筋结扎
  - 血红蛋白
  - 超范围夹闭
- 止血剂：
  - 雾化喷雾
  - Endclot（Hegade et al，2013，Huang et al，2014）

必须使用两种类型的内镜治疗来充分治疗胃肠道出血（Sung et al，2007）。最常见的是，注射疗法与夹闭相结合。

■ 适应证

建议每位患有 GIB 的患者进行上消化道内镜检查。如果可能，应获得知情同意（稳定的患者）。临床不稳定的患者需要紧急行上消化道内镜检查。应分析化验结果，但是，结果也应该考虑到输液治疗引起的稀释作用。

应提供重症监护治疗。对患者的监护至关重要，在此，建议进行血压的无创测量，连续测量血氧饱和度和脉冲血氧测定。

■ 人员

需要足够和经验丰富的人员进行高质量的内镜诊断和治疗。EGD 应在左侧卧位进行，如果患者插管可采取仰卧位。患有严重出血和呕血的患者需要插管，这可最大限度地降低误吸风险。急诊 EGD 应由经验丰富的检查者和经验丰富的护士执行。理想情况下，该团队非常熟悉用于治疗胃肠道出血的内镜技术。该团队应该已经在选择性患者中进行了各种内镜干预。如果患者高度不稳定，则需要重症监护治疗。熟悉重症监护治疗的医师和护士应成为团队的成员，以正确、充分地治疗患者。内镜检查可以在急诊室、内镜检查间或重症监护室中进行。需要跨学科的互动才能获得最佳结果。

提示：急性 GIB 是紧急情况，需要跨学科的相互作用才能为患者提供最佳治疗。

■ 组织要求

组织要求取决于出血的严重程度。必须确保明确指示并获得知情同意；必须测量和优化凝血参数和生命体征（如果可能）。通常，任何内镜服务都应该能够提供诊断和治疗内镜检查，团队和内镜套件的结构必须适应患者的需求。

对内镜治疗的工作方法以及技术应用的了解对于进行充分的内镜检查和适当的内镜止血是强制性的。必须向团队传授医疗设备要求和法律，并且必须确保对不同设备的可靠处理。设备的维护也是强制性的。

■ 仪器要求

通常，建议使用具有较大工作通道（3.8～4.2mm）的治疗性内镜。如果使用过的内镜发生故障，或者由于吸取血块而阻塞了工作通道，则应该使用第二台内镜。根据出血的严重程度，

提示：急性 GIB 是一种急症，需要对患者进行治疗。

内镜诊断与治疗的必要准备
- 吸水板
- 洗涤剂冲洗液（如二甲基硅酮和水）（图 3.2）
- 润滑剂
- 用于抽吸和交换材料的足够的容器
- 吸入泵
- 为光学系统提供足够的冲洗液

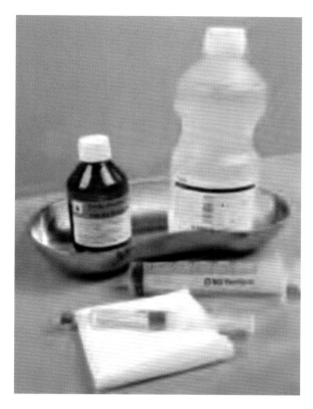

图 3.2　润滑剂和消泡剂是内镜养护的标准

■ 干预类型

如果内镜团队经验丰富并且之前已多次进行治疗，则可以实现最高水平的成功。理想情况下，应由最有经验的人员进行紧急治疗。下面介绍不同形式的内镜治疗。

■■ 注射疗法

注射疗法是用不同的药物进行的（表3.5）。在此，对血管的机械压缩是主要的作用方式。血管收缩可能起着另外的作用，压缩会降低血液流动，从而激活凝血系统（图3.3）。

表3.5　消化性溃疡出血注射治疗药物

药物	作用方式
1：1万～1：10万	收缩、压迫血管
波利多卡诺	硬化和瘢痕形成
纤维蛋白胶	多组分凝血激活剂
生理盐水	稀释
烷氰甲醚	聚合

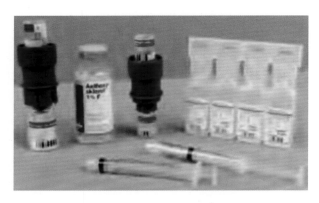

图3.3　注射用药物，肾上腺素同生理盐水稀释

最常用的是肾上腺素稀释溶液。有以下几种情况支持这种类药物的使用。

— 高耐受性

— 与纤维蛋白胶相比成本低

— 无组织破坏或损坏

注射稀释的肾上腺素（1：10 000）非常有效。通过向出血血管注射（1～2ml）肾上腺素来治疗出血源。75%～90%的病例中可以实现出血控制；并发症发生率低于1%。

技术说明：将覆盖针头的导管轻轻地通过内镜的工作通道。如果导管的远端尖端变得清晰可见，护士将针头向前移出导管。装有稀释的肾上腺素的注射器与导管连接。检查者将针头向前插入到组织中。理想情况下，注射在出血血管周围的四个象限内完成。护士大声说明

施用肾上腺素的量，以及注射是否可以轻易完成或出现阻力；检查者可以根据这些信息重新定位针头。

稀释的肾上腺素可以进一步稀释，或纯盐水可以用于冠心病患者，以进一步降低全身不良反应的风险。

注射疗法是一种简单而基本的内镜干预，可以快速学习。它也可以由经验不足的人员执行。

> 提示：稀释肾上腺素的注射疗法主要针对出血血管的机械压迫。药理性血管收缩可能起额外作用。肾上腺素可以进一步稀释，或者在已知冠心病患者中可以使用纯盐水。这将这将进一步降低全身性不良反应的风险。

聚多卡醇、氰基丙烯酸烷基酯和纤维蛋白胶的干预方式类似。然而，使用诸如纤维蛋白胶之类的组分制备化合物需要特别注意。应保护患者和检查者的眼和嘴。

纤维蛋白胶已被证明在单项研究中优于肾上腺素注射。但是，进一步的研究和荟萃分析不能证实这一观察结果。额外注射硬化剂以治疗消化性溃疡出血没有其他好处。实际上，由于坏死的风险，它与更高的并发症发生率相关，因此不建议使用。

注射疗法与热消融疗法的结合也未显示令人信服的益处。死亡率、再次出血风险和手术需求是可比较的。但是，机械治疗（止血夹）与注射治疗相结合已显示出优势。在此，再次出血的发生率较低，主要是因为出血血管的压缩时间延长。

图3.4显示了1例88岁的黑粪患者。内镜检查显示十二指肠球部有持续出血性溃疡（Forrest Ⅰ b）。止血用两个止血夹完成（图3.4b）。

此外，已证明止血夹本身也可用于标记（图3.5）和闭合小瘘管和穿孔等。迄今为止，所有研究均表明，与注射方法相比，止血夹具有明显的优势。

如今，提供了具有不同设计的一次性使用和

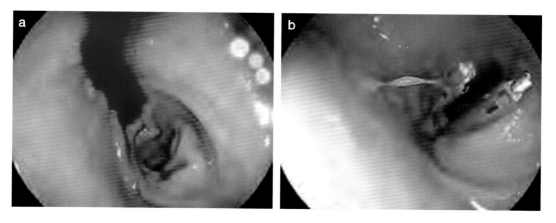

图 3.4 a. 十二指肠球部出血性溃疡；b. 用两个止血夹止血

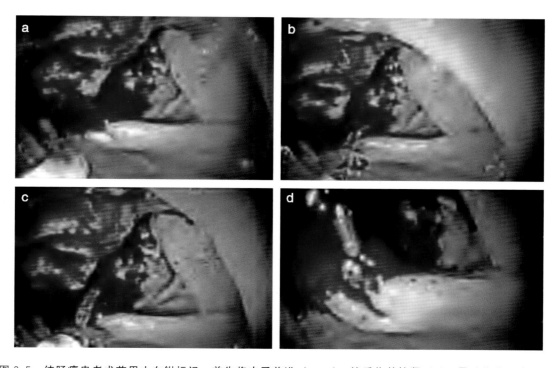

图 3.5 结肠癌患者术前用止血钳标记 首先将夹子前进（a、b），然后将其拉紧（c），最后将其固定（d）。

可重复使用的夹子。QuickClip（奥林巴斯医疗系统）是一种一次性使用的金属夹，可以在内镜检查中旋转。该夹子具有不同的开口角度和长度。与其他金属夹相比，它无法重新开放。

可重装系统的使用寿命超过 20 年。另一种一次性产品 TriClip（Cook Medical）是带有 3 个分支的金属夹，放置后只能闭合一次。

根据制造商的说明，Resolution 夹（波士顿科学公司）适用于止血、闭合小孔及固定空肠营养管。此外，该夹子可以在关闭后重新打开。

自 2007 年起，Over-The-Scope 夹子（Ovesco Endoscopy AG，德国）可用于介入性内镜检查。虽然所有其他夹子均通过内镜通道引入，但该夹子仍安装在内镜的顶端（Schurr et al，2008）。与传统的夹子相比，它可以抓住更多的组织并施加更高的压力，这样可以有针对性地放置夹子。

为了正确安全放置，可以将组织吸出，或者使用由同一制造商提供的特殊组织锚。

在内镜检查中，使用止血夹具有很多优势。所有上述系统有低再出血率的积极作用，并且优于大多数注射方法。处理方式和相关的成功率取决于内镜医师的经验。关于随访内镜检查的建议相互矛盾。自 2010 年以来的国际共识并未提出控制的一般性建议。

案例分析：图 3.6 显示 1 例 69 岁的男子有黑粪和呕吐的血液作为紧急情况。由于腿部血栓形成，他正在接受苯丙香豆素药物治疗。诊断为胃窦溃疡并伴有 Forrest Ⅰa 出血。内镜治疗仅使用 OTS Clip 进行（不注射）。幽门螺杆菌测试为阴性。治疗成功，没有再出血。OTSC 治疗后 5d 出院。图 3.6c，d 展示了 3d 后和 6 周后的内镜对照。

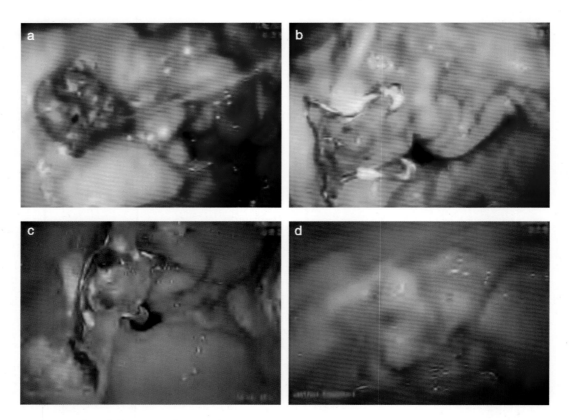

图 3.6　a. 胃窦内的 Forrest Ⅰ　a. 出血；b. OTSC 的内镜治疗无须进一步治疗；c. 术后第 3 天，即术后 6 周（在 Thomas Kratt 博士的允许下）。

■■ 矿物粉

最近，内镜 Hemospray（爱尔兰库克医疗）开始替代传统方法（Holster et al，2014；Smith et al，2014；Yau et al，2014）。EndoClot（欧洲 MicroTech 公司）是另一种矿物质粉末，可实现胃肠道出血的体内平衡。Hemospray（图 3.7）是装在药筒中的一种无机硅酸盐晶体（粉末），它通过内镜的通道直接应用到出血源。

粉末的作用方式尚不清楚。除了机械屏障外，似乎还有另一个非常重要的组成部分。一方面，粉末引起血浆分离，从而增加了凝血因子的浓度；另一方面，晶体的静电加载会激活内在的血液凝结。

这种无创的功能模式也适用于完全抗凝的患者。这是一个明显的优势，特别是在紧急情况下。

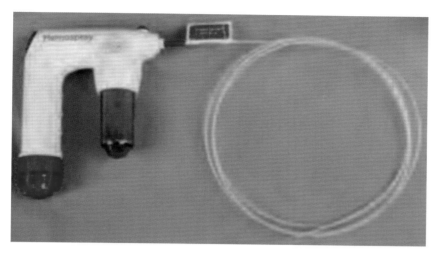

图 3.7 十二指肠球部出血性溃疡用两个止血夹止血喷雾：粉末通过在出口通道的把手和开口（红色手柄）。

有关使用 Hemospray 的数据很少。2011年，第一个发表的研究证明了有较高的安全性，并且由于 Hemospray 而无不良反应；仅使用 Hemospray，在 72h 后可以实现止血 89%。在欧洲注册研究（SEALS）中，特别是在其他方法失败的情况下，证明了 Hemospray 的优越性，止血率可以达到 70%。

这种方法可用于消化性溃疡出血（图 3.8），此外，它还可用于肿瘤相关的出血及胃肠道出血和药物抗凝的患者。在欧洲，Hemospray 被批准用于非静脉曲张性上消化道出血。在加拿大，它也被批准用于降低胃肠道出血（图 3.9）。

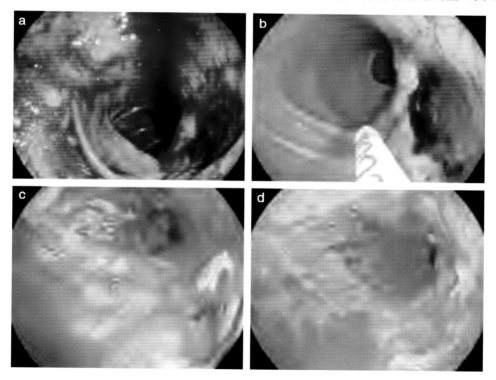

图 3.8 一例 76 岁男性，有贫血和失血性休克，患者进行了胃切除术（Billroth Ⅰ），并伴有可见血管非出血性溃疡残端（Forrest Ⅱa）（a）；内镜治疗采用血喷雾和重症监护，可以达到止血和稳定患者（b－d）

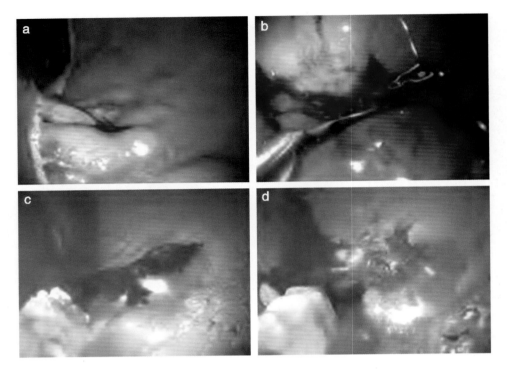

图 3.9 a. 一例 71 岁女性，前些天门诊痔切除术后持续性肛周出血。内镜检查发现出血处；b. 应用夹子不能固定黏膜；c、d. 反复使用喷雾剂后止血，直至最后手术

甚至热处理方法也可用于胃肠道出血，尤其是加热器探头和氩气血浆凝结（APC）。

■ 并发症

内镜治疗之前和治疗期间，镇静药物过量是常见的并发症，血压的降低不仅可以由出血本身的血流动力学并发症引起，还可以由镇静引起。此外，穿孔是可能的并发症。热消融与夹闭相结合，积极单药治疗，特别是热消融治疗的并发症发生率更高。对于罕见的内镜止血失败的病例，应在手术治疗前进行经动脉化学栓塞（如果有适当的放射学专业知识的话）。

❗ 过量使用麻醉药会在内镜检查期间引起严重的并发症。

提示：应该通过使用异丙酚（例如 Diprivan）进行镇痛，给药 0.5～1mg/kg 通常足以开始镇静。

3.3 静脉曲张出血

食管和胃底静脉曲张是门静脉高压的指标，这是门静脉和肝静脉之间的压力梯度超过 12mmHg 的结果。大约 1/3 的肝硬化患者死于静脉曲张出血。在这些患者中，这种静脉曲张出血导致上消化道出血发作的 50%～90%。在不到 50% 的病例中观察到静脉曲张出血的自发停止。凝血能力差也有利于出血。在静脉曲张出血后，患者在前 6 周内出现再出血的高风险，在出血事件后的前 24～73h 风险最高。因此，静脉曲张出血的 30d 死亡率高达 20%。

急性静脉曲张破裂出血的危险因素
- 年龄＞60 岁
- 肾功能衰竭
- 严重静脉曲张
- 初始血红蛋白＜8g/dl

为了预测静脉曲张破裂出血，除了由于定位、临床情况和静脉曲张内压力外，静脉曲张的大小和形态也很重要。除内镜治疗易导致出血性静脉曲张外，β受体阻滞药（卡维地洛）的一级预防是最重要的医学行为。

■ 药物治疗

在尝试内镜诊断和治疗之前，必须开始对静脉曲张破裂出血的支持性药物治疗（Gawrieh and Shaker，2005；Schepke et al，2004）。即使只是怀疑有静脉曲张破裂出血，考虑到潜在的禁忌证（例如严重的冠心病），也应立即开始血管活性治疗，例如，在体重正常的患者中，每4～6小时静脉注射1mg特利加压素。血流动力学稳定的患者应继续治疗2～5d。此外，除了使患者的血流动力学稳定外，并发症的预防和治疗也是静脉曲张破裂出血治疗中不可或缺的部分。经常监测血红蛋白至关重要，如果其值低于7g/dl，则应考虑给予浓缩红细胞。但是，血红蛋白水平不应超过9g/dl，因为这可能会触发再出血。晶体液的注入速度应保持尿量50ml/h；应避免过量输注。纠正凝血和血小板可能是有用的。

应定期检查患者是否有败血症迹象。在肝硬化患者中，感染很常见，在大多数研究中，预防性使用抗生素已显示出生存优势。因此，在这些患者中，甚至建议在内镜干预之前就进行抗生素治疗。当前可获得的数据表明，死亡率和复发出血率均因此降低。根据临床情况，必须保证气道安全。对肺和心脏功能的重症监护，以及对潜在电解质紊乱和碱/酸失衡的定期代谢监测也是治疗管理的组成部分。

> **提示：在静脉曲张破裂出血的情况下，建议谨慎处理血容量和输血；血红蛋白值不应超过9g/dl。**

氨甲环酸已经是急诊室管理中公认的一部分，荟萃分析中显示，其能够改善死亡率。但在上消化道出血的情况下，未能显示出这种益处。

■ 内镜治疗程序

静脉曲张套扎术不仅是治疗急性出血的成功步骤，而且是预防重复出血的主要方法。内镜下，静脉曲张分为三种不同的严重程度（表3.6，图3.10）。

表3.6　内镜发现的静脉曲张分级

等级	内镜检查
I	小而扁平的静脉曲张
II	较大的静脉曲张，包括<1/3的食管腔
III	巨大蜗牛状静脉曲张，包括>1/3食管腔

然而，到目前为止，内镜一级预防与β受体阻滞药治疗相比，还没有显示出优势且尚未研究两种方式的组合。由于已经报道了肺栓塞和败血症，因此不再推荐内镜下静脉曲张硬化治疗。但是，作为最后的措施，它仍然可能会有所帮助。

内镜下食管静脉曲张套扎术是急性食管静脉曲张破裂出血的首选治疗方法，一旦怀疑此类出血，应迅速为所有患者做好准备并进行治疗。长期研究表明，橡皮筋套扎术优于硬化疗法。自1986年首次描述以来，这种套扎方法得到了进一步发展，如今可被视为治疗食管静脉曲张的常规方法。

向前迈出的最大一步之一，就是开发了多频段套扎器（Six-Shooter和Speedband），这使治疗变得更容易、更安全。食管静脉曲张套扎是通过静脉曲张闭塞和随后的血栓形成来实现的。这导致组织坏死，然后在几天到几周后在黏膜愈合的同时排出。与硬化疗法不同，食管深层的伤害很少。

近来，腔内软支架已经用于压迫静脉曲张。但是，对于这种新技术只有很少的经验，而且案例报告很少。急性静脉曲张破裂出血始终是危及生命的情况，出血和其他并发症会危及患者的生命（表3.7）。

胃底静脉曲张的内镜治疗必须与食管静脉曲张的治疗分开考虑。这里，对于初级止血，使用组织丙烯酸组织胶。通过注射针注射组织丙烯酸胶溶液来完成。这样，可以立即使静脉曲张内的血液凝结（图 3.11）。就组织胶的量和注射频率而言，存在很大的差异。通常，单次注射 5% 1～2ml 的 morrhuate，每一疗程总共注射 12～20 次。在注射时，必须戴防护眼镜以保护眼睛。另外，在导管缩回期间，重要的是避免内镜的通道被残留的组织丙烯酸胶损坏或阻塞。

在那些内镜无法阻止急性静脉曲张破裂出血的患者中，仍然有可能进行经颈静脉肝内门系统支架分流术（TIPSS），这种分流器类型的放置可以避免大多数患者的紧急分流手术。

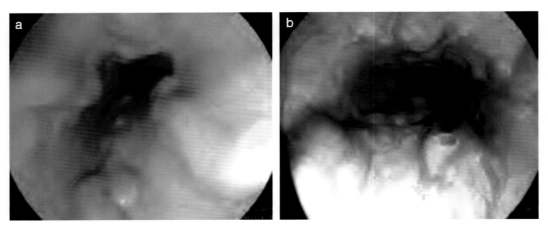

图 3.10　a. 食管静脉曲张内镜表现为 II 度，无出血或红色征象；b. I 型扫描 1 型，虚拟彩色内镜 bi-scan 3 模式

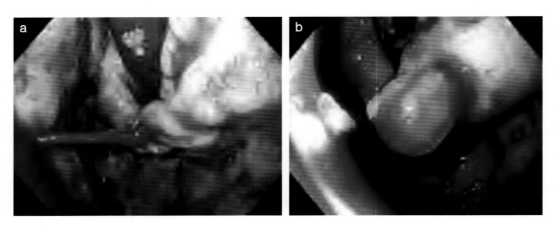

图 3.11　a. 内镜下观察活动性喷射性胃底静脉曲张出血；b. 注射氰基丙烯酸正丁酯后停止出血

表 3.7　静脉曲张出血内镜治疗的潜在并发症

类型	并发症
局部的	溃疡，出血，狭窄，运动障碍，疼痛，咽痛，裂伤
区域的	穿孔，纵隔炎，胸膜损伤
系统的	败血症，吸入性呼吸窘迫综合征，自发性细菌性腹膜炎，低氧血症，门静脉血栓形成
医源性	硬化过程中眼损伤

■ 适应证

选择性静脉曲张套扎的适应证是在患有三度静脉曲张或静脉曲张准备出血的患者（"樱桃红斑"）中进行诊断性食管胃镜检查后进行的。选择性曲张静脉套扎术可预防这些患者的出血并发症，而研究表明，与医学一级预防相比，其效果相似。这种治疗必须征得患者的知情同意。然而，直到今天，关于套扎后的时间范围直到下一次预防性内镜检查仍存在不确定性。专家意见建

议在 7～10d 再次进行内镜检查，可能需要进一步套扎。在 3 个月、6 个月、12 个月再进行一次间隔疗法会有所帮助。

■ **人员要求**

人员要求与先前描述的非静脉曲张性胃肠道出血患者类似。在选择性静脉曲张套扎的情况下，应准备并执行标准化的事件序列。内镜医师和辅助人员应具有套扎和注射治疗的丰富经验。在干预期间每个人应该牢记出现大量失血的风险。

■ **组织要求**

通过曲张静脉套扎进行选择性治疗的组织要求与其他内镜检查程序和干预措施完全没有区别。在正确判断后，应根据其对可能的并发症做出充分和及时反应的能力来选择干预和人员的定位。对于因急性静脉曲张破裂出血而进行的紧急干预，每个内镜检查单位应制定明确的程序规则，不仅要着眼于内镜检查，而且要远远超出整个医院相互作用的后果。其中不仅有重症监护室和输血实验室的承诺，而且还有适当的运输服务的确定。

■ **仪器要求**

仪器要求也与非静脉性胃肠道出血患者所需相似。在橡皮筋套扎的情况下，几乎每个标准内镜都有可以安装在内镜前端上的附加装置。橡皮筋在张力下悬挂，并可由内镜医师机械释放。组织丙烯酸胶注射的仪器要求类似于肾上腺素的注射疗法，且必须小心准备正确的混合物。

❗ 在注射组织胶时，始终必须进行自我保护。内镜医师必须戴好防护口罩和护目镜。

■ **实际执行**

在发生急性静脉曲张破裂出血的情况下，即使凝血功能可能受损，内镜检查也应快速开始（图 3.12）。

与此同时，实现最佳凝血参数应该是一个必不可少的目标。为了避免误吸，患者应侧卧。在急性出血中，可能需要进行保护性插管。内镜检

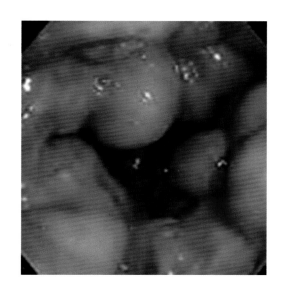

图 3.12　食管静脉曲张有出血迹象

查的第一步是诊断性胃镜检查，以鉴定出血的类型和部位。

食管静脉曲张破裂出血的治疗应从远端开始，因为放置的橡皮筋会使食管腔变窄。实际上，确定了用于套扎的静脉曲张，将范围定位，将静脉曲张吸入扩大范围的前端，然后松开橡皮筋（图 3.13）。重要的是要吸入足够的黏膜，以避免橡皮筋打滑而引起额外的出血。为了避免这个问题，应该计划套扎之间的足够距离。尽管理论上对橡皮筋的数量没有上限，但橡皮筋的数量最多应限制为 10 个。研究表明，在第一次内镜检查期间放置 6 个以上的结扎线对疾病的进程不再有任何益处。

提示：食管的静脉曲张结扎应始终由远端开始并向近端移动。

❗ 内镜检查可能会导致医源性静脉曲张破裂出血。

当出血部位不清楚时，盲目尝试在胃食管连接区域放置一个或多个套扎可减少近端出血。研究表明，橡皮筋套扎可在 80%～100% 的情况下实现止血。

当前，可以使用以下橡皮筋套扎套件：Conmed（Steigmann-Goff内镜套扎器和 Clearvue

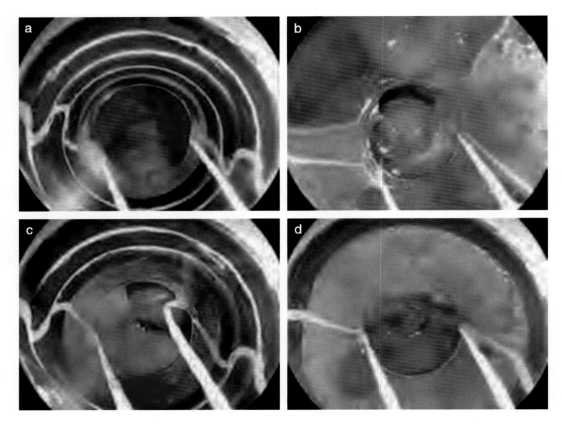

图 3.13　静脉曲张结扎术　在假性息肉（c、d）的底部释放橡皮筋之前，将静脉曲张吸入（a、b）。

套扎器），Boston Scientific（Speedband Super View Super 7）和 Wilson-Cook（4 个、6 个和 10 个多环套扎器）。在急性出血性静脉曲张中，多环套扎器具有一定的优势，而单环可用于选择性结扎。套扎和注射的结合在一些研究中尚未显示出更好的结果。此外，套扎和热疗的结合尚未得到充分研究，因此不建议常规使用。尽管该许可证正在申请中，但早期报道了成功使用 Hemospray 治疗静脉曲张出血（Mostafa et al，2015）。

提示：在静脉曲张破裂出血的治疗中，必须进行抗生素预防。

■ 并发症

根据目前的证据，套扎治疗的并发症发生率低于注射治疗，在曲张静脉结扎患者中最有可能观察到短暂菌血症。由于食管静脉曲张的闭合，高血压性胃病可能会加重。关于器械，内镜的套扎装置可能导致食道内的视野较差。另外，凝固的血液会增加继发性出血的风险。套扎后，患者常常抱怨胸骨后疼痛。食道狭窄或运动障碍（尤其是多次结扎后）只是罕见的事件。

建议第 2 天禁食，并吃几天软食。自然发生的食管组织坏死的愈合过程可服用质子泵抑制药。

3.4　弥散性出血

胃肠道黏膜缺损弥散性出血的内镜治疗对内镜医师来说是一个挑战。其通常是内镜黏膜切除术或大型息肉切除术的结果。缺血性结肠炎、放射性结肠炎和肿瘤出血也可能导致弥散性上消化道出血和下消化道出血（图 3.14）。

在这里，晚期癌症患者，例如结肠癌，可能会因肿瘤表面的糜烂和溃疡而出现严重的出血（图 3.15）。迄今为止，内镜止血的可能性受到了限制，因为已建立的程序（例如夹闭血管）会

增加穿孔的风险，并且通常肿瘤表面似乎太硬。热疗止血是一种替代方法。尽管我们的积极经验

主要是基于案例报告，而不是前瞻性研究，但最大的可能还是归于 Hemospray。

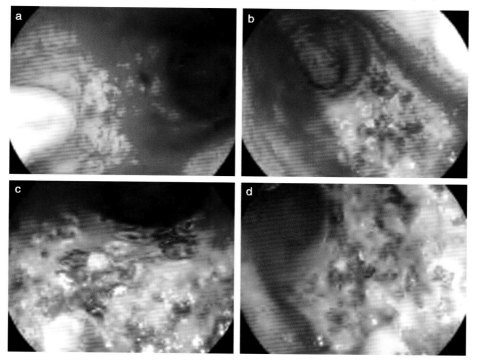

图 3.14　一例 72 岁的卵巢癌患者放疗后出现便血，经内镜检查发现直肠和乙状结肠多处糜烂广泛渗血（a-c）；d. APC 止血。

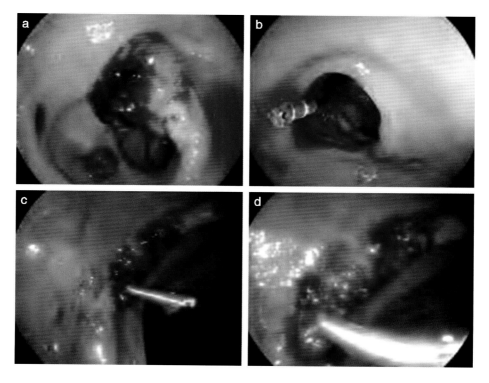

图 3.15　用单个血夹治疗肿瘤出血

■ 内镜疗法：止血热疗法

扩散性出血可通过热学方法成功阻止。单极性和双极性（BICAP）电凝、氩等离子体凝固术（APC）、热凝结（加热器探针）和激光凝固是目前可用的方法（表 3.8）。

表 3.8　内镜止血的不同热疗程序

程序类型	功能
电热	电凝结（单/双极）
加热器探头	与高频发生器的 Coaptive 凝固
激光凝固	通过高能激光进行热凝固
氩等离子体凝固术	通过电离氩等离子体凝结

与不直接接触出血部位的情况下进行的激光或氩等离子体凝固不同，在电凝中，出血血管的机械压缩至关重要，电流凝结只是第二步。为了减少黏膜深处病变随后穿孔的危险，如今经常使用双极电凝方法。在此，在仪器尖端从一个电极到另一个电极明确限定电流通量，以限制加热区域和加热效果的深度。止血粉的使用与其在溃疡性出血中的使用相当。

■ 适应证

■■ 氩等离子体凝固术（APC）

氩等离子体凝固术于 1994 年首次被描述为控制胃肠道肿瘤的出血。此后，该方法的进一步扩展应用到弥散浅表黏膜出血。在对无蒂息肉进行息肉切除之后，APC 的应用可预防再出血，并可能使潜在的残留息肉组织凝结。在血管增生的情况下，文献报道止血成功率为 85%～100%（图 3.16）（Kwan et al, 2006）。APC 对 GAVE 综合征的重复治疗能够减少输血的需要。放射性直肠炎的临床表现的特征是毛细血管扩张和直肠黏膜的出血性改变，APC 可以在治疗和预防上发挥作用。

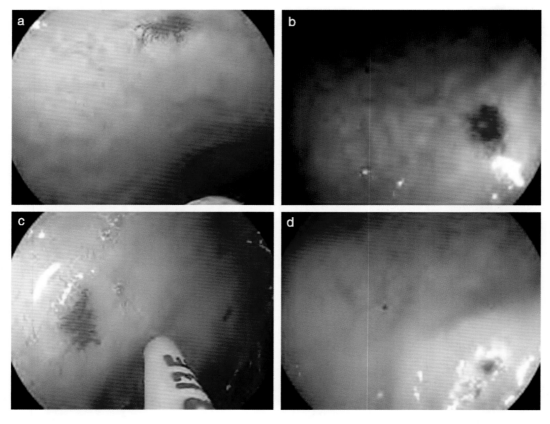

图 3.16　血管增生是胃肠道出血的潜在来源（a、b）；预防性 APC 应用（c）；导致浅表血管凝结（d）

■■ 热接触凝固

电流（单极和双极）的热凝和高频发生器（加热器）的电凝用于阻止急性出血。当前可用的研究并未显示一种方法相对于另一种方法的优势。在有心脏起搏器的患者中，双极电凝对起搏器功能的影响最小，因此应列为首选。

■ 人员要求

对于所有程序的使用，遵守内镜检查中的镇静建议，在研究者旁边，一名经验丰富的助手应该足够。两者都应熟悉所选过程的准备和执行。我们的个人经验表明，只要在学习阶段有足够的指导，经过几次应用，APC 和 Hemospray 尤其容易管理。

> 提示：APC 和 Hemospray 也适合没有经验的内镜医师，并且可以快速安全地使用。

■ 组织要求

组织要求与先前描述的静脉曲张和非曲张出血的治疗要求相同。

■ 仪器要求

■■ APC

对于 APC，根据胃肠道内的定位，应准备好几种尺寸的导管。它们有三种不同的直径（1.5mm、2.3mm 和 3.2mm）和两种不同的长度（220cm 和 300cm）。按照预先设置的程序，通过踏板进一步的操纵。启动仪器后，通常会自动运行自检。当然，在检查之前必须确保氩气储罐有足够的气体。

■■ 热接触凝固

对于此过程，应使用具有大孔径工作通道的治疗性内镜。或者，具有两个工作通道的内镜可达到相同的目的，允许同时凝结和冲洗程序区域。必须准备好用于单极或多极电灼系统（MPEC）的不同探针，或所谓的热探针及通常需要的电外科器械。探头的直径为 3.2mm 或 10F。由于热接触凝血程序通常与其他方法结合使用，因此，应准备好止血钳，定量环，注射针和 1：10 000 肾上腺素溶液以便随时使用。

■ 实际执行

■■ 氩等离子体凝固术

与其他热方法相比，氩等离子体凝固术易于使用，其特定的优点是黏膜不需要直接接触装置。将氩气置于高压下，喷到黏膜上，浸入 2～3mm 的深度。一旦确定了适合 APC 的病变，将接地贴片粘在患者的大腿上，然后将用于凝固的导管穿过工作通道。启动发电机，调节氩气的通量率为 0.8～1L/min。定期施加气体，而不是连续施加。根据病变的范围，选择瓦数的大小。在胃肠道的较薄部分，其范围为 20～30W，在较厚的区域为 30～50W。浸润深度取决于加气时间和瓦数。通常，生成器在其软件中都有程序，这些程序可以根据本地化和干预类型进行调整。APC 导管末端的可见标记指示到达正确位置的时间，以避免损坏内镜，只有在导管前端和黏膜之间的距离不超过 1cm 时才能成功使用。通过在改变导管位置的同时重复使用，内镜医师进行校准。在整个过程中，必须通过一切手段防止与黏膜的任何直接接触，因为这可能导致穿孔的深部损伤。当前可用的设备保留了三种应用程序模式之间的选择。

> 提示：太重的点状凝固的热干预可能会导致胃肠道穿孔。

■■ 热接触凝固

与 APC 不同，热接触凝固需要与目标区域上的压力直接接触，这种直接接触与电凝结合将影响止血。通常，该方法与注射疗法结合使用，具有更精确凝结的优势，因为肾上腺素本身可以止血，从而清除了内镜医师的视线。在急性出血中，同样需要这种效果。已经对出血源施加压力可能会降低出血强度，额外的凝血有更高的机会实现明确的止血。在平均强度的急性出血中，在 10s 内施加 15～20W 的能量，重复 3～5 次。在不太严重的情况下，可以先尝试降低 10～15W 的较低瓦数。

当通过高频发生器（热探针）使用自适应凝固法时，将使用 20～30J 的能量，其持续时间和频率与热凝法相似。

■ 并发症

■■ APC

APC 是一种安全的方法，几乎没有并发症。在右半结肠使用时，必须考虑穿孔风险为 0.2％。进一步的潜在并发症包括皮下气肿和气腹。在一个病例报告中，氩气爆炸引发结肠穿孔。

■■ 热接触凝固

除了由干预本身引起的继发性出血之外，还可能会穿孔。并发症发生率取决于内镜医师的经验和热疗过程的穿透深度。如果热施加到达肌肉和浆膜层而没有出现发热、肌紧张和白细胞增多的穿孔迹象，则观察到所谓的内镜下黏膜下剥离电凝综合征（PEECS）。在 ESD 患者中，这种并发症的发生率高达 40％。危险因素应该是病变＞3cm 及直肠乙状结肠以外的所有区域。

在联合疗法与肾上腺素注射的情况下，全身性不良反应为心动过速和心律失常。

3.5 小结

目前，胃肠道出血的治疗是胃肠道内镜检查的首选领域。根据局部情况，将出血分为上、中或下消化道出血。进一步的分化将出血归类为消化性、静脉曲张、弥散性出血或肿瘤性出血。可以使用几种内镜止血技术，这些技术经常结合使用（表 3.9）。内镜止血技术的成功率为80％～100％。

表 3.9　出血类型和首选内镜止血技术

	出血类型	内镜止血技术
上消化道	溃疡	注射，剪裁，涂粉
	食管静脉曲张	结扎，注射，涂粉（超适应证）
	胃静脉曲张	注射，涂粉（超适应证）
下消化道	憩室	注射，涂粉，热疗，剪切
	痔	结扎
	息肉切除后	夹持，热疗，涂粉（超适应证）
	血管发育不良	热疗
	弥漫性	热疗，涂粉（超适应证）

胃肠道出血的治疗需要内镜、内科和重症监护等多学科配合，熟悉可用的诊断和治疗知识对于给患者提供有针对性和有效的治疗至关重要。

参 考 文 献

[1] Altraif I, Handoo FA, Aljumah A, et al. Effect of erythromycin before endoscopy in patients presenting with variceal bleeding: a prospective, randomized, doubleblind, placebo-controlled trial. Gastrointest Endosc. 2011; 73: 245-50.

[2] Chan FK, Wong VW, Suen BY, et al. Combination of a cyclo-oxygenase-2 inhibitor and a proton-pump inhibitor for prevention of recurrent ulcer bleeding in patients at very high risk: a double-blind, randomised trial. Lancet. 2007; 369: 1621-6.

[3] Czernichow P, Hochain P, Nousbaum JB, et al. Epidemiology and course of acute upper gastro-intestinal haemorrhage in four French geographical areas. Eur J Gastroenterol Hepatol. 2000; 12: 175-81.

[4] Forrest JA, Finlayson ND, Shearman DJ. Endoscopy in gastrointestinal bleeding. Lancet. 1974; 2: 394-7.

[5] Gawrieh S, Shaker R. Variceal band ligation versus propranolol for primary prophylaxis of variceal bleeding in cirrhosis. Curr Gastroenterol Rep. 2005; 7: 175-6.

[6] Hegade VS, Sood R, Mohammed N, et al. Modern management of acute non-variceal upper gastrointestinal bleeding. Postgrad Med J. 2013; 89: 591-8.

[7] Holster IL, Brullet E, Kuipers EJ, et al. Hemospray treatment is effective for lower gastrointestinal bleeding. Endoscopy. 2014; 46: 75-8.

[8] Huang R, Pan Y, Hui N, et al. Polysaccharide hemostatic system for hemostasis management in colorectal endoscopic mucosal resection. Dig Endosc. 2014; 26: 63-8.

[9] Imperiale TF, Birgisson S. Somatostatin or octreotide compared with H2 antagonists and placebo in the management of acute nonvariceal upper gastrointestinal hemorrhage: a meta-analysis. Ann Intern Med. 1997; 127: 1062-71.

[10] Kahi CJ, Jensen DM, Sung JJ, et al. Endoscopic therapy versus medical therapy for bleeding peptic ulcer with adherent clot: a meta-analysis. Gastroenterology. 2005; 129: 855-62.

[11] Kwan V, Bourke MJ, Williams SJ, et al. Argon plasma coagulation in the management of symptomatic gastrointestinal vascular lesions: experience in 100 consecutive patients with long-term follow-up. Am J Gastroenterol. 2006; 101: 58-63.

[12] Longstreth GF. Epidemiology and outcome of patients hospitalized with acute lower gastrointestinal hemorrhage: a population-based study. Am J Gastroenterol. 1997; 92: 419-24.

[13] Mostafa I, et al. Management of acute variceal bleeding using hemostatic powder. UEG J. 2015; 3: 277-83.

[14] Peura DA, Lanza FL, Gostout CJ, et al. The American College of Gastroenterology Bleeding Registry: preliminary findings. Am J Gastroenterol. 1997; 92: 924-8.

[15] Schepke M, Kleber G, Nurnberg D, et al. Ligation versus propranolol for the primary prophylaxis of variceal bleeding in cirrhosis. Hepatology. 2004; 40: 65-72.

[16] Schurr MO, Arezzo A, Ho CN, et al. The OTSC clip for endoscopic organ closure in NOTES: device and technique. Minim Invasive Ther Allied Technol. 2008; 17: 262-6.

[17] Smith LA, Morris AJ, Stanley AJ. The use of Hemospray in portal hypertensive bleeding: a case series. J Hepatol. 2014; 60: 457-60.

[18] Sung JJ, Tsoi KK, Lai LH, et al. Endoscopic clipping versus injection and thermo-coagulation in the treatment of non-variceal upper gastrointestinal bleeding: a meta-analysis. Gut. 2007; 56: 1364-73.

[19] Thomopoulos KC, Vagenas KA, Vagianos CE, et al. Changes in aetiology and clinical outcome of acute upper gastrointestinal bleeding during the last 15 years. Eur J Gastroenterol Hepatol. 2004; 16: 177-82.

[20] Yau AH, Ou G, Galorport C, et al. Safety and efficacy of Hemospray® in upper gastrointestinal bleeding. Can J Gastroenterol Hepatol. 2014; 28: 72-6.

[21] Zuccaro G Jr. Management of the adult patient with acute lower gastrointestinal bleeding. American College of Gastroenterology. Practice Parameters Committee. Am J Gastroenterol. 1998; 93: 1202-8.

第4章　内镜下逆行胰胆管造影术（ERCP）

Alexander Meining and Martin Götz

在 20 世纪 70 年代发展了侧视十二指肠镜和插管乳头的方法之后，基于造影剂的内镜胆道造影和胰腺造影成为可能。从 1974 年，内镜括约肌切开术开始（Classen and Demling，1974），出现了治疗性干预。内镜逆行胰胆管造影（ER-CP）与许多其他内镜手术不同，因为它的意图通常主要是治疗性的。诊断性 ERCP 主要由低侵入性的方法代替，如（内镜）超声检查、计算机断层扫描或磁共振断层扫描/磁共振胰胆管成像（MRCP）。相比之下，用于治疗胆道或胰腺结石和狭窄，以及用于姑息性治疗恶性肿瘤的 ERCP 已经迅速发展。

4.1　一般性质

4.1.1　ERCP 适应证

ERCP 的并发症发生率较高，与其他内镜技术相比，ERCP 的学习曲线更长。这要求慎重地使用 ERCP（Cotton，2001）并且彻底培训。以下仅列出治疗性 ERCP 的适应证。

ERCP 的适应证应尽可能具体，并针对胆管（ERC）或胰管（ERP）干预。如同所有内镜介入治疗一样，ERCP 的适应证应考虑患者特定的因素，如位置（俯卧或仰卧）和时间要求，以及与患者总体健康状况有关的镇静考虑。这在紧急适应证（例如感染性胆管炎）中尤其重要（表4.1）。

表 4.1　治疗性 ERCP 的适应证

胆道干预	治疗目的
胆总管结石	结石取出
	碎石术
	胆道重建术
	引流
胆汁淤积	胆道引流重建术
胆源性胰腺炎	结石取出
胆管结石	胆道引流重建术
狭窄	扩张
	探条
	支架置入术

（续　表）

漏出	支架置入术
	括约肌切开术/经括约肌切开术
	压力梯度
胆管肿瘤	胆道重建术
	引流
	光动力疗法
	射频消融术
SOD	括约肌切开术
胰腺干预	**治疗目的**
胰腺分裂	经括约肌降低压力梯度/微小括约肌切开
慢性胰腺炎	扩张
	探条
	取石
	假性囊肿引流术
漏出	支架置入术
	括约肌切开术/经括约肌降低压力梯度
导管内肿瘤	引流

总的来说，最常见的胆道指征是怀疑胆总管结石，伴有或不伴有胆管炎和胆源性胰腺炎或在计划胆囊切除术之前。良性狭窄发生于原发性或继发性硬化性胆管炎（PSC，SSC），在胆囊切除术或肝移植术后，可以用 ERC 治疗。恶性胆管狭窄常进行姑息性治疗。术后或外伤性胆总管漏（CBD）或肝内胆管适合桥接或引流。

Oddi 括约肌功能障碍（SOD）Ⅰ、Ⅱ型［扩张的胆管（Ⅰ）和/或（Ⅱ）肝功能检测升高］的部分患者行乳头切开术。胰腺的介入治疗很少应用，主要是因为胰腺造影与 ERCP 后胰腺炎的风险相关。在慢性胰腺炎中，有时需要扩张狭窄的胰管和取出胰腺结石。有些假性囊肿可以通过乳头自然引流。术后或外伤性胰管破裂可在多学科合作通过内镜引流。

ERCP 的禁忌证类似于其他内镜介入治疗，并且在大多数患者中形成相对禁忌证。必须仔细权衡获益与风险比，所有的情况下都必须获得书面知情同意。

4.1.2　知情同意、不良事件和预防

不良事件是治疗性内镜固有的，ERCP与其他内镜介入相比具有特别高的风险。为了获得知情同意，除了治疗性内镜的一般风险外，还应特别告知患者胰腺炎、出血、胆管炎和穿孔。

■ ERCP术后胰腺炎

ERCP后胰腺炎（PEP）是ERCP最常见的并发症（Dumonceau et al，2010）。ERCP后约有3.5%的患者受其影响。通常，其严重程度为轻度到中度（90%的患者），但是PEP可能是严重的，在极少数情况下是致命的（Andriulli et al，2007）。在整个文献中，PEP的定义并不完全一致。大多数作者使用ERCP后新出现的或加剧的腹部压痛，淀粉酶（ULN）上升到正常的3倍上限（Anderson et al，2012）。胰腺炎的严重程度通常根据住院时间进行病情分级（轻度3d，中度4～10d，重度＞10d，坏死，假性囊肿）。ERCP后血清淀粉酶通常出现短暂升高，但这并不要求在没有胰腺炎临床症状的情况下进行干预。

患者和检查者相关变量赋予PEP的危险因素（表4.2）。多重危险因素具有协同作用，在进行ERCP时必须予以重视。

表4.2　ERCP术后胰腺炎危险因素分析

患者相关危险因素	
明确的	可能的
（疑似）SOD	年轻
女性	正常血清胆红素
早期胰腺炎	非扩张胆管
	慢性胰腺炎
检查者相关危险因素	
明确的	可能的
括约肌预切开术	胆道插管困难
胰管注射	胰腺括约肌切开术
壶腹部切除术	胆道括约肌球囊扩张术
	胆管结石不完全清除

Modified from Dumonceau et al（2010）

提示：以下措施有助于降低PEP率和严格的患者选择。

1. 鉴于ERCP的相关风险相对较高，ERCP应限于非常需要干预的患者。诊断性ERCP应尽可能用微创代替。

2. PEP预防：在ERCP术前、术中或紧接在ERCP之后应用直肠非甾体类抗炎药（双氯芬酸100mg或吲哚美辛100mg）已显示可降低PEP风险（Elmunzer et al，2012）。静脉应用乳酸林格液可能具有保护作用（Bux-Baum et al，2014）。

3. 插管技术的改进：通过较少尝试乳头和导丝辅助深插管，可以降低PEP风险（Tse et al，2012）。如果造影剂注入胰管，量应该保持在最小值。预防性胰腺支架置入在高危患者中重复向主胰管注射造影剂后具有保护作用，并且有助于拉直乳头以便随后进行深胆道插管（Mazaki et al，2013）。植入后5～10d，应确定是否拔除支架。

■■ 胆管炎

ERCP相关性胆管炎的风险为1%～3%（Rosien et al，2011）。在未经选择的患者中，预防性应用抗生素不会降低感染并发症的发生率。因此，不建议常规给药。然而，在胆管未完全引流或免疫功能低下的患者应该预防性应用抗菌治疗。典型的适应证是肝移植后患者的PSC、Caroli综合征和累及节段或多支的胆管细胞癌的ERC（表4.3）。抗生素治疗可以在ERCP之前、期间或之后不久施用，或者根据预先估计的治疗进行。这种高危患者受益于保守的造影剂注射；完全的肝内胆管造影或使用球囊阻塞可能不是明智的。胆道镜检查、光动力疗法、胆道内射频消融或PTCD也增加了感染并发症的风险。

■■ 出血

ERCP相关的出血发生率约1%，并且取决于干预的类型和潜在的凝血障碍。乳头括约肌切开术后轻微出血并不少见，通常是自限性的，否则可通过胆道支架置入来压迫止血。在EST期间可进行出血部位的仔细凝固；有时可喷洒冰肾上腺素液止血。小胆管出血可以在胆道介入完成

表 4.3　与患者和干预相关风险相关的抗生素预防的适应证

ERCP 患者	预防目的	建议预防吗?
胆道梗阻/介入治疗，并非并发胆管炎	预防胆管炎	
完全引流		不推荐
不完全引流		推荐（单次）
胆管炎	预防菌血症/脓毒症	有计划应用
肝移植术后胆道并发症	预防胆管炎	推荐（单次）
增加胆道感染风险	预防胆管炎	推荐（单次）
交通性/无菌性胰腺囊肿或坏死（抽吸、引流）	预防（假性）囊肿感染	推荐（单次）
免疫低下患者	预防菌血症	推荐（单次）

Modified from Rosien et al（2011）

后进行治疗。如果出血严重，提倡立即治疗。球囊压迫有助于准确定位出血部位。当注射更高容量的氯化钠或放置止血夹时，必须小心，以免损害胆道和胰腺系统的引流。在大多数情况下，建议支架置入。延迟出血可出现在 EST 后 14d，通常需要再次干预。

■■ 穿孔

穿孔是一种罕见的并发症（0.1%～0.5%）。可能发生在三种不同的情况：最常见的穿孔是过度的括约肌切开的结果。穿孔部位经常可见，和（或）对比或空气泄漏可以被荧光识别。通常这需要在插入胆管引流后终止 ERCP。在迟发性穿孔中，穿孔部位较小，并位于腹膜后。因此，通常在腹部 X 线片上没有发现游离空气，而需要 CT 进行诊断。症状包括介入后腹部疼痛，或没有淀粉酶升高。超过 90% 的患者使用广谱抗生素治疗就足够了。较少见的穿孔是胆管内介入或导丝操作的结果。如果在介入期间发现，则应通过支架置入治疗。内镜导致穿孔常发生于乳头远端。危险因素包括术后病程中的 ERC，如 Billroth Ⅱ or Roux-en-Y 解剖。因此，一些内镜操作室在第一个内部 ERCP 之前执行（前瞻性）EGD，以发现改变的解剖结构或用于鉴别诊断（例如，腹痛中的溃疡）。

■■ 其他并发症

心肺并发症罕见，然而，对于高危患者，应考虑更长的干预时间、更深的镇静和体位。周围空气不应该被注入胆管，因为致命的肺部空气栓塞已被报道。

4.1.3　总体设置

凝血参数的最低要求对应于其他内镜干预（参见附录）的要求。此外，胆红素和其他肝功能化验可提示 ERC 期间潜在发现的功能性相关性，而 CRP 和白细胞有助于确定干预的紧迫性。

X 线透视是 ERCP 的核心要求。作者更喜欢侧向倒置成像，即患者的右侧在屏幕上是左侧的，例如在常规腹部 X 线中。辐射防护是关键，特别是在反复干预和年轻的患者/儿童。这包括对感兴趣区域的最佳准直和放大（经验法则：在图像的所有四边都应该看到孔径覆盖）、脉冲而不是连续透视，以及存储具有最后图像保持功能而不是全 X 线图像的透视图像，以及年龄和体重适应透视和过滤器设置。

对工作人员的要求，包括对辅助设备的熟练应用和对较长时间更深入的镇静的控制能力。因此，除了内镜医师之外，至少还需要一名辅助器械安装人员和一名专职人员进行镇静。与助手的训练有素的合作是快速和成功干预的关键。患者可处于俯卧或仰卧位。作者更喜欢俯卧位，因为它便于接近乳头和十二指肠镜的稳定位置。对于心肺或败血症患者（可能需要快速心肺支持）、全身麻醉、脊柱疾病和腹部手术后早期，仰卧位可能是可取的。建议在较长时间的介入治疗中使用 CO_2 进行吹气（不是所有内镜检查的标准），因为这有助于减少介入治疗后的腹胀和腹痛，从而有助于与初始 PEP 的鉴别。

对造影剂过敏史通常不采取特别的预防措施，因为小剂量的造影剂在腔内通常不会引发全身过敏反应。在过敏史中，甚至在导管内造影剂应用后，使用小剂量造影剂或可以考虑用 1∶1 无菌生理盐水、泼尼松龙（100mg）或二甲茚定（4mg）的混合物静脉注射。

如果在紧急情况下和（或）在正常办公时间之外进行 ERCP，那么工作人员可能不太熟悉 ERCP 的具体要求，这增加了 ERCP 失败和并发症的风险。因为移动式透视设备的使用限制了内镜套件之外的性能（除了紧急胃镜或结肠镜检查之外），所以只要有可能，建议将 ERCP 推迟到第二天早上或定期进行内镜检查。此外，对于重症患者，如感染性胆管炎，应限制干预时间。在此，推荐早期快速介入治疗以确保胆道引流，并且一旦患者的临床状况足够稳定，就立即完成诊断和治疗。

4.1.4 ERCP 的患者选择

术后解剖结构的改变，如 Billroth Ⅱ 切除或 Roux-en-Y 吻合后，可能对进入胆道系统造成重大挑战（图 4.1）。

> 提示：对于这些患者，推荐使用具有大通道（最小 3.2mm，优选 3.8mm）的前视结肠镜进行初始内镜检查，这有助于朝向乳头/吻合口进镜，并且通道的前方通常对应于进入胆道系统的插管角度。在优选使用十二指肠镜的情况下，内镜可以通过导丝更换。

另外，气囊引导的小肠镜可用于吻合术后患者，尽管术后解剖部位的改变可能具有挑战性。

结肠镜允许使用最传统的 ERCP 附件。对于气囊肠镜引导的 ERCP 来说，一个特定的仪器可以通过较长和较小的工作通道。本地仪器的可利用性可能限制干预的选择，此外，乳头前面的稳定和导航是有限的。在 Billroth Ⅱ 切除或 Roux-en-Y 吻合术后解剖结构改变的患者中，乳头从逆行进入，即 180° 旋转。对于 Billroth Ⅱ 患者的括约肌切开术，如果没有专门的 Billroth 括约肌切开术（具有 180° 旋转切割线位置），建议

在胰腺支架上进行针刀式括约肌切开术。胆总管吻合术后，扩口是可取的（图 4.2）。在减肥手术后，肠肠吻合术会阻碍接近乳头的通路。

婴儿和儿童的 ERCP 构成特殊的挑战，通常局限于选定的三级护理中心。内镜的选择必须根据年龄和体重来量身定制，儿科十二指肠镜是可用的（图 4.3）。但需要适合于有限工作通道尺寸的特定附件。通常小儿 ERCP 采用全身麻醉。

在妊娠期间 ERCP 很少开展，但激素变化容易导致胆结石。目前还没有更大的试验，但病例系列报告了妊娠期 ERCP（Chan and Enns, 2012）。胎儿暴露于辐射是主要问题，虽然没有不良事件的报告，但应尽可能避免接触，特别是在妊娠早期。除了尽量缩短透视时间和尽量准直外，母亲小腹下/上的铅屏蔽有助于减少胎儿直接（但不是间接、分散）照射的辐射量。

ERCP 的适应证可通过介入治疗前 EUS 或 MRCP 明确。在系列小样本案例中报道了通过经腹超声或胆道镜显示深插管和导丝位置的无辐射 ERCP。

4.2 内镜括约肌切开术：乳头初级插管

■ 适应证

如前所述，ERCP 后胰腺炎（PEP）是最常见的 ERCP 并发症（Dumonceau et al, 2010）。天然乳头插管是 PEP 的一个强风险因素。与乳头反复接触后和意外造影剂均可引起乳头水肿。胰腺导管内注射可导致跨乳头的压力梯度增加，与发生实质损伤的风险相关。胰腺 PEP 可引起严重且可能致命的并发症，并要求在 ERCP 指征中进行彻底的获益风险评估。

> 提示：考虑到 PEP 风险，通常不鼓励纯粹诊断性 ERCP。替代成像方式，如 EUS 或 MRCP 与显著降低不良事件发生率相关。

因为这个原因，对于自然乳头患者，首次 ERCP 通常是作为一种治疗干预（如胆道结石切除、狭窄再通等），通常需要事先进行括约肌切开术。

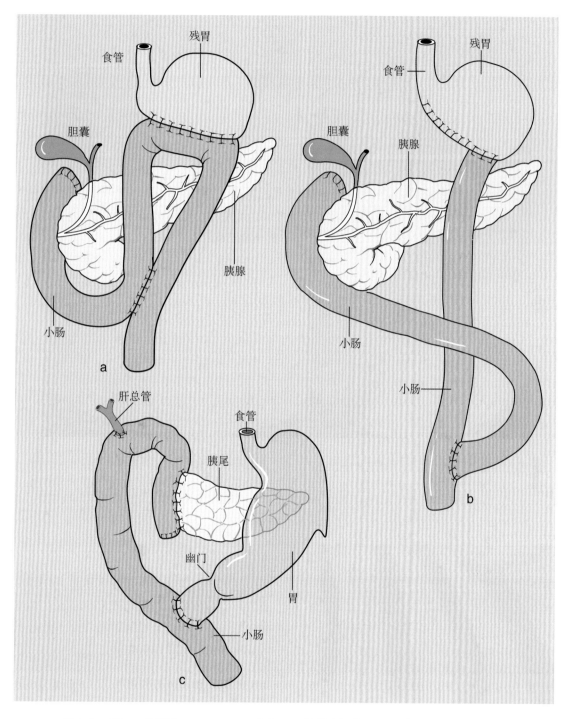

图 4.1　Billroth Ⅱ 切除　a. Roux-en-Y 吻合；b. 保留幽门的 Whipple 切除；c. 术后解剖。

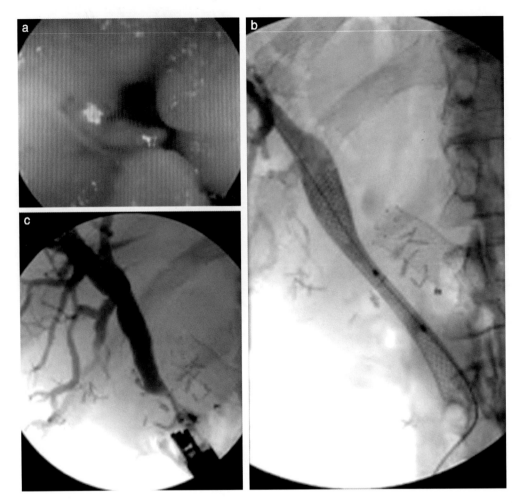

图 4.2　胆管细胞癌（参见手术夹和门静脉支架）半肝切除术后胆肠吻合术，肿瘤复发　BDA（a）和
　　　　远端胆管狭窄（b）；在 b 图中，可以看到结肠镜的远端和插管的方向（在纵向结肠镜轴线
　　　　上，使用球囊导管）；c. 经 3.8mm 结肠镜孔道置入自膨式金属支架，连接胆管及 BDA 狭窄。

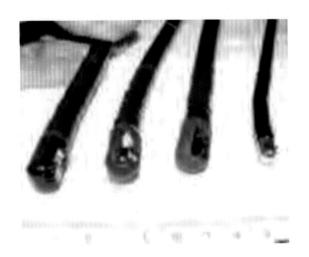

图 4.3　外径 13.7～7.5mm 的十二指肠镜（从左到
　　　　右，带有 2mm 孔道的儿科十二指肠镜）

因此，对于带有自然乳头的患者，ERCP 通常包括括约肌切开术的适应证。括约肌切开术有助于进入各自的导管，并使支架插入或结石取出成为可能。没有括约肌切开术的胆道支架置入术很少被提及，如感染性胆管炎（为了缩短干预时间）或凝血功能受损的患者。

■ 对自然乳头的插管

自然乳头患者的初始 ERCP 通常需要括约肌切开术，如上文所述。因此，对于深插管，我们从括约肌切开术开始。这样做节省了时间，并且通过利用括约肌切开器的弯曲特性促进了插管。

导丝辅助胆管深插管在插管成功率和 PEP

发生率方面优于造影剂引导性插管，尤其建议在 ERCP 训练早期进行。插管的方便性不能事先可靠地预测。"更容易插管"的预测因子可以是分

开的胆管和胰管或排石后的乳头。困难插管的预测因素可能是憩室或小乳头，或难以辨认的乳头（肿瘤生长或慢性胰腺炎）（图 4.4）。

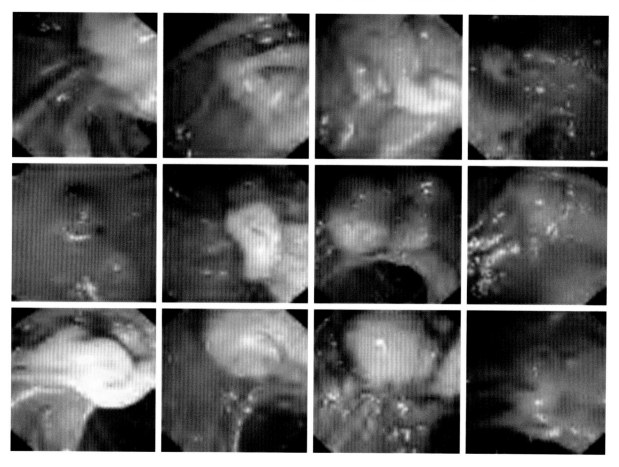

图 4.4　并非所有的乳头都是相同的

有几种方式便于导丝辅助插管不同类型的乳头：
- 利用软性亲水导丝标准切开刀插管；
- 将括约肌切开刀尖端插入乳头 2mm 并小心推进导丝（正常乳头）；
- 将括约肌切开刀尖端插入乳头 3～5mm，小心推进导丝（大/活动乳头）；
- 导丝的尖端从套管尖端伸出 1～2mm，用于插管，括约肌切开刀仅用于引导导丝（小乳头）。

对于胆道插管，导丝/括约肌切开刀应该插入开口的上边缘。通过弯曲括约肌切开刀，预期插管的角度（相对于内镜的轴）应该调整到 45°～

60°。插管应朝向 11 点（这也是随后的括约肌切开术的方向）。微调可以通过十二指肠镜的微小扭转或使用小钮改变方向来实现。因为胆总管的壁内部分可以虹吸成形，所以在括约肌切开刀或十二指肠镜的轻微牵引可以用来矫正胆总管的远端。主胰管的插管必须遵循不同的（更大的）角度和朝向 3 点钟位置插管（图 4.5）。对于大多数患者来说，小乳头插管更具挑战性，因为轻微拔管后会导致十二指肠镜位置不稳定（图 4.6a）使用小口径的导丝（例如，0.018″）和（或）专用的小插管导管，常常有助于微小乳头的插管。

手术改变解剖可能导致胆道插管具有挑战性。在 Roux-en-Y 或 Billroth Ⅱ 切除术后，只能实现逆行进入乳头。胆道插管的方向是平面角度（而不是解剖学上 45°～60°）。

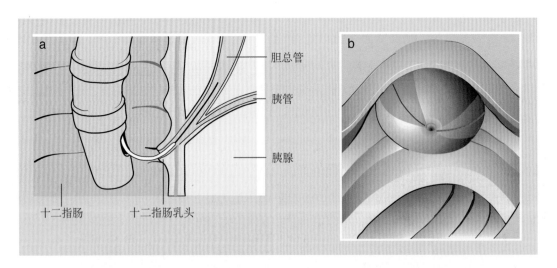

图 4.5　a. 胆管和胰管的解剖结构（见腹背侧）；b. 十二指肠镜下乳头解剖，胆道括约肌切开术（11点）和胰腺括约肌切开术（2～3点）

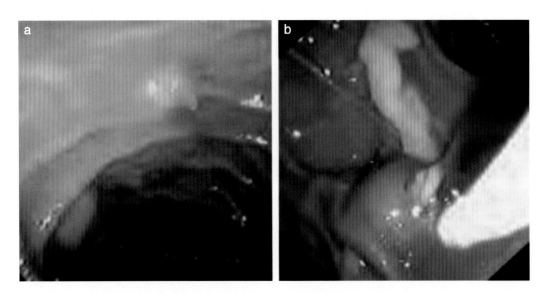

图 4.6　a. 小乳头，位于离十二指肠球部较近的大乳头（左）上方2～3cm处；b. 使用儿科结肠镜逆行进入 Billroth Ⅱ 解剖中的主乳头（急诊 ERC 伴胆管炎和乳头脓液引流）

因此，标准的括约肌切开刀不能正确定位，可以使用倒置 Billroth Ⅱ 括约肌切开。前视内镜（如单气囊/双气囊肠镜、儿科结肠镜）有时比十二指肠镜更容易实现插管的正确定位。

天然乳头的插管有时很难实现。在这种情况下，有时需要预切括约肌切开术。精确的括约肌切开术意味着在乳头附近有一个小切口（最初2～5mm），用于切开胆道括约肌。预切开在十一点方向进行。预切括约肌切开术可用针刀或预切括约肌切开刀进行。瘘管切开术（在典型的胆道方向直接切开）很少需要（嵌顿结石）。如果导丝反复插管胰管，经胰胆道括约肌切开术可以从胆管的方向上的胰管开口上进行。然后，可以将导丝留在原位以插入胰腺支架（也用作 PEP 预防），并且胰腺支架可用于指导胆道插管（图4.7 和图4.8）。

如果这些技术不能实现插管，则可以执行 PTCD 或 EUS 引导引流。然而，在某些情况

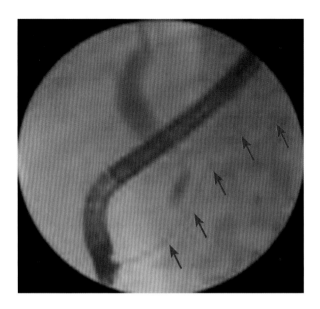

图 4.7 ERCP 在胰头癌梗阻性黄疸中的应用。胆道插管和造影仅在预切（胰腺导丝辅助胆道插管）后双导丝技术结合胰腺导丝（箭头）完成

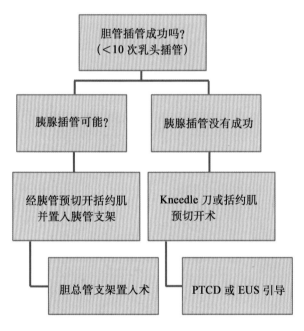

图 4.8 胆道插管流程

下，如果在多次尝试乳头后出现乳头水肿，不能插管，则在 2d 后重复 ERCP 可以成功。内镜医师的交换也可能带来成功，如果即时胆道探查不是强制性的，那么过度急切和强行的乳头探查可能使患者处于比取消 ERCP 更高的风险。

■ **括约肌切开术及其并发症**

不同的括约肌切开刀都是可以选择的。具体的括约肌切断刀的选择取决于个人的喜好及内镜医师和助手对附件的熟悉程度。对于乳头括约肌切开术的电流和凝固设置也是如此。一些内镜师选择更强的电流用于切割，以避免由于凝固对乳头和胰腺孔造成热损伤，同时可能降低 PEP 风险。然而，没有强有力的证据支持这种做法。在我们自己的经验中，混合电流（内切模式）不会导致比纯切割电流更高的 PEP 率，而在纯切割电流中，必须考虑出血的更高风险。在括约肌切开术后轻度但持续出血的情况下，注射几毫升肾上腺素/生理盐水（1：10 000）通常就足够了。在强烈和（或）动脉出血或显性穿孔的情况下，建议快速插入塑料或完全覆盖的金属支架，以压迫出血部位（由于凝块形成而影响视野）和（或）闭合穿孔部位，同时维持胆汁引流。止血夹可用来止血。然而，通过弯曲的十二指肠镜引导和释放夹子受到限制。在"裸夹技术"中，为了便于夹子释放，可将夹子的塑料护套去除，以减少通道中的阻力。

在患者的选择中，球囊扩张是括约肌切开术的一种替代方法。球囊括约肌成形术在韩国的试验中主要被建议用于大的胆管结石（＞15mm）的取石，并发症较少。这种方法的基本原理是，与广泛括约肌切开术相比，用于取出较大结石的出血（和穿孔）率可能更低。这项技术需要高水平的专业知识，并且更高的 PEP 风险已经被报道，并且随后的胰腺支架被推荐。

4.3 结石的取出和碎石

■ **干预的适应证与紧迫性**

高达 20% 的胆囊结石患者表现为导管内结石的发作。胆总管结石的临床表现包括胆绞痛、黄疸、胆管炎或胰腺炎。无症状性胆总管结石很少见，但较小结石（＜10mm）可自行排出。ERC 的主要功能是恢复胆管的引流，这通常是通过完整的结石清除得到的。一般来说，黑色和坚硬色素结石可与较软、黄色的胆固醇结石区别开来

（图 4.9 和图 4.10）。胰腺结石通常为白色（碳酸钙）；胆管结石为黑色，具有橡胶状结构（图 4.19）。结石类型的不同对取石技术的要求不同。

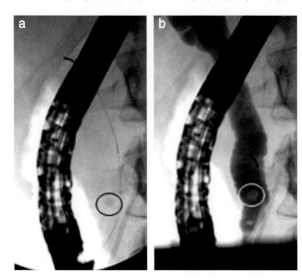

图 4.9　a. 透视显示钙化的胆管结石投射到远端胆总管，5Fr 支架已被插入；b. 深部插管后，造影剂注射导致结石呈负影

ERC 是诊断胆总管结石的金标准。注射造影剂的气泡可误认为胆管结石。反之亦然，较小的石头在造影剂填充后几乎看不见，尤其是在严重扩张的导管中，或者可以隐藏在内镜在胆总管上投影的后面。因此，对于临床怀疑胆总管结石的病例，即使造影剂注射后在透视下没有发现结石，我们通常使用球囊扫查。肝内结石可在逆移行后发现，或主要形成于肝内导管内。这应促使对肝内狭窄（例如，硬化性胆管炎）、家族性综合征（例如，进行性家族性肝内胆汁淤积症）或复发性细菌感染（如东南亚复发性化脓性胆管炎）的调查。

临床症状可指导内镜治疗胆总管结石的紧迫性。绞痛时，取石能迅速改善结石，并可以得到药物治疗的支持。在胆管炎中，快速恢复胆道引流的目的在于避免显性脓毒症，这通常仅伴随轻微的临床症状。如果患者对抗菌治疗有反应，则可以执行早期选择性 ERC（＜72h），而在胆道源性脓毒症或没有对抗菌治疗有反应的患者中，则需要紧急 ERC。在脓毒症或凝血功能受损的患者中，可以通过在梗阻处放置塑料支架来快速地进行胆道引流，以便减少检查时间并能够推迟括约肌切开术。然而，永久性支架引流不如完全取石，只在特殊情况下（如非常虚弱的患者、严重的并发症）才应考虑（Chopra et al，1996）。

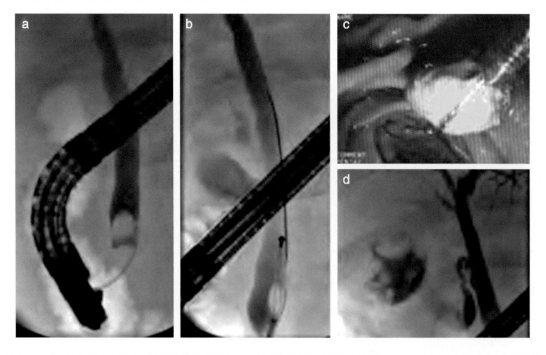

图 4.10　a. 括约肌切开刀深插管后的注射造影剂显示胆总管远端两个结石；b、c. 这些石头是用网篮依次取出的；d. 胆囊造影显示胆囊结石多发结石。胆囊管入口在胆总管中段有很好的分界线

在这种情况下，永久性支架置入术后发病率和死亡率的增加是感染率升高的后果。鉴于无症状性胆总管结石潜在的高风险并发症（显著超过了与 ERC 相关的不良事件），通常建议行 ERC。取石术后 2 周内建议行胆囊切除术，以免结石再次堵塞。胆源性胰腺炎通常是由于胆道结石阻塞胰管开口（间歇性）的结果。ERC 在急性胰腺炎患者中安全性好，并降低并发症发生率。ERCP 在入院后 72h 内推荐使用（Neoptolemos et al，1988）在大多数急性胰腺炎患者中行胰管造影剂注射不改变当时处理，因此不鼓励。

胰管结石的临床意义尚不清楚。胰腺结石通常是在慢性胰腺炎的情况下发现的。它们通常与主胰管的纤维性狭窄有关，需要扩张和取石相结合。与胆总管结石类似，取石后应该恢复胰管的引流。这种方法可以改善大约 50% 患者的胰腺疼痛，特别是如果发现并解除真正的梗阻。然而，如果没有明显的急性炎症变化，外科胰空肠吻合术在长期预后方面是有优势的（Cahen et al，2007）。因此，我们通常建议将内镜介入治疗作为第一步，因为其侵袭性较小，但在没有缓解永久性疼痛的情况下建议进行外科治疗。

■ 技术

有时，透视可见钙化的结石（图 4.9），可作为慢性胰腺炎的钙化。即使较小的胆道结石在技术上可以不用事先行括约肌切开术而取出，在取出结石之前，扩张胆管也是标准操作。这通常是通过乳头括约肌切开术实现的，较少应用球囊扩张或（小）初始括约肌切开术后再行球囊扩张术。

■■ 结石取出

胆总管结石可以使用不同型号的球囊或网篮。两者都可以使用导丝引导，这便于多次清除结石和重复插管水肿乳头。

> 提示：推进十二指肠镜以便使拔出力与胆总管方向一致（图 4.11）。这可能在 ERC 的早期训练阶段似乎有悖常理。在多个结石中，以最远端的结石开始取石，不需要完全的胆囊造影。胆囊管入口部位的可视化有助于随后的胆囊切除术。

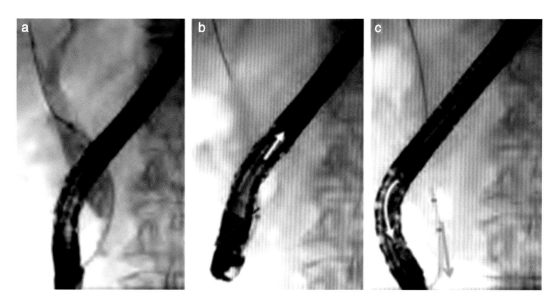

图 4.11　a. 在胆总管中可见多个结石；b. 十二指肠镜取直（白色箭头）导致与胆总管轴形成一个不利的角度（红色箭头）；c. 推入内镜（白色箭头）使抽提力与胆总管轴一致，有利于结石的取出

■■ 球囊导管

球囊导管可用于取出多个小结石、胆泥或软结石（图4.12）。与双腔球囊相比，三腔球囊导管允许在插入导丝和充气的同时进行造影，因此大多数专家更喜欢三腔球囊导管。如果需要导丝引导，在括约肌切开和结石定位后，第三腔有助于重复注射造影剂。气球尖端在石头之上，小心不要把石头推到胆总管的近端。球囊大小应符合胆管直径。过度膨胀可导致胆管穿孔，并在强制清扫乳头后导致括约肌切开部位出血，部分患者需要适当减少充气。另一方面，太少的吹气可能导致结石清除不足。在扩张的或虹吸形的远端胆总管中，球囊的牵引可能迫使结石侧向靠在胆管壁上，而不是穿过乳头。在这种情况下，换网篮是有帮助的。与取石篮（见下文）相比，球囊导管不能在胆管内受到压迫。

■■ 取石网篮

网篮建议用更大、更硬或可取活塞式结石或能行机械碎石术。网篮有不同的形状和大小（图4.13），通常由四根金属丝组成的菱形。旋转和六角形的网篮被认为有利于抓住石头，引导导丝可以从网篮尖或塑料护套的尖端伸出。网篮尖端引导有助于乳头插管和小胆管的定向插管，但可能会干扰金属丝网对结石的捕获。

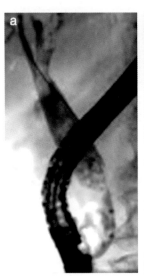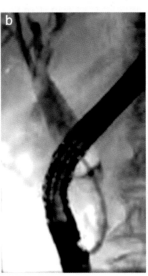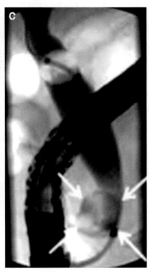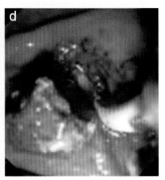

图4.12　a. 巨大十二指肠憩室压迫胆总管的复发性胆管结石（c中箭头），胆总管中充满了不同大小的石头；b. 球囊导管用于逐渐清除胆管，从远端开始，提取大量的黄色软性物质；d. 直到在透视c中未见结石

网篮取石同球囊取石一样要小心地操作，必须避免将石头推入肝内导管。完全封闭的网篮围绕在石头周围对于取石来说不是必要的。通过打开或部分打开的网篮在胆管中拖动很容易清理胆总管，有时在一个较大的石头上绕线抖动也是必要的。对于较小的胰腺结石和通道，可以使用专用的较小和较软的胰腺网篮。与胆道结石相似，通常建议在取石前行括约肌切开术（图4.14）。

■■ 碎石

如果结石的大小或形状（10～15mm，结石的大小可以通过与透视镜下直径的比较来粗略估计），可能被嵌顿在胆管或乳头，可以通过特殊的网篮进行碎石术（即机械碎石）。碎石术是通过篮下金属丝的连续压力来实现的。这种压力是手动施加的（类似于活检钳的闭合），或者如果需要更强的力，可以通过使用泵送系统（类似于扩张气囊）。机械碎石时应避免损伤乳头，向上将结石推入胆总管。

如果石块被非碎石网篮抓住，但不能取出，则应将石块从网篮中取出。如果不能取出，可增加导丝上的压力使导丝断裂（许多网篮具有预定的断裂点）。然后用不同类型的网篮碎石。

如果不能碎石，但是结石和网篮还卡在胆管中，可以切断网篮导管的手柄（通常标记在把手附近），移除塑料套筒，金属线缠绕着结石，安装金属螺旋装置（Soehendra碎石，ER），然后固定

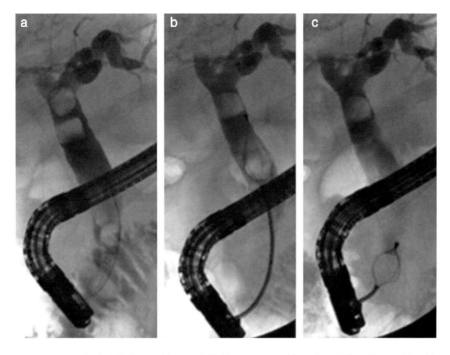

图 4.13　a. 造影后整个胆总管可见多块结石；b、c. 从远端胆总管开始，用篮子依
次捕获结石并取出

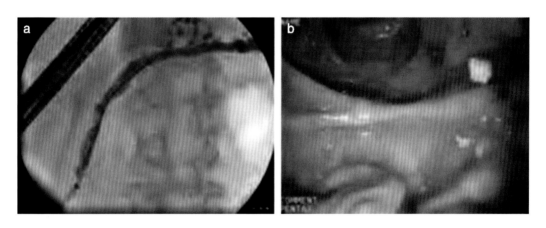

图 4.14　a. 慢性胰腺炎伴主干和侧支扩张，不存在狭窄的不规则改变是典型的发现；b. 取出白色石块

到卷轴上。随着对结石反压的增加，金属螺旋线会不断紧固，只有在非常罕见的情况下，这不会导致结石碎裂或者导致金属线断开。在这种情况下，如果可行的话，可以取出十二指肠镜（将断开的网篮留在原位）和平行导线再插管，然后行紧急胆道镜引导的碎石术。

在冲击波碎石术中，来自外部发生器的能量可集中在导管内结石上。能量可以在大功率电流放电后通过纤维将水溶液（例如，盐水注入胆管）作用到结石上（电液碎石，EHL）或通过脉冲激光碎石。EHL 需要纤维与结石的直接接触，因此通常在胆道镜（或很少荧光镜）控制下进行避免胆管损伤。新一代的激光碎石机通常结合光反射率识别石头，以便在脉冲没有击中石头时短期中断电力输送。这基本上排除了周围组织的损伤，因此纤维-结石直接接触的胆道镜检查不是强制性的。体外冲击波碎石术（ESWL）最初是为肾结石碎石而开发的。ESWL 使用外部施加的高强度声学脉冲聚焦在石头上。ESWL 是一种复杂的手术方法，主要用于胰腺结石（图 4.15）。对碎石技术的选择主要是根据当地的专业知识和可用性指导。

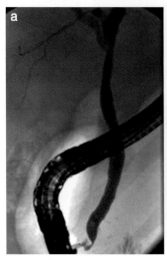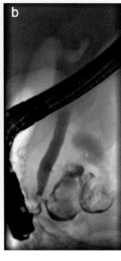

图 4.15　a. 正常胆总管（具有造影剂注射的小气泡）。透视下可见胰头钙化；b. 两个大的胰管结石和胰管狭窄朝向乳头，由于缺乏用于结石清除的内镜附件，ESWL 或胰空肠造口术可能被讨论

■ 困难结石

常规取石术可能由于乳头或远端胆管的异常或结石的大小或位置而受阻。乳头因素包括憩室，在 Billroth Ⅱ 解剖结构中翻转的乳头。虹吸

形的远端胆管或直接位于狭窄远端的结石位置可能使取石变得复杂，因为在这种情况下胆道附件的选择有限。

对于引起胆道狭窄的结石，通常需要在取石前进行扩张。活塞状胆管结石可能是惊人的大，难以用传统的网篮取石。胆管内结石的碰撞可能使网篮围绕结石的开口变得不可能。

如果结石清除不完全，建议支架置入以保证胆管引流。支架与结石的摩擦有助于缩小或甚至碎裂一块石头。双尾纤支架可以插入非常膨胀的胆总管结石的上游，以最大限度地提高摩擦力。在 Mirizzi 综合征（由于胆囊管结石的压迫胆总管而导致的机械性胆汁淤积症）中，胆囊管结石可能在透视下投射到胆总管上，并被误认为胆总管结石。选择性的胆囊管插管可导致结石取出（图 4.16）。

乳头内的结石可明显阻碍深部插管。大的压迫紧的结石可能需要针刀预切括约肌切开术（图 4.17）。乳头内结石的长期嵌顿及相关的炎症和压力可导致乳头瘘。这种瘘管可以让结石通过，并且常常是胆道引流的主要通道，绕过括约肌（图 4.18），可以通过瘘管进行深插管。

继发性硬化性胆管炎（SSC）多发生在长期重症监护或外伤后情况。SSC 显示导管类似于 PSC 的不规则结构，但通常伴有导管内多发性结石和铸型（图 4.19）。从胆管远端部分开始取铸

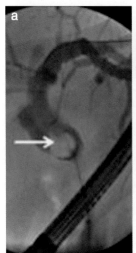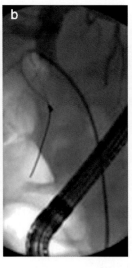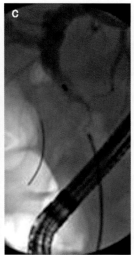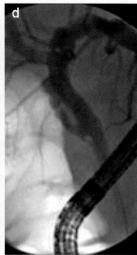

图 4.16　Mirizzi 综合征　a. 大结石（箭头）投射到中央胆总管及胆囊管入口处。肝总管及肝内管胆汁淤积，从左肝管（导丝）开始扫查胆总管不能移动结石；b. 在金属丝引导下，选择性地行胆囊管插管，并在结石的周围使用变形的网篮来捕获结石；c. 通过胆总管取石；d. 减压后胆总管的 X 线透视图像。

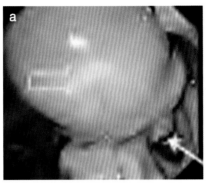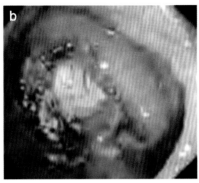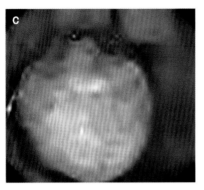

图 4.17　a. 沿壁内远端胆管显著扩张（箭头），胆管口仅在远端可见；b. 在造影剂注射和透视下确定大块嵌顿结石后，进行针刀括约肌切开术；c. 取出结石

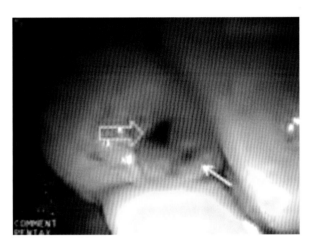

图 4.18　肿大乳头中的开口（箭头）　乳头的上缘显示一个小的瘘管（开放的箭头），允许胆管结石自发通过。

型常常导致近端铸型移动，这些铸型需要多次 ERC 手术才能完全取出。原位肝移植后缺血型胆管病变（ITBL）的透视表现与橡胶样胆管铸型相似。SSC 和 ITBL 常常由于胆管内的慢性细菌和（或）真菌感染而复杂，因此胆道标本应送去进行微生物测试（理想情况下在注射造影剂之前抽取胆汁）。

4.4　再通与引流：探条扩张，扩张，引流，支架

■ 适应证

再通技术适用于由于胆管良恶性狭窄引起的胆汁淤积和（紧急）胆管炎。不同的诊断与它们

的位置相关。见表 4.4。狭窄的部位和病因直接影响重建足够引流的技术操作。如果胆汁淤积只是中等，应进行进一步的影像学研究，以明确狭窄的性质，然后干预。如果 CT 提示可切除的远端胆管癌或胰头癌，早期的支架置入术不推荐，因为它可能使后续手术复杂化。在这种情况下，仅当胆管炎（例如，胆红素＞14 mg/dl）或有肝功能受损（van der Gaag NEJM 2010）的高风险时才需要支架植入。除了再通外，支架在术后或术后胆漏中是必需的。胆管的支架植入和胆汁流的引流导致泄漏部位的缓慢闭合（根据泄漏的大小，可能需要几周）。

■■ 技术：探条扩张与扩张

在通过支架植入进行长期引流之前，通常需要扩张或支撑以允许支架通过。对于短期和术后狭窄（例如，肝移植术后吻合口狭窄），不需要随后的支架植入，单独的球囊扩张术常常是足够的。因为额外的支架放置（异物）又可引起继发性纤维化或增生。另一方面，一些纤维化狭窄（如胆囊切除术后）球囊扩张后迅速复发，可需要长达 1 年的支架植入（参见技术：支架）。

对于长而线性的狭窄，除了气囊扩张外，还可以选择探条扩张。探条扩张更便宜，并且操作中对狭窄的质地有更多的触觉反馈。探条有一个柔软的锥形尖端，也有助于复杂的狭窄插管。

■■ 技术：支架

支架通常由塑料或金属网（自膨胀金属支架，SEMS）制成。对于塑料支架，可以从不同的制造商获得许多不同的设计、长度、直径和释放器。内镜医师和助手必须熟悉在他们中心可选

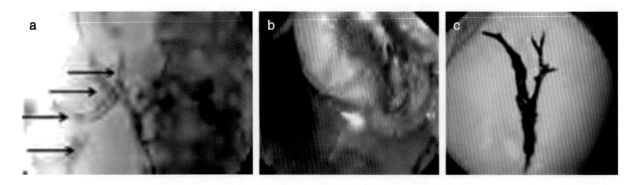

图4.19　a. 多发伤后12周出现胆汁淤积的患者，在肝内导管中发现汇合的胆道铸型（箭头）；b. 大的胆管铸型通过乳头被取出；c. 铸型的形状和肝内胆管的分支一致

表4.4　狭窄部位不同的胆总管的病因

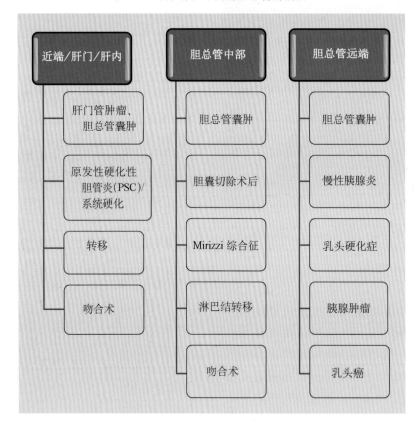

近端/肝门/肝内	胆总管中部	胆总管远端
肝门管肿瘤、胆总管囊肿	胆总管囊肿	胆总管囊肿
原发性硬化性胆管炎(PSC)/系统硬化	胆囊切除术后	慢性胰腺炎
转移	Mirizzi 综合征	乳头硬化症
吻合术	淋巴结转移	胰腺肿瘤
	吻合术	乳头癌

择的支架，而不是确定哪种适应证需要哪种类型的支架。Hagen-Poiseuille 定律定义了管道的物理流量：排水量取决于管道的长度和半径，半径是主要的决定因素（r^4）。因此，直径较大的支架通常导致更好的引流功能和较低的支架更换频率。其他决定因素包括胆汁黏度和结石性。通常，塑料支架每3个月选择性更换一次。对于肝门狭窄，使用10Fr支架进行左肝内和右肝内引流是最佳的。应该为造影的胆道系统的所有部位寻求引流。在远端狭窄，多个塑料支架可以平行放置（图4.20）或插入覆膜的SEMS（见下文）。在选择适当的支架长度时，必须考虑使用较长支架的引流速度较慢，以及较长支架的对侧十二指肠壁发生实质损伤和压迫的风险。对于胰腺支架，建议使用无近端凸缘的支架，以减少在取出期间的内移和胰管损伤。

SEMS 提供未覆膜、部分或完全覆膜和不同长度（4～12cm）及直径选项（6～10mm）。最初 SEMS 仅插入恶性狭窄，但最近完全覆膜的 SEMS 也可插入良性狭窄的治疗。

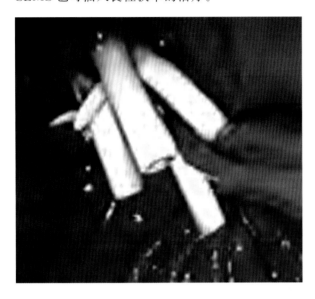

图 4.20　全膀胱切除术后胆管狭窄的多个支架置入（4×10Fr）

肝门部狭窄不能完全用桥接式 SEMS 治疗，对于远端狭窄，如果胆囊仍然存在，则支架不应覆盖胆囊管开口，以避免引起胆囊炎。在用完全覆膜的 SEMS 治疗良性狭窄时，制造商关于 3 个月后更换支架的建议与成本有关，而在临床例行中，每 9～12 个月更换一次支架就足够了（图 4.21）。胆囊切除术后良性狭窄或慢性胰腺炎的金属支架应放置至少 1 年，然后考虑永久取出。如果计划拔除部分或完全覆膜的 SEMS，支架内可以放置相同尺寸的完全覆膜的 SEMS 来压缩通过未覆膜的网格生长的组织，并且两个支架可以在 8 周后被取出。

■■ 技术：PDT 和 RFA 引流的优点

对于恶性狭窄（尤其是不能手术的肝门胆管肿瘤）的治疗，光动力疗法（PDT）或射频消融（RFA）可以与支架成形术、扩张术相结合。在 PDT 或 RFA 后，激光可导致超过预定长度的表面组织破坏，治疗后，应确保至少使用 10Fr 支架植入，并给予介入性抗菌预防以减少胆管炎和感染性胆汁瘤发生率。

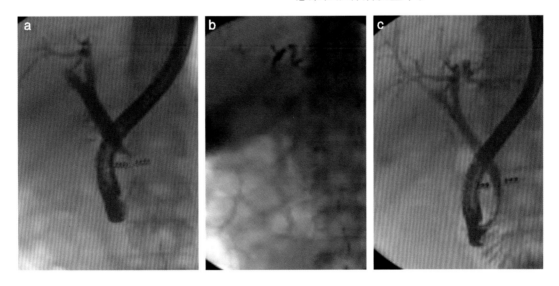

图 4.21　慢性胰腺炎远端 CBD 狭窄　a. 初始狭窄用 SEMS 植入；b. 12 个月后显著扩张；c. 狭窄前 CBD 扩张减小。

■ 并发症

再通可能与早期或晚期并发症有关。急性、早期并发症包括胆管球囊扩张穿孔和支架扩张后胆道出血。胆道系统的操作可导致菌血症，并伴有严重的系统性脓毒症症状（寒战、血压下降

等）。导丝应留在适当位置以快速放置至少一个用于引流或连接穿孔的薄支架（7Fr）。

晚期并发症包括使用塑料支架长期引流时的支架阻塞或由支架引起的胆囊管阻塞导致的胆囊炎。支架放置位置不理想或支架过长，或远端支架移位，可能导致对面十二指肠壁溃疡。近端支

架移入胆管或胰管有时要求使用圈套、球囊、支架回收器等进行具有挑战性的操作。

4.5 乳头切除术

■ 适应证

乳头肿瘤（图 4.22）是相对罕见的实体瘤，但在 FAP 患者中更为常见。因此，在 FAP 患者的监测中，必须使用侧视十二指肠镜对乳头进行详细检查。然而，大多数乳突肿瘤是在前视胃镜下进行 EGD 时偶然发现的散发性腺瘤（并通过活检确认）。乳突切除术（或内镜壶腹切除术）是组织学证实的低级别乳突腺瘤的首选治疗方法。手术治疗（开放式手术壶腹切除术）将构成没有适应证的过度治疗。与结直肠腺瘤相似，乳头腺瘤依次由低级腺瘤发展为高级腺瘤，最终发展为癌症。内镜下切除高级别腺瘤的作用是一个讨论的问题，因为活检可能刚刚触及冰山一角并伴有潜在的恶性肿瘤。

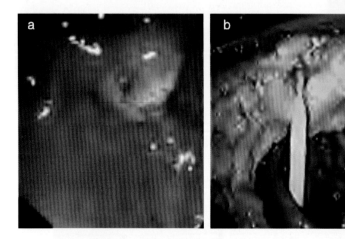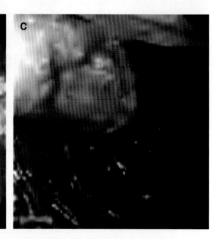

图 4.22　乳头肿瘤　a. 局限于乳头的小腺瘤；b. 半周的低级别腺瘤累及十二指肠黏膜后放置胆道塑料支架；c. 乳头癌伴中央糜烂。

对于较小的病变（<15 mm），如果仅出于诊断原因，内镜检查是合理的。在组织学证实的高级别上皮内瘤和（或）大肿瘤中，超声内镜检查有助于识别肿瘤的深部边缘和导管内肿瘤的生长。深缘低回声肿瘤的弥漫性生长和（或）可疑淋巴结的转移应选择手术。在扁平和低度腺瘤切除前，超声内镜不是强制性的。

■ 技术

由于其并发症（见下文）的高风险和难以进入乳头，所以需要一名熟练的内镜医师进行乳头切除术。采用侧视十二指肠镜，优化了乳头的显示效果。然而，熟练地应用杠杆和配件（注射针、圈套、夹子）是困难的，需要对内镜医师和助手进行彻底培训。

对于扁平和侧向发育的腺瘤，建议注射和分片切除（图 4.23）。结节性腺瘤和局限于乳头的腺瘤不需要这样做（表 4.5）。理想情况下，圈套的尖端位于乳头或腺瘤的口侧，然后从远端闭合。切除后，应立即取出标本（或先让标本进入胃内）。正丁苯丙胺注射液有助于优化视野，减少十二指肠蠕动。在分片切除后，应考虑应用 APC 处理潜在的组织桥和切缘。

■ 并发症

穿孔和出血是胃肠道黏膜切除术的潜在风险。夹子的放置和注射治疗的详细描述参见括约肌切开术。

乳头切除术的特殊风险包括显著升高的 PEP 风险和导管内生长腺瘤的不完全切除。电切术后继发的胰管口水肿是 PEP 风险的原因。在乳头切除术中，PEP 风险显著较高（约 12% 对括约肌切开术中 3%～4%）。切除术后预防性放置胰腺支架可降低风险（图 4.24）。

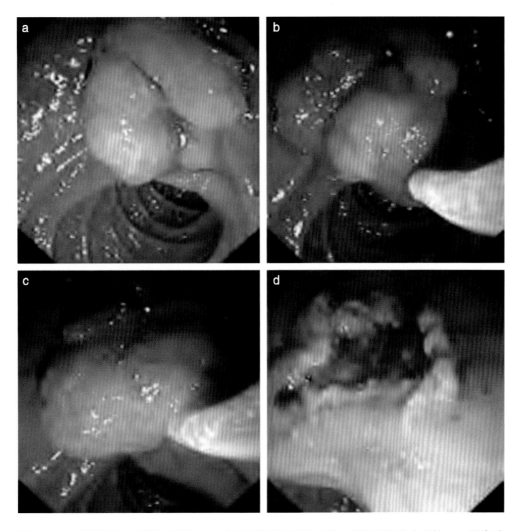

图 4.23　内镜下切除广基乳头腺瘤　a. 由于病变累及乳头边缘，所以进行盐水注射；b. 圈套放在口侧，翻转腺瘤，然后闭合；c. 可用 APC 处理潜在残留病变。

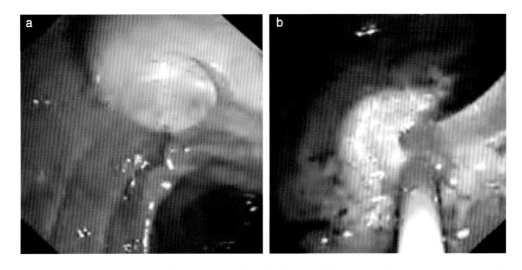

图 4.24　a. 乳头小腺瘤　整体切除后（无盐水注射），放置胰腺支架（蓝色支架）；b. 对远端胆管进行插管和造影，以排出导管内残余物

表 4.5　PTCD 附件

穿刺	引流
患者无菌铺单	扩张器/探条（例如，7、8、10 Fr）
透视、腹部超声	0.035″导丝
活检引导	引流导管
局部麻醉药	敷布
手术刀	缝线
穿刺针（22G）	引流袋
无菌造影剂（5ml，20 ml 注射器）	
0.9%无菌生理盐水（10ml 注射器）	
0.018″导丝	
夹子	

在切除的溃疡中，胰口很难辨认。一个有趣的替代方案被提出：切除是在先前插入的胰腺导丝上进行的，该导丝随后被用于胰腺支架插入。为了检测大的腺瘤的导管内残留，可以进行广泛的括约肌切开术，这样通常会导致腺瘤残留的下垂，可以通过圈套切除或 APC 治疗。

乳头切除术后，远端导管的方向变得清晰可见：主胰管，以钝角朝向 3 点钟，CBD 近端朝向 11 点钟，锐角。

4.6　经皮经肝胆管造影和引流

■ 适应证

如果微创措施不能准确诊断或治疗效果不理想，大多数情况下，经皮肝胆管造影（PTC）和伴随 PTC 的胆道引流（PTCD）都是有意义的。PTC 适应证与 ERC 有很大重叠。

鉴于微创诊断（EUS、MRCP、ERCP）或治疗（ERCP）方法具有更高的侵入性和可用性，经皮胆道通路是为特定的患者群体保留的，例如，手术改变了解剖结构，没有胆管系统的经腔通路选择，不能从经乳头通路穿过的胆道狭窄，不能通过经乳头引流选择充分引流的胆道区域，或不可触及的乳头（如胰腺癌十二指肠狭窄或十二指肠支架置入）。PTC 可以作为一种独立的诊断或治疗方法执行，也可以与 ERCP 结合。

经皮穿刺需要足够的凝血参数。如果合并有腹水，则不会建立一个胆道切开瘘管。因此，在进行 PTCD 前应引流腹水。一个小的肝周片可通过短端口桥接进入胆道。建议对所有患者进行围介入期抗菌预防。

■ 技术

如果主要计划进行 PTCD，则患者处于仰卧位；如果计划进行 PTC-ERC 会合，则患者的位置与常规 ERCP 相同（例如俯卧）。在清醒镇静状态下，PTCD 通常耐受性良好。人员要求与 ERCP 要求一致。

根据先前的横断面成像研究（超声检查、CT、MRCP）规划经皮入路。最常见的是，从右侧经右肝叶进入是首选，但经左肝叶的上腹部进入也是可能的。在非倾斜透视设备中，右侧通道通常能更好地显示通道，并且工作在 X 射线光路之外。

材料按表 4.5 准备并放在图 4.25 所示的无菌台上，我们使用穿刺针（22G，20cm）进行初始穿刺。在非经皮穿刺术中，典型的穿刺部位是锁骨中线的第 10 肋间间隙。经无菌铺单、局部麻醉和小切口后，在透视控制下，针向肝门方向推进。在缓慢回抽期间，注射小剂量造影剂直到胆管造影。我们通常在超声引导下对扩张的胆管进行初次穿刺。穿刺后，在透视下用造影剂注射控制胆道通路。一根 0.018 英寸的导丝穿过针进入胆管，如果可能的话，最好进入小肠。针与穿刺胆管的方向之间的锐角会阻碍导丝操作，特别是在未（严重）扩张的胆管中。导丝通过针的强制回缩可能导致导丝尖端被剪断，必须避免。根据治疗目的，可以在初始导丝上插入较大的造影导管，以确保进入，并将导丝更换为更硬的 0.035 英寸的导丝，以进一步引导至十二指肠/空肠通路。或者初始穿刺用于造影剂注射，然后在荧光透视引导下用较大的针穿刺有造影剂的胆道系统。

进一步的步骤取决于改变的胆道系统的各个方面。对于进一步的干预措施，通常以逐步扩张的方式，从 7Fr 的探条开始，最多 10～12Fr。短

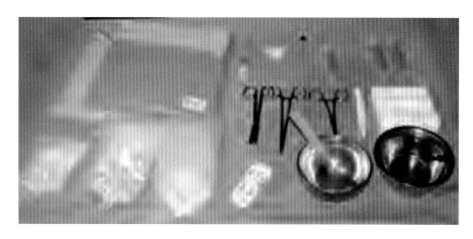

图 4.25　PTCD 无菌台

的和不太柔软的探条比长的（ERCP）探条更容易处理。一般来说，无菌操作专用的、较短的 PTCD 设备比使用 ERCP 附件更容易；因此，我们有时会缩短 ERCP 设备以适合在 PTCD 中使用。具有大管腔的短端口便于使用多种不同的仪器（如经皮胆道镜或碎石术）。在一个非常坚实的纤维化狭窄中，交换到更硬的导丝有助于将手动力传递和引导到狭窄部位。经皮球囊扩张与 ERC 类似。我们非常不愿意做经皮括约肌切开术，而宁愿做经皮球囊扩张乳头，由于经皮括约肌切开术缺乏内镜观察而使患者有更高的并发症风险。经皮引流可以是单纯的外部引流，也可以是内外引流相结合。多引流管的直径、冲洗方式、侧孔和导管内端（直管与尾管）各不相同。我们大多使

用 Yamakawa 引流导管，因为外面部分可以进行舒适的皮肤固定与单纽扣缝合。Yamakawa 导管可用作外部-内部和外部导管。在后一种用途中，外部引流袋必须连接到引流系统。

　　PTCD 导管应每天至少用无菌盐水冲洗一次，以减少堵塞。如果内端向前穿过狭窄进入十二指肠/空肠，可以省去外部收集袋并关闭外部按钮。这对患者更为舒适，冲洗时不需要再膨胀，以避免小肠内容物进入胆管。

　　如果无法进入小肠，必须对引流进行个性化（缩短）以避免末端扭结，必须根据患者的解剖结构选择第一个侧孔到按钮的距离，以便造影狭窄部位附近的胆管和狭窄部位远端的肠腔（图 4.26）。如果需要，可以添加更多的侧孔。

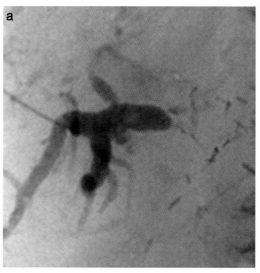
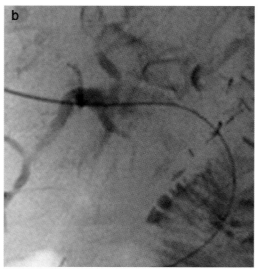

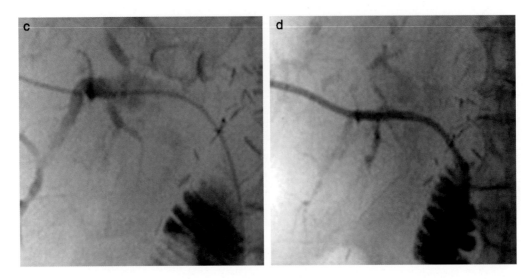

图 4.26　a. 经右侧超声引导穿刺后，将扩张的右肝内胆管系统与胆总管空肠造口术中的狭窄进行造影；b、c. 导丝和细造影导管进入空肠，在经皮引导治疗狭窄之前空肠造影确定了正确的导管位置；d. 插入 Yamakawa 引流管，通过肝内胆管系统和空肠造影，以及快速清除胆管造影，确认引流的正确位置和功能充分性

如果 PTCD 是永久性引流，每隔 3 个月更换一次塑料导管，类似于内部塑料支架。交换是在导丝上用 Seldinger 技术进行的。如果不再需要外引流，如果内引流足够的话，胆道瘘会在几天内自动闭合。非闭合性瘘可能表明内部引流不足。

对于一般情况良好的患者，可以将自膨式金属支架置于恶性狭窄处，以便在一次治疗中进行姑息性引流。SEMS 的放置类似于通过 ERC 插入——需要一根长的（ERCP）导丝。与进入路径相对应，从小肠侧向近端释放支架，即与 ERCP 引导放置相反方向，并使用支架上的标记进行控制。如果支架置入后需要进行荧光透视控制，可将经皮引流导管留在原位进行造影剂给药和（或）再干预，例如植入后 24h。

ERC 不能成功清除的难治性结石，有时经皮取石更容易。用 ERC 取石的所有方法都可以用在 PTCD 中（图 4.27）。对于取石，通常需要一个大的开口。因此，在大多数患者中，通过乳头或胆肠吻合清除结石（或碎石）（或随后通过 ERC 清除）更容易。经胆道镜引导的碎石术或再通术可在专家手上成功率很高。可用经皮介入治疗用的短视频胆道镜；或者，可通过开口引入 ERC 用的单人婴儿胆道镜。

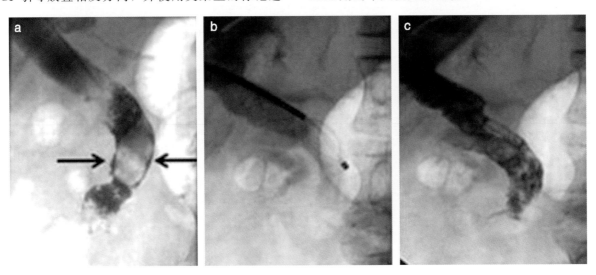

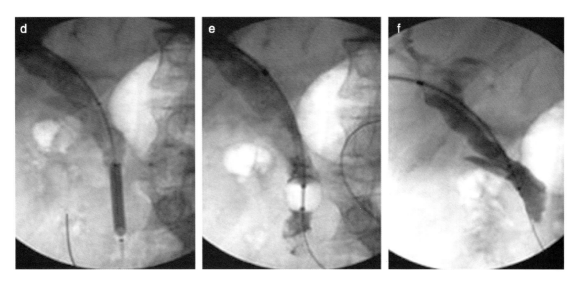

图 4.27 a. 胃切除术后 Roux-en-Y 重建的患者，在胆总管远端可见 15mm 胆道结石；b. 通过一个 11 Fr 端口，进行机械碎石术（碎石，c）；d. 经皮球囊扩张乳头；e. 然后用球囊反扫胆管，直到碎石完全清除（f）

在会合过程中，经皮胆道通路被建立，导丝穿过乳头进入十二指肠。金属丝被手术钳、圈套或网篮带进十二指肠镜，并在工作通道外化。通过这种跨乳头导丝，可以执行常规的 ERC 程序。对于 EUS-ERC 会合技术，读者可参考第 7 章第 5 节。

■ 并发症

胆管炎是经皮胆道通路最常见的并发症，可能发生在 20%～50% 的患者中。因此强烈建议进行围介入期抗菌治疗。在穿刺管内的任何部位都可能发生出血，肝内血管和胆管的解剖位置接近可能引起胆总管瘘甚至动脉胆管瘘。对于初次用 20G 细针穿刺后的小瘘和出血，无须采取特殊措施。然而，如果用探条扩张大血管或用大管径导管造影，建议放置胆道导管以避免出血。带有侧孔的导管的放置方式应确保侧孔不会立即放置在瘘管部位（通过抽吸进行测试，不应出现出血）。通过肋膈隐窝的意外穿刺或气胸可能导致器官闭合性损伤。胆道瘘是一种罕见的并发症，只有在引流术后才会变得明显（图 4.28）。在腹侧壁和肝之间的结肠插入（Chilaiditi 综合征）会干扰肋间通路。患者必须同意这些不良事件以及 ERCP 风险。

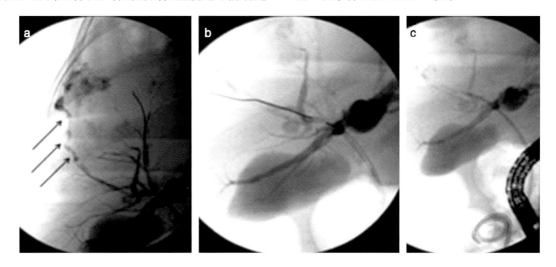

图 4.28 在间歇性 PTCD 和 ERC 后移除经皮穿刺，患者出现了胆红素水平升高和胸腔积液 a. 胆道胸膜瘘（如箭头所示）导致造影剂流入胸膜腔；b. 用导丝选择性地插管瘘胆管；d. 经乳头行塑料支架减压。

参 考 文 献

［1］ Anderson MA，Fisher L，Jain R，Evans JA，Appalaneni V，Ben-Menachem T，Cash BD，Decker GA，Early DS，Fanelli RD，Fisher DA，Fukami N，Hwang JH，Ikenberry SO，Jue TL，Khan KM，Krinsky ML，Malpas PM，Maple JT，Sharaf RN，Shergill AK，Dominitz JA. Complications of ERCP. Gastrointest Endosc. 2012；75：467-73.

［2］ Andriulli A，Loperfido S，Napolitano G，Niro G，Valvano MR，Spirito F，Pilotto A，Forlano R. Incidence rates of post-ERCP complications：a systematic survey of prospective studies. Am J Gastroenterol. 2007；102：1781-8.

［3］ Buxbaum J，Yan A，Yeh K，Lane C，Nguyen N，Laine L. Aggressive hydration with lactated Ringer's solution reduces pancreatitis after endoscopic retrograde cholangiopancreatography. Clin Gastroenterol Hepatol. 2014；12：303.

［4］ Cahen DL，Gouma DJ，Nio Y，Rauws EA，Boermeester MA，Busch OR，Stoker J，Lameris JS，Dijkgraaf MG，Huibregtse K，Bruno MJ. Endoscopic versus surgical drainage of the pancreatic duct in chronic pancreatitis. N Engl J Med. 2007；356：676-84.

［5］ Chan CH，Enns RA. ERCP in the management of choledocholithiasis in pregnancy. Curr Gastroenterol Rep. 2012；14：504-10.

［6］ Chopra KB，Peters RA，O'Toole PA，Williams SG，Gimson AE，Lombard MG，Westaby D. Randomised study of endoscopic biliary endoprosthesis versus duct clearance for bileduct stones in high-risk patients. Lancet. 1996；348：791-3.

［7］ Classen M，Demling L. Endoscopic sphincterotomy of the papilla of vater and extraction of stones from the choledochal duct (author's transl). Dtsch Med Wochenschr. 1974；99：496-7.

［8］ Cotton PB. ERCP is most dangerous for people who need it least. Gastrointest Endosc. 2001；54：535-6.

［9］ Dumonceau JM，Andriulli A，Deviere J，Mariani A，Rigaux J，Baron TH，Testoni PA. European Society of Gastrointestinal Endoscopy (ESGE) guideline：prophylaxis of post-ERCP pancreatitis. Endoscopy. 2010；42：503-15.

［10］ Elmunzer BJ，Scheiman JM，Lehman GA，Chak A，Mosler P，Higgins PD，Hayward RA，Romagnuolo J，Elta GH，Sherman S，Waljee AK，Repaka A，Atkinson MR，Cote GA，Kwon RS，McHenry L，Piraka CR，Wamsteker EJ，Watkins JL，Korsnes SJ，Schmidt SE，Turner SM，Nicholson S，Fogel EL. A randomized trial of rectal indomethacin to prevent post-ERCP pancreatitis. N Engl J Med. 2012；366：1414-22.

［11］ Mazaki T，Mado K，Masuda H，Shiono M. Prophylactic pancreatic stent placement and post-ERCP pancreatitis：an updated meta-analysis. J Gastroenterol. 2013；49：343.

［12］ Neoptolemos JP，Carr-Locke DL，London NJ，Bailey IA，James D，Fossard DP. Controlled trial of urgent endoscopic retrograde cholangiopancreatography and endoscopic sphincterotomy versus conservative treatment for acute pancreatitis due to gallstones. Lancet. 1988；2：979-83.

［13］ Rosien U，Gaus A，Jung M. Recommendations for antibiotic prophylaxis in gastrointestinal endoscopy. Z Gastroenterol. 2011；49：1493-9.

［14］ Tse F，Yuan Y，Moayyedi P，Leontiadis GI. Guidewire-assisted cannulation of the common bile duct for the prevention of post-endoscopic retrograde cholangiopancreatography (ERCP) pancreatitis. Cochrane Database Syst Rev. 2012；12：CD009662.

［15］ van der Gaag NA，Rauws EA，van Eijck CH，Bruno MJ，van der Harst E，Kubben FJ，Gerritsen JJ，Greve JW，Gerhards MF，de Hingh IH，Klinkenbijl JH，Nio CY，de Castro SM，Busch OR，van Gulik TM，Bossuyt PM，Gouma DJ. Preoperative biliary drainage for cancer of the head of the pancreas. N Engl J Med. 2010；362：129-37.

第5章 超声内镜引导下的治疗：适应证、禁忌证和风险

Stefan Hollerbach and Christian Jürgensen

5.1 超声内镜引导下细针穿刺术（EUS-FNP）：适应证、诊断价值和证据

■ 方法的总体考虑及说明

超声内镜引导下的细针穿刺（EUS-FNP）是在超声内镜引导下通过活检针获取组织标本的诊断方法，如细针穿刺（针直径19～25G）和管道活检（＝EUSTCB，直径19G）。EUS-FNP使我们能够从组织中获得标本，如果没有此技术，这些标本只能在高风险的环境中获得。细胞组织学结果对许多患者的诊断、预后及进一步治疗都有一定的参考价值。EUS-FNP是胃肠道或胃肠道周围病变的初步诊断、恶性肿瘤分期、众多良性疾病鉴别诊断的首选方法。

EUS-FNP技术尽管是微创，但只有在有明确的适应证和临床结果的情况下，才应使用EUS-FNP（Dumonceau et al，2011；Jenssen et al，2011a；Jenssen and Hollerbach，2013；Hollerbach et al，2003，2010），因为这个结果能影响个别患者的进一步临床治疗过程，如新辅助化疗与最初的指导恶性肿瘤治疗，如淋巴瘤、胃肠间质瘤或其他疾病。

■ 人员、设备和组织要求

EUS-FNP治疗前，医师应签署一份详细的知情同意书，这是法律保护的必备条件。在开始手术前，应提供患者所有的临床数据，如先前的影像报告、内镜检查图像报告和组织学报告。此外，检查者应详细地了解患者的具体危险因素。这能使他全面考虑到整个临床情况的处置。

■■ 人员要求

由于费用昂贵，只有经验丰富的医师才能进行介入式超声内镜检查。因此，对于每年进行100多次EUS-FNP处置的专科中心来说，具有较高的成本效益。医师应熟悉侧视内镜的使用及临床超声诊断。此外，他应该能够处理并发症，如出血或穿孔。镇静应按照当地国家指南执行。根据德国S3镇静指南，一名训练有素的护士负责监视患者，另一名护士协助医师执行EUS操作。在特定的情况下，如asa-Ⅲ患者，EUS操作困难者，可能需要另一名医师，在制定手术干预措施时应考虑到这些要求。如果获得的组织材料处理合适，在现场就不需要病理学家。

■■ 设备需求

EUS操作，线性扫描仪侧视仪是必备条件，它们提供了如何在超声引导下进行处置。三家公司提供合适的仪器（宾得，富士，奥林巴斯）。数字视频内镜，连接光源和处理器，产生内镜图像和超声图像，并传送给显示器。介入仪器的Albarran升降机为进入工作通道的仪器提供角度选择。大多数数字超声内镜都有一个倾斜的侧视光学元件和超声单元。它们的大小和超声设备的位置不同，工作通道的尺寸（2～3.8mm），适应超声单元的大小和类型及电子图像分辨率上存在差异。

弯曲阵列换能器生产沿纵轴方向120°或170°扇形超声图像。因此，每一步通过工作通道进行的操作可在直接超声监视下观察。超声波频率通常在5～12MHz，以可调整。超声的耦合是通过在顶端充水气球来优化，同时尽量减少气泡。

所有设备都配有彩色多普勒和连续波（CW）多普勒，可以对血管进行分析。对仪器的更多详细说明将由超声内镜制造商提供。

对于超声内镜细针穿刺技术，需要以下设备：

- 超声球囊（耦合剂）
- 细针穿刺用标准EUS针头（直径19～25规格）
- 抽吸用注射器（如Hepafix）
- 10～20ml 0.9%无菌生理盐水（使用后冲洗针）
- 福尔马林容器（用于组织固定）
- 显微镜载玻片＋细胞喷雾固定

■■ 组织要求

介入性超声内镜对技术和人员需求较高。每一次治疗都应提前计划好患者和团队情况。日常团队会议需要明确时间、地点和附加器械等方面的需求。尤其在手术治疗操作之前，应当消除手机铃声或无关人员通过房间的干扰影响。

■ 超声内镜引导下细针穿刺术的程序

EUS-FNP 取左侧卧位（同胃镜检查），患者是在镇静下进行。治疗过程可能异丙酚和咪达唑仑联合使用，也可能需要一种镇静药。如果手术时间较长，应注意避免损伤器官。在内镜检查过程中可以应用局部咽部麻醉药如利多卡因喷雾剂和镇静药物（异丙酚，哌替啶，咪达唑仑等）。操作过程中需监护氧饱和度和血压，对高危者需监测心电图。操作过程中可以通过鼻导管吸氧。内镜安全操作需要最佳的氧气供应和患者的最小阻力。对于个别高危患者（如人工心脏瓣膜术后），应提前预防性应用抗生素（合适的抗生素有阿莫西林、氨苄西林、头孢曲松、环丙沙星或头孢呋辛）。并事先准备好针刷细胞学、微生物学专用转运递质或分子生物学等特殊提取方法。

■ EUS-FNP 的适应证、价值和证据

EUS-FNP 在组织诊断、肿瘤分期及药物的应用等方面有很大帮助。通过细针穿刺，您可以获得超过 1000 个细胞用于进一步的组织学和细胞学检查（如石蜡混合技术）。EUS-FNP 对于纵隔，腹膜，腹膜后和腔外的病变具有较高的诊断准确性。对于疑似纵隔、食管、胃和直肠周围的病变，以及对于肝门、部分肝、远端胆管和胰腺，可以达到 85%～95% 的中等敏感度（Du-

monceau et al，2011；Jenssen et al，2011a；Jenssen and Hollerbach，2013；Hollerbach et al，2003，2010）。如果增加组织病理学方法，如免疫组织化学、流式细胞仪、表型、肿瘤标记物和表面抗原等方法。报道称特异性高达 95%～100%，详细情况应与当地病理学家讨论。细针穿刺的能力可能会达到极限，当穿刺纤维化或钙化的淋巴结或胰腺组织时可能会出现这种情况，这需要改进切割针以获得更大的组织颗粒。

即使病变<5mm，也可以通过 EUS-FNP 获得组织。因此，该方法特别适用于肺癌等肿瘤的 N 分期。如果临床医师和病理学家密切合作，甚至可以通过 EUS-FNP 诊断恶性淋巴瘤（HL，NHL）。EUS-FNP 是现阶段肿瘤治疗的基础（肺、胃、胰腺癌、胰腺、胰腺 NET、胰腺淋巴瘤）。对胃直肠分期新辅助肿瘤治疗等方法有一定的影响。EUS 诊断基于形态学（肿瘤范围、浸润深度、邻近结构的侵犯），如需临床确诊，则要通过细胞组织学活检对组织进行诊断。

另一个适应证还包括对良性和恶性纵隔、腹膜后和直肠周围病变（如淋巴瘤、结核、结节病、上皮下病变）的快速组织学诊断。这些胃肠道壁层或周围的病变以前是通过内镜（胃镜、结肠镜）、影像学（MRI、CT、X线）或经皮超声检查发现的。

EUS-FNP 的主要适应证见表 5.1。适应证的范围主要取决于超声内镜的插入深度，通常终止于十二指肠降部（上 GIT）或乙状结肠远端（下 GIT）。

表 5.1　EUS-FNA 在后纵隔和（或）上、下消化道的适应证

纵隔
肺癌的初步诊断：肺癌的细胞组织学诊断，淋巴结转移，远处转移
纵隔淋巴结分期：N2 期或 N3 期（非小细胞肺癌）的组织学证据；任何与定位无关的淋巴结瘤证据（小细胞肺癌）
肺癌的膈下转移：左或右肝叶、肾上腺、膈下淋巴结等
新辅助治疗后复发：选择有治疗效果的患者，如 NSCLC stage SⅢ（N2＋/N3＋）行新辅助治疗后可能进行后续手术的患者
其他病理的初步诊断：纵隔/肺部病变，如肿瘤、不明原因转移、隐匿性淋巴结肿大、后纵隔积液/脓肿（包括霍奇金病、非霍奇金淋巴瘤、胸腺瘤、生殖细胞恶性肿瘤、食管）癌症、结节病、结核、放线菌病等
食管/贲门/胃/十二指肠
食管癌、贲门癌、胃癌、胆道癌和胰腺癌的局部 T、N、M 分期，包括其特定的周围淋巴结区域
主要诊断：如果简单活检方法失败，如其他诊断方法禁忌证，如皮革胃、胆管癌或胆囊癌
上皮下肿瘤（SET）的初步诊断和分期，即食管、胃、十二指肠肿瘤，包括 GIST、平滑肌瘤、泌尿腺瘤、脂肪瘤、Abrikosoff 肿瘤、囊性肿瘤等
初步诊断与局部分期：不明原因的腹部或腹膜后淋巴结病变/腺病

（续 表）

腹膜肿瘤、转移、淋巴结、脓肿形成和积液的初步诊断和局部分期，包括淋巴瘤、Ormond's disease、转移、炎性肿块、脓肿、walled-off necrosis 等
肾上腺的初步诊断和局部分期，包括肿瘤学和（或）内分泌病例
壶腹部乳头水平或肝外胆道分支病变初步诊断和局部分期，包括乳头状腺瘤、腺肌症、乳头狭窄、壶腹部乳头癌，胆道结石，局部淋巴结转移、管道异常（如胰腺分裂症）
胆道系统和其他消化器官的恶性肿瘤的初步诊断和局部分期，包括肝转移、恶性腹水、胸腔积液、肾上腺转移、纵隔淋巴结转移、肝可及部位的不同病理损害和肝门部（即转移、HCC、CCC）
脾内或周围病变的初步诊断和局部分期，如脓肿、NHL、霍奇金病、转移和位于肾可及部位的病变
EUS 提示：下消化道
分期：直肠癌淋巴结转移 N 分期
初步诊断：直肠乙状结肠周围黏膜下肿瘤。随访：结直肠癌和其他胃肠道恶性肿瘤腔外复发的组织学证据
初步诊断：位于骨盆下部脓肿及不明原因的处理
其他：前列腺或子宫病变和（或）卵巢癌/卵巢囊肿病变（病例选择）

■■ EUS-FNP 初步诊断

EUS-FNP 用于患者纵隔或腹膜后淋巴结病有无潜在恶性肿瘤的鉴别诊断可能是一项挑战。基于形态学标准，鉴别诊断可能困难，甚至不可能。它包括非特异性反应性和炎性淋巴结肿大、尘肺、肉芽肿性疾病（结节病、结核病、其他分枝杆菌病、真菌病），以及恶性淋巴瘤和已知或未知的其他恶性肿瘤的转移（Jenssen and Hollerbach，2013；Hollerbach et al，2003，2010）。

EUS-FNP 与纵隔镜和胸腔镜相比具有较小的侵袭性，对不明确的纵隔淋巴结病变或其他病变具有较高的鉴别能力。为了能够达到最好效果，它应该包括的组织学、免疫化学、分子生物学和细菌学方法（见表 5.1）。并与相应的实验室和病理医师密切合作，以及使用适当的运输介质，上述这些方面对检查都是至关重要的。

同样，EUS-FNP 可用于腹膜后（包括肾上腺、肾、胰腺）、脾和左肝叶（包括肝门）的难治性病变（见表 5.2，图 5.1）。此外，腹主动脉旁淋巴结和病变，EUS-FNP 可通过经十二指肠途径达到腹主动脉分叉处。如果造影无法明确肝病变，并且不能经皮穿刺，则应考虑 EUS-FNP（Dumonceau et al，2011；Adler et al，2007）。

表 5.2　胰腺恶性肿瘤 EUS-FNA 适应证

不可切除肿瘤
化疗之前细胞学或组织学诊断
不能切除证据（肝转移、纵隔淋巴结转移、胸膜和腹膜癌）
能切除肿瘤
疑似导管腺癌以外的实体瘤，如神经内分泌肿瘤、恶性淋巴瘤、胰腺转移
胰腺囊性病变的鉴别诊断及危险性评价
疑似导管腺癌，随后是否进行外科治疗，取决于恶性疾病的细胞病理学证据，或者进行新辅助治疗
非特异性发现
细胞/组织学证据和恶性肿瘤的鉴别，如诊断率低的疾病，例如在局灶性胰腺炎、自身免疫胰腺炎和其他疾病

肾上腺的实性肿块通常由无功能的良性腺瘤或增生性结节组成，不需要任何组织学评估（即偶发瘤）。但有些肾上腺肿块的大小在 3～6cm，在排除这些肿瘤的激素活性后，可能需要进一步检查。通过 24h 尿液取样来测量儿茶酚胺和后肾上腺素水平，除外排除嗜铬细胞瘤之后用 EUS-FNA 诊断，EUS-FNA 活检进行细胞组织学分析，以寻找肺癌、结肠癌或其他疾病的肾上腺转移。在绝大多数病例中，EUS-FNA 都能轻易进入左侧肾上腺（图 5.2），而在右肾上腺只有 30%～40% 的病例能达到。

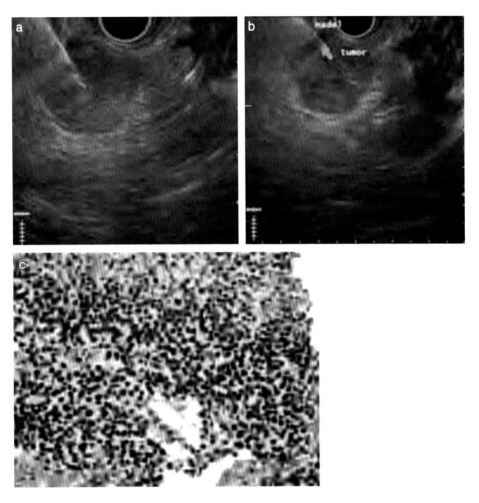

图 5.1　a. 胰头小肿瘤的 EUS-FNP；b. 超声中可以看到针尖端在十二指肠的位置；c. 细胞组织学证实为良性胰岛素瘤

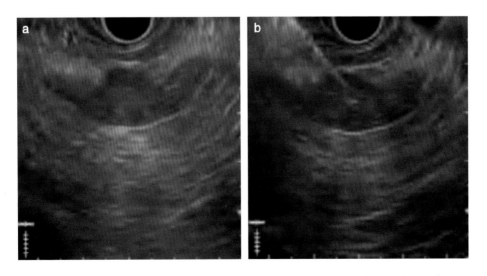

图 5.2　结直肠癌在左肾上腺内的小转移的 EUS 和 EUS-FNP　a. 左肾上腺有小突起；b. 小突起通过 EUS-FNP 被证实为结直肠癌的转移。

■■ EUS-FNA 在恶性肿瘤中的诊断及评价

根据循证医学标准，EUS-FNA 对于肺癌、胰腺癌等恶性肿瘤的初步诊断和分期是非常重要和必不可少的，对于神经内分泌肿瘤、淋巴瘤、胃肠道间质瘤、肉瘤等其他胰腺肿瘤的初步诊断和分期也是如此（图 5.3 和图 5.4）。目前，EUS-FNA 已经取代了许多其他替代方法，如 CT 引导或外科经皮活检，或 ERCP 刷细胞学标本（Dumonceau et al，2011；Jenssen et al，2011a；Jenssen and Hollerbach，2013；Hollerbach et al，2003，2010；Sharples et al，2012；Adler et al，2007；

Jenssen and Dietrich，2008）。

当肿瘤的细胞组织学证据显示为恶性肿瘤时，EUS-FNA 的局部分期对癌症患者的进一步临床决策有显著影响。肺癌（NSCLC）患者常出现这种情况，特别是当 EUS-FNA 发现肾上腺或腹膜后淋巴结转移，或 PET 阴性时，病灶淋巴结已被证实为癌症浸润（N3 情况）。在这种情况下，手术通常被认为是不必要的和过于激进，因为他们不可能治愈患者，只会暴露患者术后并发症的高风险（包括术后死亡率 2％～4％，肺部并发症约占 15％）。

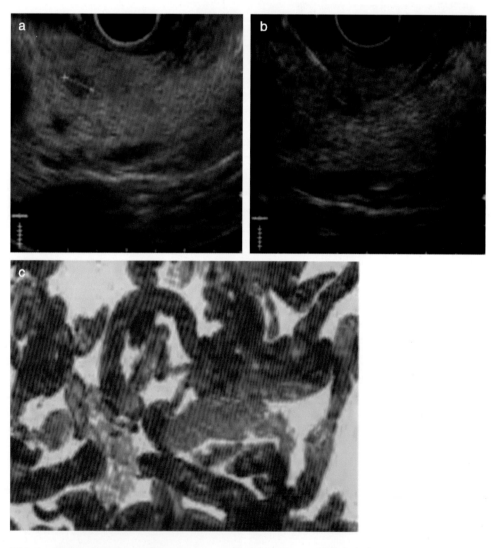

图 5.3　胰腺小病变的 EUS 和 EUS-FNP　a. 胰腺小病变；b. 胰腺病变的 EUS-FNA；c. 细胞组织学证实为小的非功能性神经内分泌肿瘤。

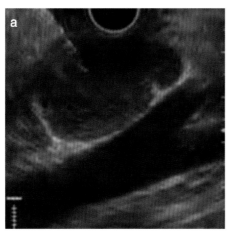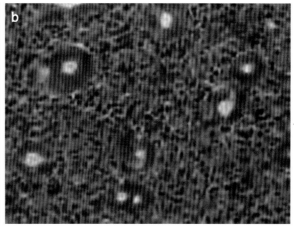

图 5.4 a. 位于主动脉上不明原因的淋巴瘤；b. 细胞组织学证实为恶性 B 细胞非霍奇金淋巴瘤（B-NHL）的诊断

和胸外科手术（纵隔镜检查/开胸外科手术）比较，EUS-FNA 和 EBUS-TBNA（超声内镜引导下的经支气管针吸活检）对患者和研究人员都有明显的安全性和方便性，通过外科手术诊断已经过时。因此，大多数患者不需要任何外科分期手术。EUS-FNA 和 EBUS-TBNA 是互补的程序，适用于每个肺癌患者精准肿瘤分期。超过 25% 的 PET 阴性患者在局部淋巴结内仍有癌细胞浸润，这种情况下多数可以通过细针活检来检测。

因此，EUS-FNA 可以减少 N2 或 N3 分期阳性的患者不必要的手术。EUS-FNA 还可能进一步诊断远处转移，如肾上腺、肝脏或膈下淋巴结转移。综上所述，使用 EUS-FNA 和 EBUS-TBNA 内镜分期，大大简化和改善了肺癌分期（表 5.2 和表 5.3）（Jenssen and Hollerbach, 2013; Hollerbach et al, 2010; Moehler et al, 2011）。

现代肿瘤分期概念在少数外科纵隔镜或 VATS 临床病例中被应用，在这些病例中，由于技术困难或重复采样错误而导致检测始终呈阴性，EUS 无法正确实施（Jenssen and Hollerbach, 2013; Sharples et al, 2012）。EUS 活检结果在肺癌和其他恶性肿瘤的治疗临床影响已经被大量的临床研究证据证实（Sharples et al, 2012）。

根据放射学或超声成像结果和手术判断，EUS-FNA 对胰腺肿瘤的细胞组织学评估很有帮助，且准确性高，诊断发现这些肿瘤无法手术切除（Dumonceau et al, 2011; Jenssen et al, 2011a; Moehler et al, 2011）。这些发现避免了患者不必要的手术，并有助于新辅助或姑息性治疗方案的决策。

表 5.3 EUS-FNP 的其他临床适应证

位于肾上腺的肿块/可疑病变 [肿瘤和（或）内分泌科]
腹膜后肿块（即间质细胞肿瘤，副神经节瘤……）
经皮穿刺活检风险增加的肝肿瘤（尤其是原发性肝细胞瘤 HCC）和脾肿块/病变可疑的腹部或腹膜后淋巴结大
怀疑腹膜后脓肿

10%~15% 的胰腺肿瘤不是导管腺癌，而是由其他恶性（或半恶性）实体瘤组成，如神经内分泌瘤、转移瘤、淋巴瘤或实性乳头状胰腺瘤（年轻妇女）。在疑难病例中，EUS-FNA 在制定个体化治疗之前可以帮助明确诊断，排除良性疾病，如自身免疫性胰腺炎、评估癌症患者的预后、制定手术策略，以及研究胰腺癌新辅助治疗的新方案等新的治疗方法都是非常有帮助的。

EUS-FNA 技术对于上下消化道上皮组织肿瘤（SET）的诊断和评估有重要价值（图 5.5）。然而，EUS 穿刺针的诊断准确率有限——尤其是对于小肿瘤（<1.5 cm）——优于上消化内镜的活检等其他方法（Dumonceau et al, 2011;

Jenssen et al，2011a；Jenssen and Hollerbach，2013；Jenssen and Dietrich，2008）。但在这种情况下仍然没有超过 65%～70%，这还不令人满意。通过使用新型的活检设备，例如"shark core"针，准确性可能会提高，但是这种技术还有待临床试验证实。

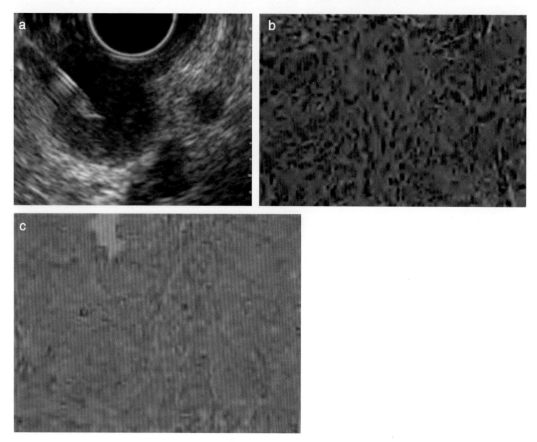

图5.5　a. 一个小的无回声上皮组织肿瘤 EUS-FNP；b. 良性胃肠道间质瘤（GIST）可通过细胞组织学证实；c. 可通过细胞组织学证实

在包括胆管癌和胆囊癌在内的壶腹或胆道肿瘤患者中，EUS-FNA 比胆道刷检或胆钳活检等其他检测方法能获得更好的结果。即使是小肿瘤也可以通过 EUS 检测穿刺，具有较高的诊断准确率。在一些其他恶性肿瘤，包括局灶性肝肿瘤，如肝细胞癌（HCC）、肝内胆管细胞癌（CCC）或出血性胃癌，EUS-FNA 可作为一种替代技术（具有较高的诊断准确性），以获得疾病的组织学证据和基于组织的诊断，用于靶向肿瘤治疗（Dumonceau et al，2011；Jenssen et al，2011a；Jenssen and Hollerbach，2013；Hollerbach et al，2010）。

■■ EUS-FNA 在胃肠道恶性肿瘤淋巴结 N 分期中的作用

已证明 EUS-FNA 对胃肠道恶性肿瘤 N 分期有诊断作用。但其对恶性淋巴结的检测和活检的准确性受到解剖因素和细针穿刺可及性等问题的限制。正如前面指出的，EUS-FNA 和 EBUS-FNA 在肺癌分期（包括 N 分期）中起着重要作用，并且对患者临床决策有重要影响。

在胆管癌、肝细胞癌和神经内分泌瘤等其他癌症中，对可疑的腹膜后淋巴结转移的检出和局部活检也非常重要。

相比之下，胰腺周围淋巴结的区域受累并不会改变包括根治性手术在内的当前治疗方案，而新辅助治疗研究正在进行中，这可能会改变患者的临床进程和预后。

然而，在食管癌、胃癌、十二指肠癌和直肠癌患者中，许多临床研究所示，总体生存率和预后高度依赖于淋巴结（微小）转移。在这些癌症中如果存在淋巴结扩散（N 分期），将会显著降低患者的 5 年生存率 50% 以上。如果在这些癌症患者的 EUS 分期中发现 N＋期和（或）晚期 T 期，新辅助治疗方案应是大多数情况下的选择策略。因此，德国临床 S3 指南建议食管癌、胃癌和直肠癌的 EUS 分期与影像学研究（CT、MRT、PET）相结合，而 FNA 的确切作用在这些指南中还没有完全阐明。EUS-FNA 可以显著提高 N 分期准确率（Moehler et al，2011）。在 EUS-FNA 期间，必须通过为活检针选择不直接或横向穿过肿瘤浸润的消化道分层的不同路径，并且仅在针尖在淋巴结内清晰可见之后移除针尖来避免这个问题。在 EUS-FNA 过程中，必须避免这个问题，选择不同的穿刺针活检路径，不能直接或横向穿过肿瘤浸润的消化道分层，只有针尖在淋巴结内清晰可见后才能取出穿刺针的针柱。

然而，通过 EUS 淋巴结活检确定临床分期，结果可能会改变患者的个人治疗策略，例如选择姑息治疗还是手术治疗。

由于胃肠道恶性肿瘤的局部特征，以及远处转移的途径不同，EUS 技术很少能检测到远处转移。然而，在食管癌、胃癌、胰腺癌和胆管癌的 EUS 分期病例中，高达 12%～15% 的 EUS

可能检测到先前未知的病灶，这些病变在 CT 或 MRT 成像期间不明显或被误诊（隐匿转移）。例如，包括胰腺胆管癌中的远处可疑淋巴结，如纵隔病变、食管癌、胃癌或结肠癌患者的小肝转移＜5mm、小肾上腺结节、胰腺病变、腹膜或胸膜肿块。在这种怀疑的情况下，应该进行或尝试穿刺活检，因为如果组织学证据表明肿瘤晚期，将改变治疗策略，不再需要手术干预。了解胃肠道肿瘤 TNM 分期分类是非常必要的（Sobin et al，2009），这样才能准确确定肿瘤治疗策略。

对于治疗性干预，采用 EUS 技术之前要求必须有先进经验及高级专业知识。表 5.4 显示了 EUS 治疗技术在临床应用中的现状，其中有几种技术仍需严格的实验证据。

■■ EUS-FNA 的禁忌证及临床风险评估

由于 EUS-FNA 的穿刺针小巧和灵活性，EUS-FNA 的禁忌证比较少。EUS-FNA 已被证实是一种安全、准确的诊断技术，极大地促进了内镜技术发展，其在西方世界被广泛应用。当然，常规内镜手术的规则、限制和禁忌证也适用于 EUS-FNA。包括治疗性抗凝、新型口服抗凝物质（NOAK）、氯吡格雷和其他 ADP-拮抗药等的应用。

表 5.4　内镜引导下内镜治疗的现有选择

临床上建立的 EUS 手术治疗程序
胰腺假性囊肿（包括支架和其他引流导管）的 EUS 引导引流治疗
超声引导腹腔丛神经腹腔神经丛阻滞（EUS-CPN）用于治疗恶性胰胆管肿瘤或慢性胰腺炎的疼痛治疗（根据定义，临床疗效在 50%～80%）
超声引导下经皮胆管引流（EUS-TCD）
超声引导下胰管引流（EUS-TPD）
超声内镜的试验性治疗手术
EUS 引导的肿瘤内注射治疗（EUS-FNI），使用细胞毒剂（如紫杉醇）、化疗剂、免疫调节剂等（即混合同种异体淋巴细胞群等）
超声引导下植入 "粒子" 局部近距离放射治疗（肿瘤，腹腔丛）或药物治疗（肿瘤治疗）
肿瘤（胰腺癌、肝转移、腹膜后肿瘤）的超声引导射频消融（RFA）
超声引导的肉毒毒素治疗（贲门失弛缓症）
超声引导下的经内镜手术（NOTES），如经壁层淋巴结取出、胃空肠造口术、内镜减肥等
内镜引导下黏膜切除术（EUS—EMR）
超声引导下静脉曲张注射疗法
超声引导下的血管内治疗（如用于动脉栓塞治疗的血管内栓塞线圈）

在诊断前风险评估中不应刻意采用 EUS-FNA。此外，对于有严重血浆凝固病（INR＞1.75，凝血酶原时间 PT 显著延长）或出现严重血小板减少症（血小板计数＜50 000）的患者，在诊断前风险评估中不建议采用 EUS-FNA。相比之下，阿司匹林（ASS）使用不再被认为是 EUS-FNA 的主要障碍。

EUS-FNA 的其他绝对禁忌证包括患者未签知情同意或穿刺活检时视野差。为了尽量减少出血的风险，在 EUS-FNA 期间应该始终避免位于针道插入血管。

EUS-FNA 的临床风险评估时，需要考虑个体患者的临床状况。如果 EUS-FNA 结果不能进一步指导临床决策，则需严格重新评估适应证。表 5.5 和表 5.6 显示了 EUS-FNA 的绝对禁忌证和相对禁忌证。

表 5.5　EUS-FNA/EUS-FNI 的禁忌证

绝对禁忌证
患者知情同意缺失
患者不合作，镇静不充分
重度凝血病
口服抗凝药物、肝素治疗或血浆凝血障碍（INR＞2；血小板计数＜50 000）
使用血小板聚集抑制剂，如氯吡格雷和其他 ADP 拮抗药（普拉格雷、替卡格雷）
继续服用新的抗凝剂，如 Xa 拮抗药（如利伐沙班）或凝血酶拮抗药（达比康）
凝血损伤物质的组合
纵隔囊性病变
血管穿刺
相对禁忌证
预期 EUS-FNA 结果没有显著影响的病例
活检中 FNA 针尖视野不好
EUS-FNA 对胆管梗阻引流不充分的肝脏病变诊断

据报道，超声内镜检查诊断（无 FNA）并发症的发生率介于 0.03%（回顾性研究）和 0.22%（前瞻性研究）。EUS-FNA 的并发症比较常见：一项对 51 项 EUS-FNA 系统研究显示，研究的 10 941 例患者累积并发症发生率为 0.98%。对现有的 31 项前瞻性研究，更直观地显示了临床情况：在这项研究中，并发症的累积发生率达到 1.71%（Polkowski et al，2012；Wang et al，2011；Gottschalk et al，2012；

Jenssen et al，2011b）。德国超声内镜前瞻性研究记录的类似数据显示，并发症发生率约 2.05%（7 www. eus-degum. de）（Gottschalk et al，2012）。但罕见有死亡率的报告。

表 5.6　EUS 引导下腹腔神经丛的神经松解术（EUS-CPN）的危险因素和不良影响

常见不良事件（占 20%～30%）
介入治疗后适度的血压下降（低血压）：通常是自限性的短暂腹泻（干预后 1～2d）
局部出血（常自限性，非手术治疗）
轻中度发热：常自限性
局部疼痛综合征：常为短效，自限性
罕见、严重的不良事件（占 1%～3%）
局部感染伴脓肿形成
脓毒症：局部皮质类固醇注射后
单例：胃肠缺血/梗死，包括脾、小肠、胃、结肠
脊髓梗死/暂时性神经麻痹

常见的不良事件（AE）包括轻度（或中度）疼痛、短暂性脂肪酶血症、发热和轻度感染事件。较少见不良事件包括腔内和腔外出血，大多数可以自行停止和解决。然而，严重不良事件（SAE）如穿孔、胆道和胰腺渗漏，报道极少（Gottschalk et al，2012；Jenssen et al，2011b）。

EUS-FNA 通过针道播散瘤细胞的风险在少数病例中有报道，但临床意义仍不明确，因报道病例较少，证据不足，而且此类事件的临床后果报道极少。

一些（主要是早期的内镜系列）超声内镜的设计和硬度使其操作上有较高的穿孔风险，特别是在解剖结构狭窄处，如下咽、贲门、十二指肠球远端和直肠乙状结肠交界处。此外，罕见的憩室，如 Zenker's 憩室，或十二指肠憩室，以及食管、胃、肠狭窄，会增加穿孔的风险，所有患者应在 EUS 之前先行胃肠镜检查。

在食管癌和直肠癌患者中，预计有多达 25% 的肠狭窄的患者不能通过超声内镜检查，而这种问题在胃癌和胰腺癌中很少发生。德国 EUS 登记（见上文）报告在 14 000 例患者中只有 10 例发生胃肠道穿孔（0.07%）。其中 6 例发生在十二指肠，2 例发生在食管/下咽，1 例发生在胃，1 例发生在直肠（Gottschalk et al，2012）。

穿孔的危险因素包括研究人员经验不足、意外的肠道狭窄和憩室存在（Polkowski et al，2012；Wang et al，2011；Gottschalk et al，2012）。

EUS-FNMA 技术并没有显著增加胃肠道穿孔的数量，但也有报道 EUS-FNA 术后腹腔内有游离气体的病例。这些报道中，多数患者没有表现出长时间的疼痛或发热的临床症状。相比之下，在大多数情况下，EUS 引导治疗具有胃肠道穿孔的显著风险，并且取决于研究人员的经验及所使用的特殊治疗手法（见下一章）。

脓毒血症和腹膜炎是 EUS-FNA 后极少发生的并发症，但当考虑囊性病变的 EUS-FNA 时（包括假性囊肿、肿瘤性囊肿、腹水），介入性应用抗生素治疗应作为标准操作程序的一个组成部分，因为囊性病变和感染性病变行 EUS-FNA 时，会更多地增加患者手术感染等并发症风险。

纵隔囊肿的 EUS-FNA 可导致严重并发症发生，如纵隔炎和死亡，而不会增加任何实质性的诊断或治疗收益。因此，对于支气管囊肿和食管重叠囊肿，应在所有病例中避免使用（Jenssen et al，2011b）。如果有疑问，发现其细胞碎屑显示在纵隔囊性病变内呈实性表现，应用静脉对比材料（SonoVue，Bracco）排除肿瘤囊肿。

如果在上消化道 EUS 手术期间，在纵隔之外的其他器官或腔室中意外发现可疑的囊性病变，我们建议在 FNA 检查这些病变之前静脉应用抗生素。典型的抗生素包括广谱青霉素（如氨苄西林或哌拉西林）或旋转酶抑制药，如环丙沙星（200mg）。抗生素治疗应持续两天。在免疫缺陷患者中，抗生素应由医师酌情大量使用。

对于经直肠 EUS-FNP，一般不需要预防性应用抗生素，但应针对患者的个体风险制定应用方案。

EUS-FNA 诊断后的严重出血发生率相对较少。出血的危险因素包括严重凝血病、抗凝药应用（包括 NOAK）和门静脉高压症。然而，在文献中很少有死亡病例报道。相比之下，报道显示，使用阿司匹林（ASS）似乎是安全的，并且与 EUS-FNA 诊断后严重出血的发生率增加无关。然而，在 EUS-FNA 之前，应避免使用 ASS 与氯吡格雷或类似药物联合持续应用，因为这种

联合会增加严重和长期出血的风险（Polkowski et al，2012；Jenssen et al，2011b）。图 5.6 描述了在 EUS-FNA 期间可见的典型的 FNA 后出血；在这种情况下，没有出现任何临床症状发生，也不需要考虑任何后果。

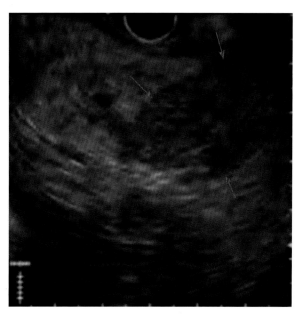

图 5.6　胰头 EUS-FNP 术后局部出血　无症状出血停止，无须干预。

5.2　超声内镜引导下引流技术

5.2.1　超声内镜引导下囊肿引流术

最初时胃肠黏膜隆起是内镜下囊肿引流的首要条件（Bahari and Ismail，1982）。通过内镜超声引导，可以避免穿刺损伤血管（Giovannini et al，1998）。从而可以安全地收集囊肿液体（Park et al，2009；Varadarajulu et al，2008）。虽然没有随机对照研究，但 EUS 引导下治疗也成了首选方法。

最初，囊肿是用 19G 针穿刺的，在诊断性抽吸囊肿液之后，继续使用 0.035″导丝。该导丝可用作囊腔和球囊扩张导管，进一步行通道扩张，扩张的通道连接一个或多个排水管。双猪尾导管具有位置稳定的优点，能起到支架和内引流作用，越来越多的金属支架被用于此。

此外，越来越多的人使用一体式支架，通过

超声内镜工作通道放置金属支架，能起到支架、扩张和内引流作用。更多详情见第7章第10节。

5.2.2 超声引导下腹膜后坏死组织清除术

Seifert于2000年描述了内镜下治疗胰腺坏死的方法（Seifert et al，2000）。坏死组织的获取类似于EUS囊肿引流。但相比之下，需要穿刺通道直径更宽，以便能去除坏死的物质，因此穿刺位置的选择至关重要。

内镜下坏死组织切除术的适应证存在争议，因为已经证明，即使已感染的坏死组织在许多病例中也可以采取保守处理（Runzi et al，2005）。一般来说，只有存在症状的坏死病变才能作为干预的指征。败血症并发症状发生或病灶压迫邻近组织而引起症状。实验室化验（如CRP升高或白细胞增多）或发热可能提示感染。然而，一般在胰腺炎的第3周发生感染并发症，而在此之前，相同的症状可能是系统性炎症反应综合征（SIRS）的症状。坏死病变的大小可能导致胃肠道或胆管梗阻，而在其他情况下，坏死病变是伴有疼痛或无症状。

根据指征，合理选择治疗方案。选择包括内镜手术，手术和经皮引流。

这些选择不是独立的，它们可以相互结合。通过经皮超声或CT引导下经皮引流，感染部位可以得到快速减压，可以使患者的病情稳定。它可以在每一所医院，甚至是在患者一般状况不好的情况下施行。外引流与内镜引流联合使用时，可进行冲洗通道。然而，只有结合大孔径导管长期冲洗的情况下，单一经皮穿刺清除坏死组织才是可行的。此外，这种方法有持续性胰瘘的高风险。有关开放手术切除感染坏死病灶，多年来一直是治疗的黄金标准，但有较高的死亡率。尽管对包括微创腹膜后介入的手术技术进行了优化，但死亡率似乎仍高于内镜下的坏死切除术，如下所述。

如果当地没有内镜技术，且患者不能转到其他医院，手术是必要的。在极少数情况下，坏死病灶可能超出内镜干预的范围。

进入坏死腔的方法与内镜下囊肿引流相同。避开血管，选择适合的引流位置。首选在囊肿壁

和胃肠道壁之间有炎性组织相连的穿刺部位。在这种情况下，固有肌层和囊肿壁可能无法分离。由于十二指肠角度大其且解剖结构复杂，因此，首选经胃穿刺更容易。向前穿刺所需的仰角越小，力度越大，因此应选择靠近贲门的远端处理坏死腔。

操作进针顺序，第一步是选择19G EUS针（图5.7）代替EUS标准细针抽吸液体用于微生物和实验室检查。可以使用一种针尖经过特殊设计的针，在移除该针尖后变钝。下一步是通过在坏死腔内引入0.035″导丝来固定通道（图5.8）。导丝的位置可以通过内镜超声或透视引导下来控制。

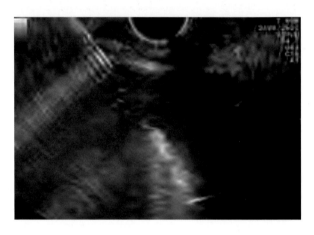

图5.7　胰腺假性囊肿EUS图像，从囊肿左上方穿刺，针头很容易看到

下一步是通过膀胱造口或通过球囊扩张通路（图5.9）。内镜下坏死组织清除术所需扩张直径在16~20mm。在炎性粘连的情况下，开始直径应达到上述范围，而在其他情况下，应逐步扩张。在开始放置一支10F引流管后，可以通过逐步增加多个引流管来达到所需的直径。为进一步去除坏死组织，支架周围炎症反应的地方需要建立稳定的通道。

或者，可以通过腔内放置金属支架来建立通道，这样更容易完成。这种专门设计的支架的成本很高，但是可以通过减少和缩短干预措施来证明其合理性。

至少在第二次干预之后，该通道仍是稳定的，并且可以安全地进行内镜引导下坏死组织切除术（Jurgensen et al，2012）。从美国多中心研

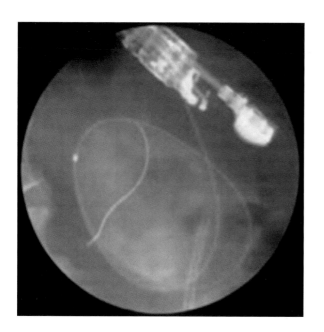

图 5.8　超声内镜下穿刺假性囊肿，注射造影剂，插入多个备丝后的图像

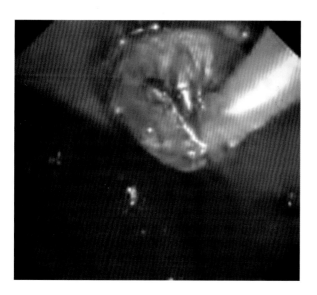

图 5.9　内镜下注射扩张球囊的图像，可以扩大进入无效腔的通道

究可以看出，即使在第一次治疗期间开始干预，也可能增加穿孔的风险（Gardner et al，2011）。

息肉钳、圈套和网篮都是用来清除坏死组织（图 5.10）。但是，当用于清除光滑或粪石般的坏死组织，所有的设备都存在其局限性，因此，清除坏死组织是非常耗时的。根据我们的经验，三次内镜检查，每次持续 2h 的是切除坏死组织

的典型方法（Jurgensen et al，2012）。坏死组织首先被抓入空腔，然后落入胃肠道。通过这种方法去除，空腔可以变小。在每次干预之后，引流管需要在通道内重新定位，以防止通道过早闭合，导致残留感染坏死组织的风险。

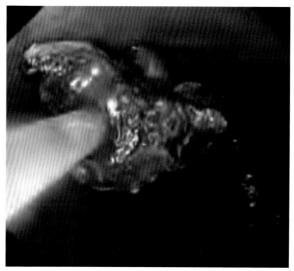

图 5.10　通过内镜抓取息肉的图像

最终，6～8 周所有的腔内引流都被排除，患者出现了的间歇期。通常，空腔已闭合，引流系统是最后的残留物。

该方法最初成功地应用在单个患者，三项多中心研究证实了该方法的有效性（Gardner et al，2011；Seifert et al，2009；Yasuda et al，2013）。该方法死亡率为 6%～8%。一项小的随机研究表明，与手术相比，内镜下坏死切除术在控制炎症指标方面具有明显优势（Bakker et al，2012），且死亡率的差异（手术组 4 例，内镜组 1 例，每个治疗组 10 例）并不显著。一项来自荷兰的随机对照研究正在等待中。

总之，内镜下坏死切除术——如果可行的话——已经成为胰腺坏死诊治的首选方法。但它不能解决所有的问题，对其使用的共识应该在多学科共同达成。

5.2.3　超声引导下胆总管、胰管的治疗

■ 超声引导下胆管引流术

近年来，越来越多的专家使用 EUS 引导下

引流治疗胆汁淤积症。但它仍然不能作为一种特定的治疗方案。需要区分两种不同的方法：在EUS引导下导丝插入作为联合操作的基础，以及EUS引导的胆管直接引流。当机械性胆汁淤积，不能用侵入性较小的方法治愈时，是上述两种方法的指征。当十二指肠乳头无法插入或插管，患者拒绝经皮肝穿刺引流时，不能手术的胰腺癌患者，均可采用上述方案。

第一步是在EUS引导下，用19G EUS穿刺针穿刺扩张的胆总管及扩张的肝内胆管。接下来是胆管注射造影剂和透视显像。对于一个有经验的超声医师来说，这两个步骤都很简单。胆管造影在患者中有很高的成功率（97%～100%）（Isayama et al，2013）。然后，将一根0.035″的导丝穿过针头，通过乳头向前推进。如果成功，导丝可以在乳头处逆行插管，这是经典的联合操作的一部分。进一步的程序来自于传统的ERC。

然而，即使是专家，也有1/4的患者未能被导丝顺利穿过乳头（Isayama et al，2013；Will and Meyer，2012）。现在，这个概念必须转变为EUS引导的胆管引流。为了在穿刺后停止，需要使用19G针头引流，如果堵塞的胆管不引流，可能会因为胆管瘘进入腹膜后而造成灾难性的后果。这种直接引流是一种更具挑战性的技术，需要内镜医师掌握大量的技术，穿刺并推进导丝后，需要放置支架扩张引流通道。这种经十二指肠通路的特点是可以调整内镜位置和方便进一步引流。此外，胆总管和十二指肠壁之间没有炎性粘连，可以防止僵硬的胆管破坏。万一失败，胆汁会泄漏到腹膜后。

如果选择经肝途径（图5.11），前进动力可能会受到限制，导致难以扩张通道和插入引流系统。两条路径都有引流失败的导致灾难性后果的风险。

最近开发了适用于胆管的小口径全隐蔽支架（即Axios支架），适用于EUS引导下应用。

■ 超声引导下胰管引流

对于胆汁淤积症，EUS引导下胰管引流术在胆管阻塞的情况下是一个有吸引力的选择。罕见的导管内感染或胰腺流出受阻引起的疼痛是良好的指征。在大多数患者中，经乳头旁通路是可行的。此外，手术是一种替代治疗方案，与内镜检查相比，具有更好的长期效果。在考虑EUS引导的胰管引流时，必须注意到对透壁引流技术难点缺少的进一步管理和长期观察。

在大多数患者中，胰管是经胃穿刺的。该技术类似于上述胆管引流术。如果经乳头途径失败，胰腺由于慢性炎症，胰腺实质通常会变硬。另外，路线存在问题会导致管道不通，最后第一次引流是成功的（图5.12），这些引流管经常自发地改变。因此，只有少量的干预措施才有可能以可接受的成功率进行胰管引流（Will et al，2007）。

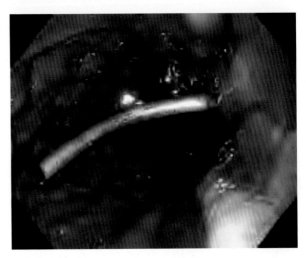

图5.11 经胃胆管引流术的内镜图像，位于扩张的左肝胆管引流处

5.2.4 超声内镜引导的局部肿瘤治疗

内镜超声这种方法只能作为局部治疗的工具。因此，它只能作为非转移性肿瘤的一种治疗选择，而非转移性肿瘤必须根据预后或症状（如激素分泌引起的症状）进行治疗。此外，作为多模式治疗（去瘤）的一部分，它可以减少局部肿瘤。最后，超声内镜能够精准地放置标记物来指导进一步的放射治疗。

在首次报道酒精消融胰岛素瘤后（Jurgensen et al，2006），这种局部治疗激素分泌肿瘤的成功已经被许多病例报告和小病例所证实。此外，乙醇灌洗或紫杉醇注射已经被描述用于治疗囊性胰腺肿瘤。在其中一些病例中，通过这种治

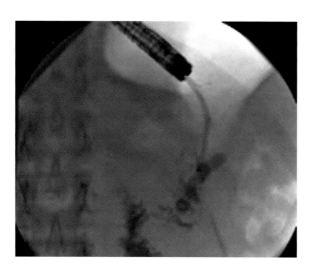

图 5.12 胰头切除术后经胃胰管引流的 X 线表现。患者的症状继发于胰腺吻合口狭窄

疗有可能实现完全改善（DeWitt et al，2010）。但是这种治疗方法仍正在讨论中，因为囊性病变的确切性质和长期随访结果没有得到证实。

本文报道了 EUS 引导下乙醇注射或激光消融治疗单个肝癌的方法。

通过 EUS 引导的冷冻探针或注射改良病毒的局部治疗方案的可行性已经进行了评估，但未提供长期随访数据。在 EUS 引导下，对胰腺癌和前列腺癌患者精准放置标记物进行直接放射治疗是可行的。EUS 引导放射性粒子的治疗方案是可行的，但也确实长期数据追踪。

总之，EUS 引导的肿瘤治疗仍然是实验性的。在研究之外，如果手术不可行，神经内分泌肿瘤或肝细胞癌患者也可以考虑这种方法。

5.2.5 超声内镜引导治疗：其他（瘘，血管）

内镜超声为进一步介入治疗提供了选择，这些介入治疗尚未得到充分评估，因此不应详细讨论。胰腺的瘘在胰腺手术后有可能发展，或作为重症胰腺炎的一部分。这些瘘如果排入胃肠道，往往是无症状的。相反，如果它们渗入胸膜或皮下，它们可能是有症状的。它们通常位于胃的旁边，可以通过使用上述技术穿刺并填充胰腺囊肿和坏死的对比物。即使直径小，也可以用导丝插管，扩张后经胃引流。此外，还应尝试改善经十二指肠乳头流出。

本文描述了 EUS 引导下内脏动脉瘤的凝血酶注射和动物黏膜下动脉的闭塞。该技术在静脉血管中的应用主要局限于静脉曲张，大部分是胃底。闭塞是通过将氰基丙烯酸酯或小线圈注入进料容器来实现的。然而，在急性胃底静脉曲张破裂出血的情况下，常常不能进行超声检查，而作为二级预防的一部分，内镜下或经 EUS 的闭塞治疗并不成立。

5.3 超声内镜引导腹腔神经丛松解术（EUS-CPN）

■ EUS—CPN 简介、背景和适应证

胰腺癌和其他肿瘤的腹膜后转移在受影响的患者中经常产生大量、长期、顽固的疼痛。单靠口服药物或修补可能难以控制和处理这种疼痛（美国癌症协会：2007 年癌症事实和数字）。因此，在此类患者中，优化疼痛管理是姑息治疗最重要的目标。此外，阿片制剂和吗啡经常显示各种不良反应，包括严重便秘及头晕、眩晕、恶心和呕吐，这些不良反应可能严重限制或妨碍阿片制剂和吗啡在该患者组中的剂量和使用。

腹腔丛位于第一腰椎水平（LSP-1）的膈下，它由密集的交感神经纤维网络组成，这些纤维在腹腔干根部的水平处平行于腹主动脉的腹侧。

腹腔神经丛将几乎所有内脏器官包括胰、胆管、肝、肾、肠和盆腔疼痛的疼痛信号传输到更高的 CBS 中心。然而，它与其他神经节网络连接，腹腔神经丛组织不是此类肿瘤中疼痛的唯一来源，因为其他连接的神经结构也参与内脏疼痛的产生和传递，包括下腹神经丛和肠系膜神经丛。因此，仅仅是腹腔丛神经松解可能经常受限于解剖现实。

几十年来，通过腹腔神经丛局部注射治疗慢性疼痛综合征一直都在被尝试，特别是对胰腺癌和慢性胰腺炎患者。早在 20 世纪 50 年代，单中心就为 CPN 制定了第一个经皮治疗计划，但由于 X 射线技术的巨大局限性，这些技术一直没有取得很大进展，直到 20 世纪 80 年代 CT 扫描才得到发展。在 CT 扫描普及之后，几个中心尝

试在 CT 引导下腹侧或背侧通路，以在实时条件下经皮到达腹腔神经丛区域。最初的非对照研究和病例系列显示，在选定病例中有一些有限的临床成功，据报道，选取病例范围高达所涉患者的 60%～70%。然而，由于高度的专业化和经验，只有少数中心提供了这种形式的治疗，据报道，一些病例产生了严重的不良后果，包括截瘫、严重出血、形成感染（脓肿）、缺血甚至死亡。

20 世纪 90 年代，新的 EUS 技术促进了 EUS 在实时条件下引导 CPN 的进一步完善和新发展。第一病例报告和病例系列（Romanelli et al, 1993；Mercadante and Nicosia, 1998）和随后的无对照临床研究显示（Wiersemo, 1996；Puli et al, 2009；Arcidiacono et al, 2011），EUS-CPN 在选定患者中具有一些积极和持久的效果。这些效果包括减少多达 80%～90% 的治疗患者的镇痛药（剂量，服用的片数）。所报道的并发症发生率低，大多数不良后果仅涉及轻微后果，包括暂时性腹泻、暂时性低血压或轻度疼痛伴自发缓解。这种 EUS 治疗技术最令人感兴趣的问题之一，是单纯的前丛注射消融性物质在治疗过程中不能有效地被靶向和可视化。由于使用 EUS-FNI 缺乏可见性，因此无法计算或评估干预期间神经丛纤维/神经节的数量，这大大限制了其在临床实践中的适用性。迄今为止，尚无假对照、前瞻性、随机临床研究作为 EUS-CPN 的证据基础。

因此，一些工作组已经研究了单次注射双侧神经丛的效果，或者在一些患者中，在 EUS 引导下使用小口径 25 号针进行大范围注射，区域包括肠系膜上动脉（SMA）根部周围。这些研究报道了一些改进，但确认仍然缺乏数据。临床研究也很难实现，因为现代镇痛药为大多数受影响的患者提供了细微而细致的治疗机会，并且许多患者还受制于肿瘤或放射肿瘤治疗。

■ 腹腔神经丛阻滞与 CP 神经松解术（EUS-CPB，EUS-CPN）

腹腔神经丛阻滞（CPB）是一种 EUS 引导的注射技术，用于慢性胰腺疼痛综合征的局部治疗。EUS-CPB 通过局部注射药物来阻断腹腔神经神经节，而不会永久破坏神经节神经元组织。

这种方法可以与不同临床情况下的麻醉神经阻滞技术进行稳定比较。EUS-CPB 的目标是通过使用诸如局部麻醉药（例如利多卡因或普鲁卡因）等可逆物质，添加或不添加局部类固醇（曲安奈德）以降低这些情况下的神经周炎症，从而阻断头端神经元疼痛信号的传输。

相比之下，腹腔神经丛松解术（EUS-CPN）造成永久性和不可逆的神经损伤，并毒性破坏在 CPN 期间被注射射流击中的大多数组织。为此，大多数案例中使用了纯度为 98% 的乙醇溶液——结合普通的局部麻醉药。

为了避免 EUS-CPN 期间的毒性危害，操作员和助手在手术期间都必须穿戴耐液体服和面罩，以防止有毒物质飞溅、眼睛接触和其他附带的有害影响。对于 EUS-CPN 的性能，不同的注射针已经被使用，从小口径的 25G 针，22G FNA 针，到 19G 治疗性 FNA 针，而一个具有多个侧孔的专用注射针仍然可以在市场上买到（公司：迷迪环球，库克，波士顿，MTW、奥林巴斯、科维迪恩等）。迄今为止，尚无临床研究明确显示专用注射针在治疗产量方面的明显差异，这证明了其价格非常高。就个人而言，我们建议使用 19 或 20 规格的 FNA 针用于 EUS-CPN，因为宽腔道为注射的技术性能提供了一些优势，即使在相对刚性的组织中也是如此。这种方法还将——至少在理论上——减少在这种治疗条件下有毒物质飞溅的风险。

对于 EUS-CPN，使用专用的线性侧视或前视超声内镜，可直接显示腹腔丛神经的根部，在许多情况下也可显示部分神经丛的神经节（见下段）。腹腔神经丛起源于腹主动脉近端腹侧和头侧，而腹腔神经丛及其周围的神经节网络主要位于这种可见的神经节解剖位置附近。然而，较小的神经纤维和网络不能被 EUS 显示，这就限制了这项技术在这个临床环境中的发展——和许多怀疑但不可见的——结构（图 5.13）。EUS-CPN 性能的基本材料和仪器如图 5.13b 所示。然而，较小的神经纤维和神经网络无法被 EUS 显示，这将限制这项技术在临床环境中发展——许多疑似但不能显示——结构上（参见图像，图 5.13a）。EUS-CPN 基本材料和仪器的性能如图 5.13b 所示。

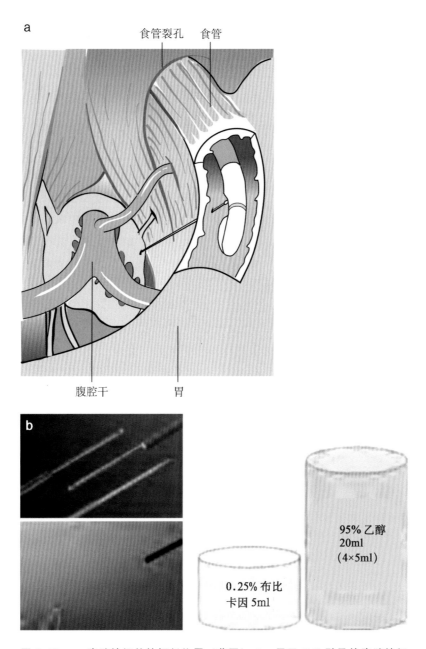

食管裂孔　食管

腹腔干　胃

b

95% 乙醇
20ml
(4×5ml)

0.25% 布比
卡因 5ml

图 5.13　a. 腹腔神经丛的解剖位置（草图）。b. 用于 EUS 引导的腹腔神经
丛神经松解的其他材料，也称为"EUS 引导的腹腔注射疗法"
（EUS-FNI）

　　在 EUS-CPN 术前，超声内镜向前推进并定位在胃食管结合部正下方的近端胃中。在 EUS 的直接观察下，然后将针小心地推进胃壁，并前进到可见的腹腔神经丛神经节，或怀疑这些结构的区域。这种常见 EUS-CPN 的原理在示意图中展示（图 5.14 a 和 b）。在将针朝向目标结构推进后，首先应该直接注射长效局部麻醉药，如通过在腹腔根部两侧注射 5～15ml 0.25 ％普鲁卡因（或类似药剂）——以避免手术期间引起的疼痛。

　　根据我们自己的经验，我们认为通常 20ml 的剂量就足够了。

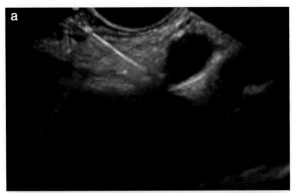

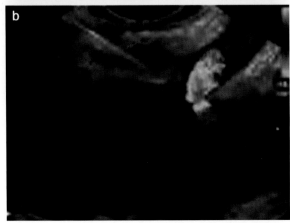

图 5.14 a. EUS 探头在后膈远端和头侧的位置腹腔干根部观察视图；FNA 针推出后直到其尖端几乎到达腹腔干的起源；b. 双侧 EUS 显示在 FNI 期间需要避免灌注到动脉干的确切位置，针尖到达回声减弱的结节状结构区域，该区域指的是腹腔神经丛神经网络的一部分

■■ 神经节内双侧 EUS-CPN 术和直接臂丛神经松解术

根据目前的研究（Hollerbach，2013；LeBlanc et al，2011；Ascunce et al，2011；Wyse et al，2011），腹腔干腹侧和头侧单独注射与腹腔干两侧双侧注射在治疗效果上似乎无显著差异。为了安全起见，特别是在注射治疗前或注射治疗期间，针头的可见度较低时，我们支持在腹侧接近腹腔干根部进行局部注射乙醇，以促进患者神经丛松解。最近的一项随机对照研究比较了中心注射法和双侧注射法，发现在临床结果方面没有显著差异。其他一些小型研究报道了双侧注射方法的一些益处，但是两种方法的临床结果差异仍然不明确。

使用现代高分辨率 EUS 设备，许多患者可

以直接看到部分主要的腹腔神经丛神经节。通常，腹腔丛神经节可以被描绘成腹部和腹腔干左侧的一串回声减低的小结节，很容易被误解为淋巴结或左侧肾上腺的一部分（图 5.15）。但与淋巴结相比，腹腔神经节并没有表现出中央回声增强。在许多情况下，在模仿珍珠链的形状，呈多个带状。70%～80% 的患者可以清楚地看到腹腔神经节，但是这种可见性会被腹水、腹膜后癌等因素所掩盖。最近一项回顾性的、不受控制的研究评估了 EUS-CPN 神经节内直接乙醇注射的可行性和结果，并将这项技术与双侧乙醇注射进行了比较。结果表明，将 EUS-CPN 直接注入腹腔神经节可显著改善患者术后疼痛评分，68% 的患者 VAS 评分优于 33% 双侧注射组的患者。但是本研究的局限性主要在于其设计不受控制、异质性和可能存在患者偏见。图 5.16 为 EUS 注射无水乙醇和荧光造影剂后的液体分布，CT 扫描显示单侧注射后和双侧注射后液体的典型分布（上图，单侧注射；下图，双侧注射）。EUS-CPN 可以在诊断肿瘤分期和活检期间进行，也可以作为单独局部治疗方法。

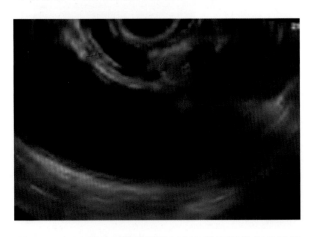

图 5.15 EUS 描绘了靠近腹腔干根部的腹腔神经丛网络中几个神经节的结构

已经进行了其他研究，旨在通过局部注射乙醇和（或）类固醇（通常是曲安奈德）来减轻良性胰腺疾病中的疼痛［如晚期慢性胰腺炎，一个术语称为腹腔神经丛阻滞（EUS-CPB）］。然而，这些非对照且通常为回顾性试验的结果（Kaufman et al，2010；Wilcox，2012）没有显示出具有临床意义和令人信服的

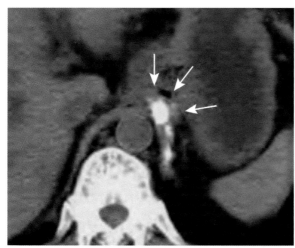
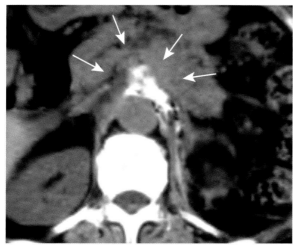

图 5.16　经 EUS 引导下在腹腔干和腹腔神经丛底部注入无水酒精和荧光造影剂后液体分布的 CT 图像：显示单侧注射后液体的典型分布和双侧注射后分布

临床研究中进行。

■ 腹腔神经丛消融术

基于以往和目前的研究，EUS-CPN 被认为是一种相对安全的治疗干预手段。然而，对于腹腔神经丛周围的任何治疗性干预，存在一些应被视为绝对和相对禁忌证的特殊情况：

■ 缺少患者签署的知情同意书（绝对）
■ 无法避免针道穿入血管，如门静脉高压症（相对）
■ 手术中无法显示针尖（绝对）
■ 严重凝血疾病（INR＞3，血小板减少＜50 000）（绝对）
■ 需要持续服用抗血小板药物或抗凝药，如 NOACs、氯吡格雷＋阿司匹林、香豆素、华法林等（相对）

在 EUS-CPN 期间，严重不良事件（SAEs）或不良反应的数量和结果已被证明是相对较低的，但是这种手术可能会对一些存在风险的患者造成严重伤害，包括致命的后果，从而暴露出一个很小但很显著的死亡率。EUS-CPN 的不良事件的总数可能在手术的 5％～10％，包括至少 2 例死于脾和（或）小肠缺血性坏死的死亡病例。因此，对于每一例患者，在符合适应证的基础上进行 EUS-CPN 手术操作时，应始终保持最大限度的细心和彻底，直到治疗结束，以避免发生灾难性的后果。

典型的可预期的并发症（Puli et al，2009；Arcidiacono et al，2011；Hollerbach，2013；Fujii et al，2012；Loeve and Morlensen，2013）包括：

■ 低血压，通常是自限性的
■ 短暂腹泻（1～2d）
■ 局部出血（通常是自限性的，非手术治疗）
■ 发热/高热，自限性的
■ 局部感染/脓肿形成/败血症：仅在注射类固醇后有报道
■ 罕见：缺血性梗死（胃、脾、小肠、结肠—单例）
■ 罕见：脊髓梗死/暂时性神经功能缺损（麻痹）

结果，因为报道中的短期"成功率"通常不超过 50％的患者，到目前为止，还没有关于这种技术的对照、随机研究；没有长期的经验，并且在所有以前的研究中，患者选择似乎是有偏移的。因此，在此情况下，EUS-CPB 使用类固醇仍然没有循证医学证据，而另一方面，一些报告已经报道在一些治疗患者中出现严重不良事件，包括局部脓肿形成和败血症发生，还包括一些由于胃和肠壁缺血性坏死而致死的患者病例，以及一些由于胃和肠壁缺血性坏死而致死的患者病例——后者仅联合应用了乙醇。总之，当 EUS-CPB 被考虑用于慢性胰腺炎的局部疼痛治疗时，这种方法应该在严格控制的

参 考 文 献

[1] Adler G, Seufferlein T, Bischoff SC, Brambs HJ, Feuerbach S, Grabenbauer G, Hahn S, Heinemann V, Hohenberger W, Langrehr JM, Lutz MP, Micke O, Neuhaus H, Neuhaus P, Oettle H, Schlag PM, Schmid R, Schmiegel W, Schlottmann K, Werner J, Wiedenmann B, Kopp I. S3-Guidelines《Exocrine pancreatic cancer》2007. Z Gastroenterol. 2007; 45; 487-523.

[2] American Cancer Society; Cancer Facts and Figures. Am Cancer Soc, Atlanta; 2007.

[3] Arcidiacono PG, Calori G, Carrara S, McNicol ED, Testoni PA. Celiac plexus block for pancreatic cancer pain in adults. Cochrane Database Syst Rev. 2011; 3; CD007519.

[4] Ascunce G, Ribeiro A, Reis I, Rocha-Lima C, Sleeman D, Merchan J, Levi J. EUS visualization and direct celiac ganglia neurolysis predicts better pain relief in patients with pancreatic malignancy (with video). Gastrointest Endosc. 2011; 73 (2); 267-74.

[5] Bahari HM, Ismail A. Endoscopic transgastric drainage of pseudopancreatic cyst. Med J Malaysia. 1982; 37; 316-7.

[6] Bakker OJ, van Santvoort HC, van Brunschot S, Geskus RB, Besselink MG, Bollen TL, van Eijck CH, Fockens P, Hazebroek EJ, Nijmeijer RM, Poley JW, van Ramshorst B, Vleggaar FP, Boermeester MA, Gooszen HG, Weusten BL, Timmer R. Endoscopic transgastric vs surgical necrosectomy for infected necrotizing pancreatitis; a randomized trial. JAMA. 2012; 307; 1053-61.

[7] DeWitt J, DiMaio CJ, Brugge WR. Long-term follow-up of pancreatic cysts that resolve radiologically after EUS-guided ethanol ablation. Gastrointest Endosc. 2010; 72; 862-6.

[8] Dumonceau JM, Polkowski M, Larghi A, Vilmann P, Giovannini M, Frossard JL, Heresbach D, Pujol B, Fernandez-Esparrach G, Vazquez-Sequeiros E, Gines A. Indications, results, and clinical impact of endoscopic ultrasound (EUS)-guided sampling in gastroenterology; European Society of Gastrointestinal Endoscopy (ESGE) clinical guideline. Endoscopy. 2011; 43;

897-912.

[9] Fujii L, Clain JE, Morris JM, Levy MJ. Anterior spinal cord infarction with permanent paralysis following endoscopic ultrasound celiac plexus neurolysis. Endoscopy. 2012; 44 (Suppl 2 UCTN); E265-6. Epub 2012 Jul 13

[10] Gardner TB, Coelho-Prabhu N, Gordon SR, Gelrud A, Maple JT, Papachristou GI, Freeman ML, Topazian MD, Attam R, Mackenzie TA, Baron TH. Direct endoscopic necrosectomy for the treatment of walled-off pancreatic necrosis; results from a multicenter U. S. series. Gastrointest Endosc. 2011; 73; 718-26.

[11] Giovannini M, Bernardini D, Seitz JF. Cystogastrotomy entirely performed under endosonography guidance for pancreatic pseudocyst; results in six patients. Gastrointest Endosc. 1998; 48; 200-3.

[12] Gottschalk U, Jenssen C, Webhofer T, Düffelmeyer M. How dangerous is endoscopic ultrasound? Results of a German prospective multicentric endoscopic ultrasound registry. Endoscopy. 2012; 44; 1231. submitted

[13] Hollerbach S. Endosonografisch gesteuerte Plexuscoeliacus-Blockade (EUS-FNI). In; Jenssen C, et al., editors. Kursbuch Endosonografie. Stuttgart; Thieme-Verlag; 2013.

[14] Hollerbach S, Willert J, Topalidis T, Reiser M, Schmiegel W. Endoscopic ultrasound-guided fine-needle aspiration biopsy of liver lesions; histological and cytological assessment. Endoscopy. 2003; 35; 743-9.

[15] Hollerbach S, Böcking A, Wellmann A. Interventionelle Endosonographie. Sichere Tumordiagnosen sind auch ohne Staging-Operationen möglich. Dtsch Arztebl. 2010; 107; A2390-1.

[16] Isayama H, Nakai Y, Kawakubo K, Kawakami H, Itoi T, Yamamoto N, Kogure H, Koike K. The endoscopic ultrasonography-guided rendezvous technique for biliary cannulation; a technical review. J Hepatobiliary Pancreat Sci. 2013; 20; 413-20.

[17] Jenssen C, Dietrich CF. Endoscopic ultrasound of gastrointestinal subepithelial lesions. Ultraschall Med. 2008; 29; 236-56. quiz 257-64

[18] Jenssen C, Hollerbach S. Endosonografisch geführte Feinnadelpunktion (EUS-FNP) In; Kurs-

buch Endosonografie. Stuttgart：THIEME Verlag；2013.

[19] Jenssen C，Möller K，Sarbia M，Wagner S. Endoscopic ultrasound-guided biopsy— indications，problems，pitfalls，troubleshooting，clinical impact. In：Dietrich CF，editor. Endoscopic ultrasound. An introductory manual and atlas. Stuttgart/New York：Thieme；2011a.

[20] Jenssen C，Mayr M，Nuernberg D，Faiss S. Complications of endoscopic ultrasound：risk assessment and prevention. In：Dietrich CF，editor. Endoscopic ultrasound. An introductory manual and atlas. Stuttgart/New York：Thieme；2011b. p. 176-96.

[21] Jurgensen C，Schuppan D，Neser F，Ernstberger J，Junghans U，Stolzel U. EUS-guided alcohol ablation of an insulinoma. Gastrointest Endosc. 2006；63：1059-62.

[22] Jurgensen C，Neser F，Boese-Landgraf J，Schuppan D，Stolzel U，Fritscher-Ravens A. Endoscopic ultrasound-guided endoscopic necrosectomy of the pancreas：is irrigation necessary? Surg Endosc. 2012；26：1359-63.

[23] Kaufman M，Singh G，Das S，Concha-Parra R，Erber J，Micames C，Gress F. Efficacy of endoscopic ultrasound-guided celiac plexus block and celiac plexus neurolysis for managing abdominal pain associated with chronic pancreatitis and pancreatic cancer. J Clin Gastroenterol. 2010；44 (2)：127-34.

[24] LeBlanc JK，Al-Haddad M，McHenry L，Sherman S，Juan M，McGreevy K，Johnson C，Howard TJ，Lillemoe KD，DeWitt J. A prospective，randomized study of EUS-guided celiac plexus neurolysis for pancreatic cancer：one injection or two？ Gastrointest Endosc. 2011；74 (6)：1300-7.

[25] Levy MJ，Gleeson FC，Campion MB，Caudill JL，Clain JE，Halling K，Rajan E，Topazian MD，Wang KK，Wiersema MJ，Clayton A. Prospective cytological assessment of gastrointestinal luminal fluid acquired during EUS：a potential source of false-positive FNA and needle tract seeding. Am J Gastroenterol. 2010；105：1311-8.

[26] Loeve US，Mortensen MB. Lethal necrosis and perforation of the stomach and the aorta after multiple EUS-guided celiac plexus neurolysis procedures in a patient with chronic pancreatitis. Gastrointest Endosc. 2013；77：151.

[27] Mercadante S，Nicosia F. Celiac plexus block：a reappraisal. Reg Anesth Pain Med. 1998；23：524.

[28] Moehler M，Al-Batran SE，Andus T，Anthuber M，Arends J，Arnold D，Aust D，Baier P，Baretton G，Bernhardt J，Boeing H，Bohle E，Bokemeyer C，Bornschein J，Budach W，Burmester E，Caca K，Diemer WA，Dietrich CF，Ebert M，Eickhoff A，Ell C，Fahlke J，Feussner H，Fietkau R，Fischbach W，Fleig W，Flentje M，Gabbert HE，Galle PR，Geissler M，Gockel I，Graeven U，Grenacher L，Gross S，Hartmann JT，Heike M，Heinemann V，Herbst B，Herrmann T，Hocht S，Hofheinz RD，Hofler H，Hohler T，Holscher AH，Horneber M，Hubner J，Izbicki JR，Jakobs R，Jenssen C，Kanzler S，Keller M，Kiesslich R，Klautke G，Korber J，Krause BJ，Kuhn C，Kullmann F，Lang H，Link H，Lordick F，Ludwig K，Lutz M，Mahlberg R，Malfertheiner P，Merkel S，Messmann H，Meyer HJ，Monig S，Piso P，Pistorius S，Porschen R，Rabenstein T，Reichardt P，Ridwelski K，Rocken C，Roetzer I，Rohr P，Schepp W，Schlag PM，Schmid RM，Schmidberger H，Schmiegel WH，Schmoll HJ，Schuch G，Schuhmacher C，Schutte K，Schwenk W，Selgrad M，Sendler A，Seraphin J，Seufferlein T，Stahl M，Stein H，Stoll C，Stuschke M，Tannapfel A，Tholen R，Thuss-Patience P，Treml K，et al. German S3-guideline 《diagnosis and treatment of esophagogastric cancer》. Z Gastroenterol. 2011；49：461-531.

[29] Park DH，Lee SS，Moon SH，Choi SY，Jung SW，Seo DW，Lee SK，Kim MH. Endoscopic ultrasound-guided versus conventional transmural drainage for pancreatic pseudocysts：a prospective randomized trial. Endoscopy. 2009；41：842-8.

[30] Polkowski M，Larghi A，Weynand B，Boustiere C，Giovannini M，Pujol B，Dumonceau JM. Learning，techniques，and complications of endoscopic ultrasound (EUS)-guided sampling in gastroenterology：European Society of Gastrointestinal Endoscopy (ESGE) technical guideline. Endoscopy. 2012；44：190.

[31] Puli SR，Reddy JB，Bechtold ML，Antillon MR，

Brugge WR. EUS-guided celiac plexus neurolysis for pain due to chronic pancreatitis or pancreatic cancer pain: a meta-analysis and systematic review. Dig Dis Sci. 2009; 54: 2330.

[32] Romanelli DF, Beckmann CF, Heiss FW. Celiac plexus block: efficacy and safety of the anterior approach. Am J Roentgenol. 1993; 160: 497-500.

[33] Runzi M, Niebel W, Goebell H, Gerken G, Layer P. Severe acute pancreatitis: nonsurgical treatment of infected necroses. Pancreas. 2005; 30: 195-9.

[34] Seifert H, Wehrmann T, Schmitt T, Zeuzem S, Caspary WF. Retroperitoneal endoscopic debridement for infected peripancreatic necrosis. Lancet. 2000; 356: 653-5.

[35] Seifert H, Biermer M, Schmitt W, Jurgensen C, Will U, Gerlach R, Kreitmair C, Meining A, Wehrmann T, Rosch T. Transluminal endoscopic necrosectomy after acute pancreatitis: a multicentre study with long-term follow-up (the GEPARD study). Gut. 2009; 58: 1260-6.

[36] Sharples L, Jackson C, Wheaton E, Griffith G, Annema J, Dooms C, Tournoy K, Deschepper E, Hughes V, Magee L, Buxton M, Rintoul R. Clinical effectiveness and cost-effectiveness of endobronchial and endoscopic ultrasound relative to surgical staging in potentially resectable lung cancer: results from the ASTER randomised controlled trial. Health Technol Assess. 2012; 16: 1-82.

[37] Sobin LH, Gospodarowicz MK, Wittekind C. UICC: TNM classification of malignant tumors. 7th ed. Chichester/West Sussex/Hoboken: Wiley-Blackwell; 2009.

[38] Varadarajulu S, Christein JD, Tamhane A, Drelichman ER, Wilcox CM. Prospective randomized trial comparing EUS and EGD for transmural drainage of pancreatic pseudocysts (with videos). Gastrointest Endosc. 2008; 68: 1102-11.

[39] Wang KX, Ben QW, Jin ZD, Du YQ, Zou DW, Liao Z, Li ZS. Assessment of morbidity and mortality associated with EUS-guided FNA: a systematic review. Gastrointest Endosc. 2011; 73: 283-90.

[40] Wiersema MJ, Wiersema LM. Endosonography-guided celiac plexus neurolysis (EUS-CPN) in patients with pain due to intra-abdominal malignancy (IAM). Gastrointest Endosc. 1996; 44 (6): 656-62.

[41] Wilcox CM. Tinkering with a tarnished technique: isn't it time to abandon celiac plexus blockade for the treatment of abdominal pain in chronic pancreatitis? Clin Gastroenterol Hepatol. 2012; 10 (2): 106-8. Epub 2011 Nov 9

[42] Will U, Meyer F. Endoscopic ultrasonography (EUS) -guided transluminal cholangiodrainage (EUCD) — a novel option of interventional endoscopy in the interdiciplinary management of obstructive jaundice. Zentralbl Chir. 2012; 137: 20-31.

[43] Will U, Fueldner F, Thieme AK, Goldmann B, Gerlach R, Wanzar I, Meyer F. Transgastric pancreatography and EUS-guided drainage of the pancreatic duct. J Hepato-Biliary-Pancreat Surg. 2007; 14: 377-82.

[44] Wyse JM, Carone M, Paquin SC, Usatii M, Sahai AV. Randomized, double-blind, controlled trial of early endoscopic ultrasound-guided celiac plexus neurolysis to prevent pain progression in patients with newly diagnosed, painful, inoperable pancreatic cancer. J Clin Oncol. 2011; 29 (26): 3541-6.

[45] Yasuda I, Nakashima M, Iwai T, Isayama H, Itoi T, Hisai H, Inoue H, Kato H, Kanno A, Kubota K, Irisawa A, Igarashi H, Okabe Y, Kitano M, Kawakami H, Hayashi T, Mukai T, Sata N, Kida M, Shimosegawa T. Japanese multicenter experience of endoscopic necrosectomy for infected walled-off pancreatic necrosis: the JENIPaN study. Endoscopy. 2013; 45: 627.

第6章 内镜下介入治疗吻合口瘘和瘘管

Rudolf Mennigen，Mario Colombo-Benkmann，and Mike Laukötter

尽管外科手术在不断进步，上消化道术后吻合口瘘的发病率和死亡率仍不断升高。目前，这些并发症可以通过非手术方法如内镜下介入技术进行治疗。支架治疗和内镜下负压吸引治疗已经分别成为上消化道吻合口瘘和直肠吻合口瘘的常规治疗方法。近来吻合口瘘和瘘管的内镜治疗出现了两种新技术：上消化道的内镜负压吸引治疗和放置内镜外金属夹（OTSC），而前者已经成为常规治疗手段。

6.1 上消化道和下消化道吻合口瘘

■ 分类

虽然消化道吻合口瘘类型很多，在选择内镜下治疗方法之前，我们仍要对吻合口瘘进行简单的分类。内镜下治疗选择取决于吻合口瘘的位置、分级（表 6.1）、发病时间及其他影响因素。

表 6.1　**手术并发症的 Clavien-Dindo 分类**（Clavien et al，2009）

1 级：任何偏离正常术后恢复流程但不需要药物治疗或手术、内镜和放疗干预的并发症
2 级：不包含于第 1 级的需要药物治疗的并发症，输血和肠外营养也包含在内
3 级：需要手术、内镜或放射治疗的并发症
4 级：危及生命的（包括中枢神经系统并发症）需要重症监护/重症监护病房治疗的并发症
5 级：导致患者死亡的并发症
根据临床预后和需要接受治疗的方案进行并发症的分级

根据以下方面进行吻合口瘘的分类
─ 位置（上消化道或下消化道）
─ 既往手术和吻合方法的种类（如食管切除并胃代食管、胃切除术、直肠切除术）
─ 术后诊断时间：急性或慢性吻合口瘘
─ 吻合口瘘的大小（环管壁周径的百分比）
─ 是否存在瘘腔
─ 并发症的严重程度（Clavien-Dindo 分类，表 6.1）

■ 治疗选择：手术、内镜还是非手术治疗？

术后吻合口瘘是否可以采用内镜治疗，取决于并发症的严重程度和患者的一般状况。根据 Clavien-Dindo 分类，内镜治疗主要用于 3 级并发症，即不能单纯通过肠外营养、抗生素，以及放置胃管治疗的吻合口瘘。这类患者多处于脓毒血症状态，但尚未达到 4 级并发症（器官衰竭）标准。举个典型的例子——食管切除、食管胃吻合并胃代食管术后出现吻合口部位裂开。在这种情况下，内镜治疗是大多数病例的首选，可以替代手术治疗。对于上面举例的情况，内镜下支架植入是标准治疗方法；但最近，内镜下负压吸引治疗也越来越广泛地应用于这些病例中。一个典型的下消化道 3 级并发症病例就是回肠切除改道术后在小骨盆和直肠出现吻合口瘘伴瘘腔形成。这种情况下，内镜下负压吸引治疗被认为是标准治疗方案。

成功的内镜下治疗可以降低发病率和死亡率，甚至已经改变了 4 级并发症治疗方案。现在，对于一些特定的器官功能不全的 ICU 重症患者，内镜下处理也是备选方案。但是对于这些病例，内镜下治疗能否控制危及生命的脓毒症的评估至关重要。如果通过内镜下治疗不足以控制脓毒症或吻合口本身不适合内镜下治疗（如食管切除术后胃代食管），手术治疗仍是首选。

内镜下治疗方法的选择取决于上述几点，瘘的位置（上消化道选择支架或者内镜下负压吸引治疗，下消化道选择内镜下负压吸引治疗）、吻合口周围情况，以及是否存在瘘腔感染尤其重要。这些方面在此后内镜技术章节逐一讨论。

6.2 支架治疗

■ 腔内支架的适应证、证据及重要性

自膨胀内镜置管（如支架）植入用于治疗食管胃吻合术和食管空肠吻合术后瘘、食管穿孔及肥胖手术术后瘘。目前，支架不适用于十二指肠、空肠和回肠的穿孔或瘘的治疗。

现在，支架是用合金网做成，如使用有记忆效果的镍钛合金编织成圆柱形网状支架。支架可以部

分或全部覆盖硅胶，以防止黏膜长入支架网孔内部。支架的两端都留有可拉伸的线，可以通过调整支架的内径及支架在腔内位置，以便于支架取出。与以往单纯的塑料自膨胀支架不同，镍钛合金支架的优点在于无须特殊准备，操作简便。

在某些手术后，如胃袖状切除等，支架可以覆盖多个缝线缝隙，因此更具优势，也很容易移位后在内镜下取出或调整位置。

最常见的支架植入的适应证是食管切除术后吻合口瘘（51%），其次是诊断性或介入性内镜操作导致的医源性穿孔（25%），如内镜下黏膜切除术后狭窄行球囊或探条扩张，或内镜下逆行胰胆管造影，再次是 Boerhaave 综合征（17%），以及良性瘘，如食管和气管、支气管之间的瘘管（van Boechel et al，2011）。即使吻合口环周径全部裂开，依然可以置入支架成功治疗。同样适用于减肥手术如胃旁路手术、胃袖状切除手术和胆胰改道术后瘘（Puli et al，2012）。

覆膜支架在瘘和消化道之间形成一道物理屏障，避免消化道分泌物和瘘接触，这是封闭瘘的先决条件。此外，患者可以在支架植入 24~48h 后开始肠内营养，起初可通过空肠管，之后可以经口正常进食。这样能够有效避免肠外营养频繁使用，并减少其并发症的发生（Puli et al，2012）。

因为患者数量较少，尚缺乏前瞻性研究，就更谈不上随机研究，因此证据级别较低。尽管如此，腔内支架仍然是术后吻合口瘘和瘘管治疗的金标准。

■ 人力、器械和组织的要求

腔内支架植入需要至少 2 名、最好是 3 名具有相关操作经验的专业人士：专业的手术医师和 2 名掌握支架植入相关知识的助手。

器械包括一支胃镜和一支坚硬的导丝，导丝的尖端抵住管壁时可螺旋弯曲（例如 Eder-Puestow）。这个可螺旋弯曲的头端可以减少空腔脏器穿孔的风险。导丝长度为 200cm。

首先将无菌温水注入传送系统，确保支架释放后可以快速膨胀。我们在实践中，需在 X 线透视下输送支架。因此，需要使用 X 线无法透过的针进行体表标记，如铅制针，当瘘邻近食管上括约肌时，用其标记瘘的位置和食管入口，并

根据瘘的位置酌情标记食管胃交界或幽门。要使用鳄鱼钳调整支架放置位置。

理想情况下，支架应该在 X 线透视下植入，并在植入过程中监测支架放置到达瘘的位置，直至最后支架膨胀的全过程。

放置过程中，患者采用仰卧位，并进行镇静。如果出现明显的反流，应采用气管插管以减少自主呼吸，避免出现呼吸衰竭及瘘。过程中必须进行持续氧饱和监测，对于心力衰竭或明确心血管危险因素的患者应进行心电监护。

一般来说，在支架植入过程中，可自主呼吸的患者应进行持续鼻导管吸氧。这可以避免操作过程中氧饱和度的下降。很多已存在心肺功能不全的患者，支架放置过程进行镇静可能诱发呼吸衰竭。因此，应准备包括面罩、可供氧的心肺复苏设备，确保发生紧急情况时可进行气管插管。

当需要取出支架时，在咽喉发生支架和取物钳分离可能导致急性呼吸阻塞，从而导致窒息。若立即使用内镜活检钳尝试取出掉落的支架很容易失败。发生上述情况时，我们推荐立刻插入喉镜并进行气管插管，在直视下找到支架并使用强力持针器尽快取出。因此，我们推荐提前准备以上器械。

由于选择的支架类型不同，在对瘘进行治疗时，我们推荐在支架放置 6 周后将其取出。全覆膜支架具有完全不损伤黏膜的优点；但对于部分覆膜支架，有黏膜长入支架的风险。这不仅会阻碍支架的取出，也会导致大面积黏膜损伤。因此，有一些部分覆膜支架取出过程中出现瘘的报道。

另一方面，因全覆膜支架表面光滑，容易在黏膜表面滑动，因此有移位的风险。选择两端和中央内径合适的支架可以有效避免移位。一般而言，我们会选择中央内径 25mm、两端直径至少 30mm 的全覆膜支架。

■ 过程

首先对镇静或插管患者进行诊断性内镜检查。内镜检查范围应包含全部内镜可以探及的消化道，而不只包括食管。在对瘘进行白光内镜检查的同时，应使用水溶性造影剂进行 X 线透视，这可确保准确发现食管气管瘘的位置。造影剂通过喷洒管注入内镜中。注入造影剂后，在 X 线

透视下使用标记物在皮肤上标记瘘的位置（图6.1）。必须使用胶带将标记物固定到患者的皮肤。标记物不应接触患者的衣物。如果瘘靠近食管上括约肌，也应采用相同方法在皮肤上标记食管上括约肌，以避免出现支架上端置入咽喉部的失误。在使用支架治疗胃袖状切除术后瘘时，同样应标记幽门位置，以确保支架远端跨过幽门，以保证支架牢固。

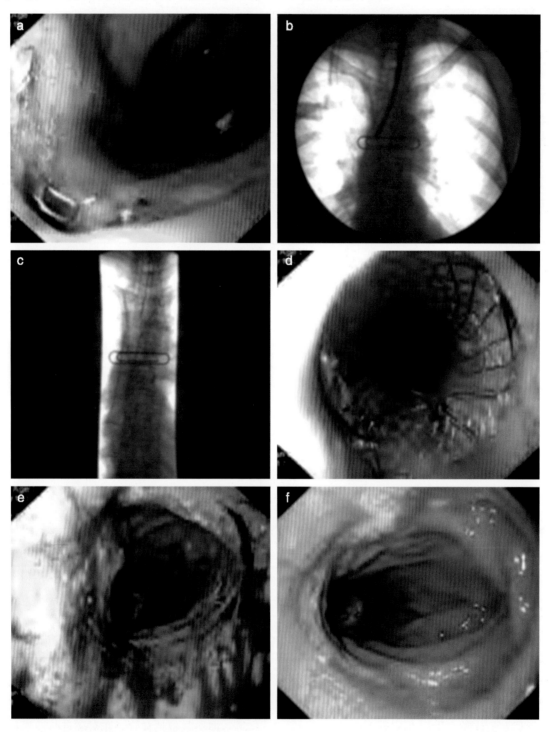

图 6.1　支架放置的步骤　a. 食管切除术后胃代食管吻合口瘘，位于 7 点钟方向；b. 在皮肤标记吻合口的位置；c. 当支架中部到达瘘时放置支架；d. 支架上端的内镜图像；e. 支架放置 6 周后移除支架，可以看到多个黏膜破损，瘘已经完全闭合；f. 3 周后内镜下表现：所有黏膜破损均消失，吻合口愈合。

同时，无菌温水通过另外的管道注入胃镜内。随后，在内镜下放置导丝（Eder-Puestow），导丝的末端应超过预计支架位置的远端。在内镜撤出后可以利用辅助装置保护导丝防止移位。另外，很重要的是应警惕在体外的导丝有可能损伤面部和眼睛。

操作过程中，将导丝通过润滑后的孔道送入，再置入支架确保有效封闭瘘或瘘管，在支架和传送装置分离并膨胀释放后，将传送系统和导丝同时取出。需要注意的是要保证支架按计划放置到位。如果出现支架移位或必须调整位置，就要用到内镜抓取钳。

内镜下测量的最后一步需要记录支架上端距离门齿的距离，精确到厘米，来确认是否放置到位。在支架尚未完全膨胀前无须调整位置，因为这会增加移位的风险，除非是一些必须调整支架位置的情况。

如果怀疑新植入支架出现移位，可以通过 X 线透视和造影剂来确认，证实瘘尚未完全封闭。偶尔会出现选择的支架过小，支架和消化道之间会出现缝隙的情况。

没有必要对于无症状正常进食的患者进行特别的随访。

通过牵拉内镜抓取钳能够取出支架。若支架的两端因为黏膜生长导致支架与消化道内膜粘连，可以通过机械或高温的方法解除粘连。

从技术上来讲，对于非肥胖患者支架完全封闭瘘和瘘管的成功率为 98%～100%（van Boeckel et al，2011）。

非肥胖患者支架放置的时间平均在 6 周左右，文献报道的平均时间为 3～17 周（van Boeckel et al，2011），肥胖患者为 6～8 周（Puli et al，2012）。

支架放置时间过短会导致无法完全封闭瘘，而放置时间过长可能出现支架移位或支架内黏膜细胞的生长，严重影响支架的取出过程，并导致消化道损伤风险。不仅如此，放置时间过长也会引起吞咽困难。

非肥胖患者取出全覆膜支架几乎不会出现并发症。而部分覆膜支架取出后，8% 的患者会出现并发症（van Boeckel et al，2011）。肥胖患者

支架取出成功率在 92%（Puli et al，2012）。

85% 的非肥胖患者及 88% 的肥胖患者放置支架可以达到瘘或瘘管的完全封闭。瘘管成功治疗是指在移除支架后进行 X 线透视下造影，消化道外无造影剂残留，这就证实瘘和瘘管已经完全闭合。

如果瘘仍然存在，可以再次放置支架。

■ 可能的并发症和治疗

支架植入的相关并发症很少发生，如消化道出血或穿孔，发生率大概只有 3%（van Boeckel et al，2011）。

支架移位是最常见的并发症之一。在非肥胖患者中，使用全覆膜支架移位发生率为 26%，而部分覆膜支架为 13%。而对于肥胖患者，其发生率分别为 16% 和 9%（Puli et al，2012）。肥胖患者的支架可能移位至空肠。对于这些病例，需要手术取出支架；个别患者可通过排便自行排出。如再次放置仍不成功，应考虑换成更大的支架或采取其他治疗方法。

相反，与全覆膜支架（7%）相比，部分覆膜支架（12%）更容易出现支架内上皮生长（van Boeckel et al，2011），从而导致支架无法取出（Puli et al，2012）。

26% 全覆膜支架和 13% 部分覆膜支架患者需要二次内镜治疗（van Boeckel et al，2011）。由于偶尔会被食物阻塞支架的情况（Puli et al，2012），建议进食前需将食物切碎，一旦出现食物阻塞支架时，应通过内镜取出支架。

有 13% 的非肥胖患者可能出现支架后瘘未完全闭合或者支架植入并发症，需要采取手术治疗（van Boeckel et al，2011）。支架植入术后死亡原因在于瘘引起的脓毒血症而并非支架本身。非肥胖病人脓毒血症的发生率为 18%（van Boeckel et al，2011）。

管腔内支架植入是上述并发症的标准治疗方法，临床应用已有 10 年以上。但随着医疗技术的进步，新的治疗方法层出不穷。因此，可以想象随着新治疗方法的不断出现，在未来几年里，会涌现更多新的治疗手段。

6.3　内镜下负压吸引治疗（EVT）

■ 指征和证据

负压吸引治疗［内镜下负压吸引治疗（EVT）、真空封闭、真空辅助封闭（VAC）治疗、创面负压治疗（NPWT）］主要由连接负压的海绵为基础的吸引系统构成，可以减少细菌的污染、渗出和局部水肿，并促进肉芽组织生长（Holle et al，2007），加速伤口愈合。自20世纪90年代初这项治疗技术问世以来，几乎所有部位的严重创伤均可以选择内镜下负压吸引治疗，这项技术也几乎纳入了所有外科治疗规范中（Argenta and Morykwas，1997）。其最初主要用于治疗不同长度和大小的浅表皮肤感染（Argenta and Morykwas，1997；Vikatmaa et al，2008），此后体内EVT最早成功地用于封闭直肠切除术后吻合口瘘（Weidenhagen et al，2008；Willy et al，2006）。在这些病例中，当病灶靠近括约肌或吻合口时，会产生大量炎性分泌物和气体，进而导致盆腔出现潜在的局部严重腹膜炎。对于出现局部低位腹膜炎的病例，由于内镜可以干预，可以选择Endo-SPONGE治疗（图6.2）。此种治疗方法是在内镜下将套管放置于瘘腔位置，待内镜从套管中退出后，使用推进器将海绵放置其中。随后Endo-SPONGE系统将瘘腔吸引呈真空，和海绵表面接触的组织通过海绵被吸到另一侧。

首先在病灶放置聚氨酯海绵，然后连接外置负压系统，直肠的瘘腔在负压系统启动后会自动形成真空，因此不必和皮肤创伤一样进行真空密封。封闭的成功率超过90%，从而避免再次手术及经历复杂的术后恢复过程（Glitsch et al，2008；Weidenhagen et al，2008）。各种术后并发症包括上消化道（GI）穿孔和瘘（吻合口撕裂或瘘）在内，可以发生于诊断性或介入性内镜操作及其他治疗手段（如放置胃管、内镜下经皮胃造口、经食道超声心动图）之后，也可见于疾病（溃疡、肿瘤、布尔哈弗综合征等疾病）的自然演归过程中。这些穿孔常会导致难以治疗的严重脓毒血症，尤其是发生纵隔炎或腹膜炎时

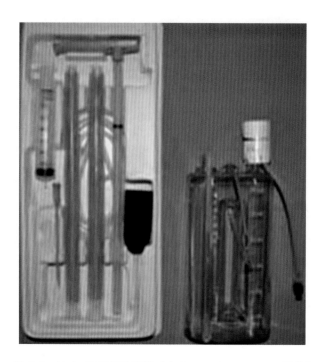

图 6.2　Endo-SPONGE 系统（由 Braun Melsungen AG 提供）

（Junemann-Ramirez et al，2005），脓毒血症的发生率和死亡率都很高。据报道，食管切除术后吻合口瘘发生率为1%～30%（Ahrens et al，2010；Whooley et al，2001），且能够导致近40%的死亡率（Miller et al，1997；Pross et al，2000）。因此，术后吻合口瘘的患者需要更完善的治疗方案，必须要控制脓毒病灶，也要降低其高死亡率，并减轻临床负担（Junemann-Ramirez et al，2005）。

从非手术治疗到手术治疗，有很多截然不同的方法可供选择。手术治疗方法包括吻合口修补、封闭病灶及病灶周围放置引流，或手术完全切除瘘口部分。这些方法往往难度较大，同时有较高的严重并发症发生率和死亡率。因此再次手术通常不能成为合理的选择。

当前，越来越多的微创治疗方法已经成为治疗各种术后并发症的首选。如果内镜治疗技术成熟，非手术治疗可能更具优势。内镜下夹闭（Mennigen et al，2013；Rodella et al，1998）、纤维蛋白胶注射、可吸收填塞物、内镜下缝合（EndoCinch）（Adler et al，2001；Fritscher-Ravens et al，2010）都被用于较小的病变的闭合。现在，全覆膜金属或塑料支架的放置（Doniec et al，2003；Hunerbein et al，2004）仍然是食管瘘最常见的治疗方法。这些支架的放置经过大量研究有效性已被证实（Tuebergen et al，2008；van Boeckel et al，2011）。但是，支架并不能完全闭合所有的瘘（van Boeckel et al，2011），且据报道支架移位的发生率高达 40％（Kauer et al，2008）。还有其他严重并发症包括因为肉芽组织的生长或瘢痕继发狭窄导致支架取出失败等（Doniec et al，2003；Loske and Muller，2009；Schubert et al，2005）。支架在腔内跨过病变部位、防止继续渗漏污染物，对于减少吻合口瘘周

围组织持续炎症渗出是非常必要。而被广泛认可的支架治疗现在越来越面临内镜下负压吸引治疗（EVT）的挑战。EVT 已被认为是低位结直肠吻合口瘘的标准治疗方法，其在上消化道的应用直到几年后才发展起来。自从 EVT 被证实可应用于上消化道后，其可成功用于治疗食管瘘的报道屡出不鲜。而且所有成功率较高（瘘和穿孔的愈合率为 84％～100％），且几乎都没有出现严重的术后并发症。因此，EVT 这项技术有潜力成为术后上消化道瘘的一线治疗方案（表 6.2）。

表 6.2　内镜下负压吸引治疗（EVT）用于治疗不同原因瘘

文献	例数	EVT 指征	成功率（通过 EVT 封闭瘘）
Weidenhagen et al	6	6× a. l.	6/6（100％）
Wallstabe et al	1	1× a. l.	1/1（100％）
Brangewitz et al	32	30× a. l. 1× perf. 1× b. s.	27/32（84％）
Schniewind et al	17	17× a. l.	15/17（88％）
Bludau et al	14	8× a. l. 6× perf.	12/14（87％）
Smallwood et al	6	1× a. l. 5× perf.	6/6（100％）
Schorsch et al	35	21× a. l. 7× perf. 1× b. s. 6× o. o.	32/35（91％）
Kuehn et al	21	11× a. l. 8× perf. 2× b. s.	19/21（91％）
Seyfried et al	1	1× b. surg.	1/1（100％）
总计	133	95× a. l. 27× perf. 4× b. s. 1× b. surg. 6× o. o.	119/133（89.5％）

对目前已经报道的 EVT 文献归纳，总结患者数量以及闭合成功率（数量和比例），a. l：吻合口瘘，perf：穿孔，b. s：Boerhaave 综合征，b. surg：肥胖手术，o. o：其他指征。

自从最早被 Wedemeyer 等和 Loske 等报道后，上述方法已被所有作者采纳，在操作过程中很少变化。最近，商业上已经可以提供使用套管的官方认证引流系统（Endo-SPONGE®，Braun Melsungen AG）。

■ 策略和组织要求

对于上消化道吻合口瘘或穿孔病例，内镜下介入治疗是一种有效的治疗方法（Maish et al，2005）。内镜下负压吸引治疗需要一个经验丰富的内镜团队和设施齐全的内镜单元，并额外配备介入相关 X 线透视，检查者在 EVT 方面要经过良好的训练。EVT 可以在清醒镇静或一般麻醉下进

行，上述方法的选择根据患者的一般情况来决定。可以提供的工具和设备见图 6.3a。

■■ 材料

■ 1× 一侧开放的聚氨酯海绵（如 Viva-noMed® Foam，Paul Hartmann AG，Heidenheim，德国；V. A. C. Granu-Foam，KCI-Kinetic Concepts，Inc.，得克萨斯州，美国）

■ 1× 电动负压吸引系统（如 VivanoTec®，Paul Hartmann AG，Heidenheim，德国）

■ 1× 聚氯乙烯（PVC）胃十二指肠管（如 Covidien™ Salem Sump™，14 Fr/Ch

（4.7 mm）×114 cm，Covidien™，马萨诸塞州，美国）

- 2×缝合材料（如 Ethibond Excel，Ethicon，Johnson & Johnson MEDICAL GmbH）
- 1×剪刀，1×夹钳，1×持针器，1×麦氏钳，1×喉镜，1×用于 Redon 植入系统的金属针，1×鼻引流管，1×内镜下活检钳及润滑液

■ 内镜下负压吸引治疗（EVT）流程

EVT 在清醒镇静或全身麻醉下进行，选择的方法取决于患者的一般情况。在内镜下对瘘的形状和腔道进行评估后，将聚氨酯海绵剪裁成合适的形状（图 6.3b）。在近端和远端分别将海绵与聚氯乙烯（PVC）胃十二指肠管缝合固定（图 6.3c），使胃十二指肠管和病变部位通过海绵相连接，并在海绵的顶端进一步环形缝合固定（L 环）（图 6.3d）。这样就可以在内镜下用活检钳固定的缝线，较容易地将海绵放置在常规难以进入的瘘腔和其他空隙内。海绵剪裁完毕后（图 6.3d），用活检钳钳夹环形缝线（图 6.3e）紧贴

内镜，在内镜的直视下将海绵放置于瘘腔内。如果因为管腔过窄（＜10mm）内镜无法到达可疑感染的脓肿位置，可以通过内镜下球囊（食管球囊扩张导管，10～12mm，Boston Scientific，Ratingen，德国）扩张进一步开放管腔，使得标准内镜可以通过，并对腔内感染病灶进行检查。海绵放置之后，通过鼻腔放置真空引流管。持续通过电动真空泵系统（如 VivanoTec©，Paul Hartmann Ag，Heidenheim，德国）连接引流管进行 100～125mmHg 负压吸引，持续的负压吸引可保证海绵固定在位。当海绵引流系统工作时，可以用鼻肠内营养管、经皮内镜下胃造瘘术（PEG）或空肠造瘘营养管来保证肠内营养，上述方法均可作为选择（图 6.4a）。按计划每 3～5 天更换海绵，每次更换都要重新评估病变的大小，并根据大小形状剪裁为匹配的海绵。每次吸引停止之后，可以通过口腔将引流管拔出。推荐提前使用 0.9％生理盐水溶液对引流管进行冲洗，以清除海绵侧残留的肉芽组织。在一些情况下，必须在内镜下使用活检钳清除海绵内残留物。经过数次疗程后，当病变缩小到内镜无法通过时，海绵放置位置由病变腔内改为消化道腔内。

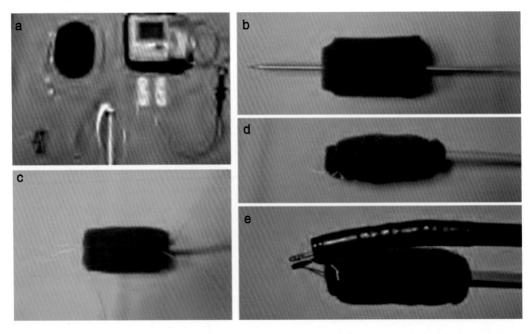

图 6.3　内镜下负压吸引治疗（EVT）在上消化道应用　a. 必要的材料准备；b. 中空的聚氨酯海绵，海绵准备；c. 将海绵安装于胃管，用于内镜下负压吸引治疗；d. 海绵安装完毕，两端 L 环形固定使其易于放置；e. 使用活检钳利用"顶端钳夹放置方法"将海绵引流系统放置于食管内。

分泌物通过管腔引流，负压吸引使得管腔暂时完全闭合。在缺少消化道外病变腔隙时（如在Boerhaave综合征形成透壁病变的早期），上消化道病变多推荐使用海绵全部覆盖病变部位。当病变过小不需要继续放置海绵，而且病变部位表面已经被覆上皮时可以停止EVT（图 6.4b-d）。吻合口的完全愈合应通过内镜和X线造影证实。通常病变在 1～2 周闭合。

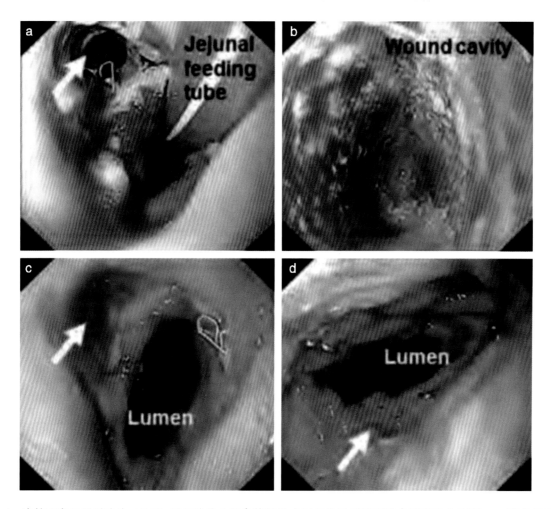

图 6.4　内镜下负压吸引治疗（EVT）用于治疗 1 例食管切除术后吻合口裂开导致食管胃吻合口瘘　a. 在术后 3d 出现于吻合口环（箭头）旁的纵隔腔隙；b. 内镜下负压吸引治疗后 3d 在病变腔隙内形成肉芽组织；c. 更换 4 次海绵后的残余病变和肉芽组织（箭头）；d. 内镜下负压吸引治疗 3 周并更换 7 次海绵后吻合口完全愈合。

■ 某些并发症的控制

EVT 在上消化道食管病变治疗中是可行的，并且优于以往的治疗方法，如手术修补和支架放置术。尽管 EVT 需要多次内镜操作（每 3～4 天），其较以往的治疗优势在于可以对病变腔隙常规进行内镜下监视，通过真空系统获得最佳引流。这就可以实现感染的有效控制和病变的最终闭合。

尽管 EVT 相关研究报道在不同类型上消化道瘘中都获得了巨大成功，操作过程中也未出现相关的并发症（表 6.2），但每次海绵的更换都有或大或小的风险。在我们纳入的 52 例患者的单中心前瞻性研究中，远端食管切除术后迟发吻合口闭合不全患者出现了 2 例致命性消化道大出血的严重并发症。因此，我们强烈推荐 EVT 用于食管穿孔治疗时，每一次内镜下海绵放置前后进行胸腔的 CT 扫描，以排除海绵的近端可能紧邻心血管，避免出现侵蚀大出血的风险。如果 CT 提示在海绵和主要胸腔血管组织之间没有其他组织间隙，则被认为是紧邻心血管组织，这就提示这些患者存在 EVT 应用后的并发症风险，应严格评估其他治疗方法，并放弃支架植入等治疗策略。

轻微的 EVT 相关并发症如因为吞咽和咳嗽等动作导致海绵移位或海绵取出后小出血并不需要更多的处理，可以继续进行 EVT。推荐在这些病例中将海绵固定在引流管上，对于小的表面出血的病例应中断治疗 1～2d。

对于引流不完全或者大的纵隔腔隙的病例，可以同时采用 2 套海绵引流系统分别进行引流。有些时候，仅一套额外的引流系统可能还不够足以达到最终的治疗要求。

6.4 内镜外钳夹

■ 指征、证据和技术的价值

内镜下胃肠瘘和瘘管封闭治疗已经尝试了很多方法。通常情况下设计的内镜下钳夹（TTSC）主要用于小的病变或黏膜破损的止血治疗，尽管已有很多成功病例，瘘的金属夹夹闭并不被广泛采用。由于 TTS 金属夹张开幅度小、闭合力小，无法实现胃肠瘘的全层闭合。

内镜外金属夹（OTSC；Ovesco Endoscopy AG，Tübingen，德国）改变了金属夹放置的最初理念，从而克服了上述局限。镍钛合金夹设计成"熊爪"状安装在透明帽上，置于内镜的尖端。

首先，组织通过简单的吸引或某些特殊工具吸进透明帽中。然后，金属架由放置在内镜操作柄的牵拉线来展开，类似于橡皮筋结扎手法。金属架和透明帽使得金属夹可以展开范围更大，这样闭合的金属夹可以提供高达 8～9N 的闭合力，最终使得全层闭合病变成为可能。

除了用于胃肠瘘的闭合，OTSCs 还可用于止血和其他特殊用途，例如在内镜下为手术标记病变部位或对假性息肉行黏膜切除。这部分内容在各自的章节中进行讨论。

这些是 OTSC 用于闭合胃肠道瘘的非随机临床试验源于不同适应证的回顾性分析，随着 OTSC 用于瘘闭合的经验逐渐增多，将这些临床结果在"金属夹研究组"中进行登记后，可确保将实验结果进行总结评估。

表 6.3 是一个目前发表的 301 例病例总结。总结出的长期成功率从 42% 到 100% 不等，平均成功率 73%（220/301）。但是，很多研究的随访时间仍然太短。

表 6.3　OTS 系统用于闭合肠瘘的文献回顾

作者	年份	例数	成功率	术后瘘	急诊内镜或介入操作过程中穿孔	慢性瘘管或瘘
Albert	2011	12	8/12（66%）	5/6（83%）	2/2（100%）	1/4（25%）
Arezzo	2012	14	12/14（86%）	12/14（86%）		
Baron	2012	36	24/36（67%）	10/14（71%）	4/5（80%）	10/17（59%）
Jacobsen	2012	10	5/10（50%）	5/10（50%）		
Disibeyaz	2012	9	5/9（56%）	4/7（57%）	1/1（100%）	0/1（0%）
Galizia	2012	3	3/3（100%）	3/3（100%）		
Gubler	2012	14	13/14（93%）		13/14（93%）	
Hagel	2012	17	11/17（65%）	2/3（67%）	7/10（70%）	2/4（50%）
Jayaraman	2013	21	12/21（57%）			
Kirschniak	2007	4	4/4（100%）		4/4（100%）	
Kirschniak	2011	19	14/19（74%）	1/2（50%）	11/11（100%）	2/6（33%）
Manta	2011	12	11/12（92%）	11/12（92%）		
Mennigen	2013	14	11/14（79%）	10/12（83%）		1/2（50%）
Mönkemüller	2013	7	3/7（43%）	1/3（33%）		2/4（50%）
Nishiyama	2013	13	11/13（85%）		7/8（88%）	4/5（80%）

（续 表）

作者	年份	例数	成功率	术后瘘	急诊内镜或介入操作过程中穿孔	慢性瘘管或瘘
Parodi	2010	10	8/10（80%）	4/6（67%）	1/1（100%）	3/3（100%）
Pohl	2010	2	1/2（50%）	1/2（50%）		
Repici	2009	2	2/2（100%）		2/2（100%）	
Sandmann	2011	10	9/10（90%）	2/3（67%）	3/3（100%）	4/4（100%）
Schlag	2013	6	6/6（100%）		6/6（100%）	
Seebach	2010	7	5/7（71%）	2/3（67%）	3/4（75%）	
Surace	2011	19	8/19（42%）	7/18（39%）		1/1（100%）
Voermans	2012	36	32/36（89%）	1/1（100%）	31/35（89%）	
Von Renteln	2010	4	2/4（50%）	0/1（0%）		2/3（67%）
Overall		301	220/301（73%）	81/120（68%）	95/106（90%）	32/54（59%）

Mennigen et al.（2013），Albert et al.（2011），Arezzo et al.（2012），Baron et al.（2012），Jacobsen et al.（2012），Disibeyaz et al.（2012），Galizia et al.（2012），Gubler and Bauerfeind（2012），Hagel et al.（2012），Jayaraman et al.（2013），Kirschniak et al.（2007），Kirschniak et al.（2011），Manta et al.（2011），Monkemuller et al.（2013），Nishiyamaet al.（2013），Parodi et al.（2010），Pohl et al.（2010），Repici et al.（2009），Sandmann et al.（2011），Schlag et al.（2013），Seebach et al.（2010），Surace et al.（2011），Voermans et al.（2012），and von Renteln et al.（2010）

OTSC 临床上主要有三种不同的适应证：

1. 急性内镜或介入操作过程中穿孔，如结肠息肉切除过程中的结肠穿孔；

2. 术后瘘或瘘管，尤其是吻合口瘘；

3. 除以上两种原因之外的病变导致的慢性瘘管或瘘。这包括肠道-皮肤瘘管、溃疡穿孔或 PEG 管拔出后的持续胃外瘘。

■■ 紧急内镜或介入穿孔

OTSC 用于紧急内镜或介入治疗继发穿孔的闭合成功率在 90%（95/106），这意味着大多数内镜介入操作过程中的穿孔可以通过 OTSC 处理。技术上来看，急性穿孔是 OTSC 闭合的理想适应证：此时急性病变尚未出现感染和瘢痕，尚未被肠腔内容物所污染，因为发生内镜穿孔时患者仍在专门的内镜操作单元。OTSC 手术可以避免这些病例进行外科处理，同时一些作者已经提出"避免手术"。然而，部分患者因为安全原因仍需要进行手术，而大多数病例通过 OTSC 可以达到完全闭合。

急性内镜穿孔 OTSC 闭合需要特别小心。

❶ OTSC 闭合内镜下穿孔后，必须通过内镜观察确认闭合完全，如果可以，应进行对比观察（X 线下造影）。

在文献复习中发现 1 例 OSTC 治疗慢性瘘术后出现移位导致死亡病例，该病例最终出现致死性腹膜炎。

❶ 急性穿孔 OTSC 闭合后，必须进行临床重症监护。如果怀疑并发症，需要进行腹腔探查，确保患者安全是第一要务。

提示：OTSC 在内镜下穿孔闭合后腹腔积气很常见。因此，CO_2 注入可作为有穿孔风险操作的干预措施。在穿孔闭合后，腹腔积气很容易通过腹膜导管抽尽，有助于症状的快速好转。在发生穿孔后进行 OTSC 治疗，应该使用广谱抗生素。

■■ 术后瘘

术后瘘和瘘管是 OTSC 又一个重要适应证。现在已经有一些胃袖状切除术后慢性瘘、食管空肠和食管胃吻合术后瘘，以及一些急性吻合口瘘被成功封闭的报道，据报道总体成功率为 68%

(81/120)，低于急性内镜下穿孔治疗成功率。这些位置 OTSC 最常见的失败原因是组织纤维化和瘘周围急性炎症。在一些术后早期吻合口瘘的病例中，OTSC 封闭能否成功与是否存在吻合口坏死或吻合口裂开有关。

尽管存在这些限制，OTSC 封闭瘘和瘘管术后风险仍较低，如果 OTSC 治疗失败也不影响后续治疗。OTSC 在治疗术后瘘和瘘管的适应证总结如下表。

> **OTSC 对于术后吻合口瘘封闭的适应证**
> — 可以通过单次 OTSC 封闭的瘘（对于特定的病例，可以连续使用 2 个或以上金属夹进行）
> — 瘘周围没有急性炎症
> — 病变周围几乎没有纤维化和瘢痕形成
> — 慢性瘘管，尤其是支架或内镜下真空治疗后的残余瘘管
> — 最好是急性吻合口瘘。在这些情况下，评估进行内镜下真空治疗可能性，可以为瘘腔治疗提供有效的引流和清创

■■ 慢性瘘和瘘管

慢性瘘和瘘管存在很多种类型。慢性瘘管通常很难处理；支架治疗或纤维蛋白胶通常很难成功。对于这些病例 OTSC 是手术治疗前一个不错的选择。慢性瘘管通常会出现大量的纤维化，导致很难钳夹足够的组织。在这种情况下，成功率为 59%（32/54），低于急性内镜下穿孔治疗的成功率。但是 OTSC 的价值在于如果食管支气管瘘可以通过 OTSC 封闭，与再次进行开胸手术修复瘘管相比，可以明显减少并发症的发生率和死亡率。

■ 工具、器械和组织要求

内镜操作者必须熟悉 OTSC 系统、不同辅助工具例如双抓钳及锚定器的使用。操作需要至少 1 名、最好 2 名助手，除此之外需要镇静和观察患者的人员。

OTSC 系统由装载于透明帽上的金属夹构成；这套系统放置于内镜的顶端（图 6.5），通过操作孔道放置连接线连接操作手柄。在将目标组织拉进透明帽（通过吸引或使用双抓钳或锚定器）后将金属夹放置到位，控制操作柄，连接线拉动金属夹脱离透明帽进而封闭瘘（图 6.6）。

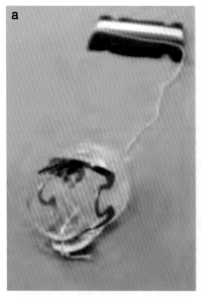
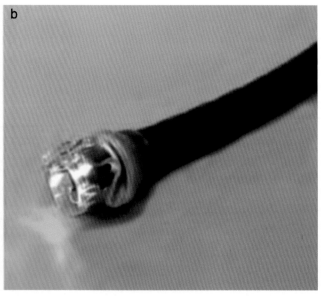

图 6.5　a. OTSC 安装在透明帽上，在安装透明帽前通过操作孔将连接线和外部连接；b. OTSC 系统安装在内镜上

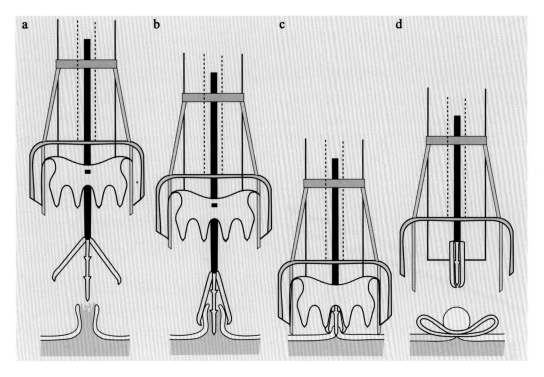

图 6.6　OTSC 操作（这里使用双子爪），在释放金属夹前将病变通过双抓钳拉进透明帽内　a. 对准病变；b. 将组织拉进帽内；c. 操纵操作杆释放金属夹；d. 放置金属夹。

Ovesco 提供了不同 OTSCs 的使用说明，包括三种不同的尺寸（11mm、12mm、14mm），满足所有标准内镜的使用要求；2 种不同高度的透明帽（3mm 和 6mm），不同透明帽高度决定了有多少组织可以被吸进透明帽内；还有三种不同锯齿形状的金属夹（图 6.7）：型号 a 避免损伤的钝齿、型号 t 提高抓持力的尖齿，以及特殊几何形状 gc（胃内闭合）用于封闭胃全层大面积病变，如用于 NOTES（经自然孔道内镜外科手术）手术。

根据内镜选择透明帽尺寸。大多数情况下，6mm 高度的透明帽是合适的，这可以抓取更多的组织。t 型伴有尖齿的金属夹可以在病变部位提供更牢固的闭合，这也适用于大多数的病例（图 6.7）。

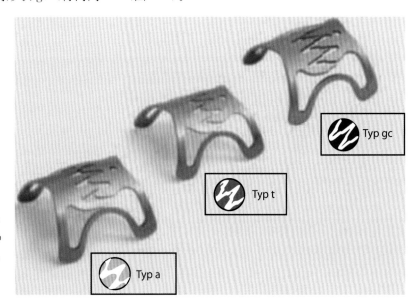

图 6.7　不同类型 OTSC（Typ a、Typ t 和 Typ gc）（Ovesco Endoscopy AG，Tübingen，Germany，通过授权）

金属夹最简单的操作方法是将组织吸进透明帽之后放置金属夹。Ovesco 提供两种操作孔道装置：锚定器和双抓钳（图 6.8）。锚定器是一个伴有三个倒钩的探针，可以由助手来释放，这个系统治疗小的纤维化瘘管很有效。在锚定器进入瘘管后，瘘管可以被拉进透明帽内。双抓钳每侧各有一个可独立开放的双爪钳，因此病变的两侧可以分别抓取，从而使较大病变的闭合成为可能。

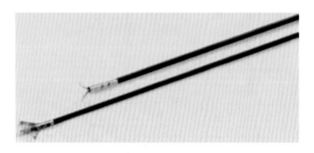

图 6.8　锚定器和双抓钳（Ovesco Endoscopy AG, Tübingen，Germany，通过授权）

■ 流程

OTSC 治疗瘘和瘘管的程序包括以下步骤：

OTSC 治疗瘘和瘘管的程序
- 进行诊断性内镜检查来评估瘘的具体位置，确定操作可能性和计划操作位置
- 如果需要，对瘘进行清洗和清创
- 安装透明帽靠入瘘或瘘管部位
- 将瘘拉进透明帽内（通过吸引、双抓钳或锚定器）
- 释放 OTSC
- 在封闭成功后再内镜检查，进行直视评估
- 如果需要，进行透视对比检查来确定瘘的完全闭合

在放置 OTSC 之前，必须彻底明确瘘的位置。在对瘘的类型、位置、纤维化程度及炎症情况进行评估后，需要按照下面提到的步骤对可能的 OTSC 程序进行评估。尤其对慢性瘘或瘘管需要进行清创，如在 OTSC 程序之前使用清创刷清理。

❗ 要检查在瘘的后面是否存在粘连的腔道。这是 OTSC 的禁忌，因为腔道可能会在术后无法引流，从而不可避免形成一个脓肿

在这种情况下，必须进行瘘腔的额外引流，或改变治疗方法，如内镜下负压吸引治疗。所有瘘管和瘘腔需要严格冲洗。

在术前内镜检查中，以下方面很重要：
- OTSC 系统能否到达瘘的位置？是否存在操作装备无法通过的狭窄？
- 透明帽能否放置在瘘的部位？

　提示：在一些部位，尤其是在食管或十二指肠，很难将透明帽放置在瘘管部位。在这种情况下，建议首先评估安装标准大小透明帽的内镜是否可以通过，在测试成功后打开 OTSC 系统，避免安装 OTSC 系统后最终无法放置在预定位置导致不必要的浪费。

安装 OTSC 系统后，内镜需要再次到达瘘的位置，在安装透明帽后，这个操作过程需要很小心。

❗ 在安装 OTSC 系统后，尤其是通过食管上端括约肌需要非常小心；近端食管的医源性穿孔是既往报道中最严重的并发症之一。

将透明帽恰如其分地放置在瘘之上通常不太容易，在这种情况下，可以通过助手调整或推进内镜帮助透明帽的操作过程，因此团队之间的良好沟通很重要的。一旦将组织拉进透明帽后，助手必须确保内镜处于正确的位置。

通过吸引组织的方法操作 OTSC 是最容易的，也是技术上最容易实现的。透明帽到达瘘的位置，助手保持内镜在正确的位置，使得内镜操作者可以使用双手来进行金属夹操作。当需要使用左手进行持续吸引时，可以使用右手控制操作柄。这时 OTSC 掉落也最容易被发现。

纤维化的小瘘管经常无法吸引入透明帽内，在这种情况下，锚定器是一个不错的工具。其使用很简单，即锚定器进入瘘管，让助手确保内镜

和透明帽在瘘管上方，锚定器的倒钩释放，内镜操作者可以将瘘管拉进透明帽内。这个操作需要操作者和助手协助完成。

较大的病变主要应用双抓钳来封闭，在释放金属夹之前用双抓钳分别抓取病变的两侧，将其一起拉进透明帽内。

🛈 释放 OTSC 之前，要确保操作装置（锚定器或双抓钳）已经全部拉进透明帽内。否则在释放 OTSC 后会固定在周围组织上。

在放置 OTSC 后，瘘周围的部位需要在内镜下进行评估：

- 金属夹是否准确放置在瘘口部位？
- 瘘是否完全闭合？
- OTSC 是否充分闭合？
- 剩余的内腔（尤其是对于食管、十二指肠和小肠）是否仍然足够宽？

在内镜检查时，推荐进行 X 线透视对比检查来确定瘘口完全封闭；在急性内镜穿孔时这是必须要做的，必要的时候需要进行手术。如果在内镜检查过程中无法进行此项检查，可以口服造影剂、灌肠或完善 CT 扫描。

两个 OTSC 封闭术后瘘口的临床病例，见图 6.9 和图 6.10。

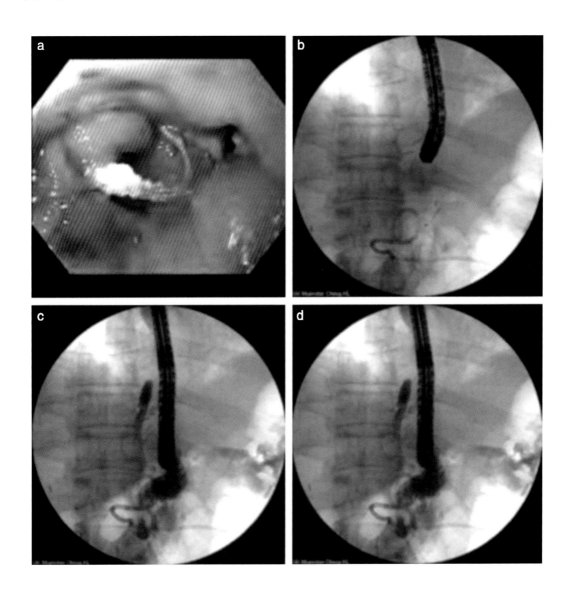

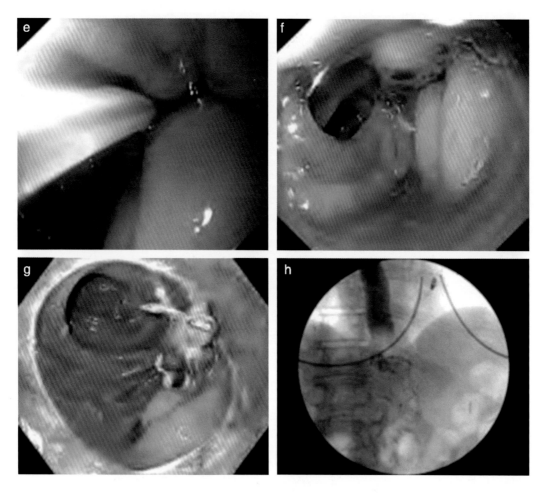

图 6.9　OTSC 封闭胃切除术后的吻合口瘘　a. 胃切除食管空肠吻合术后，患者出现吻合口瘘管；b. X 线、CT 引导下猪尾管放置在瘘腔内；c. 通过插管注入显影剂提示奇怪的瘘腔；d. 显影剂流入空肠；e. 通过插管对瘘管进行冲洗；f. OTSC 放置在瘘管上；g. 2 个月后内镜所见瘘管的持续闭合；h. 2 个月后显影剂显示，金属夹的位置不存在瘘。

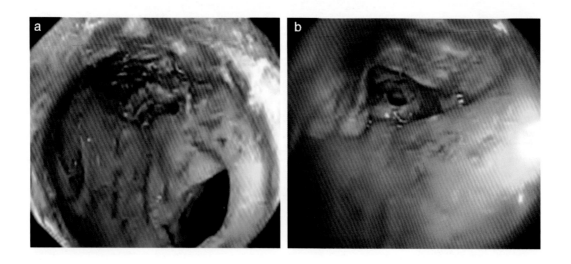

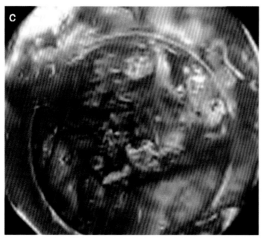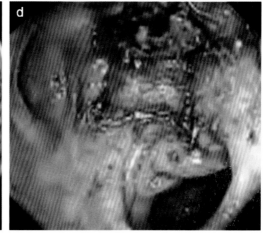

图 6.10　OTSC 封闭直肠切除术后吻合口瘘（内镜下负压吸引治疗后残余瘘管）　a. 降结肠和直肠端侧吻合，瘘管位于 12 点方向；b. 近观瘘管；c. 将透明帽放置在瘘管上方；d. OTSC 准确放置在瘘管上。

■ 可能的并发症及其处理方法

目前的文献中只有很少的并发症；但是其中有一些是很严重的。

OTSC 系统进入病变部位的过程中可能导致损伤，尤其是上食管括约肌或肛管。通常表现在表面黏膜撕裂；在发表的文献中近端食管穿孔已有报道。

OTSC 释放后如果辅助装置"双抓钳"或"锚定器"没有完全缩回，就会被固定在胃肠道壁上。在这种情况下将辅助装置拉出是唯一的选择（在倒钩缩回锚定器之后），由于装备的表面是平滑的，因此金属夹滑出是很容易实现的。这个过程会影响 OTSC 封闭后瘘口的安全，需要警惕的是金属夹移位或瘘持续存在。

OTSC 的不正确放置同样会导致并发症。如果 OTSC 没有完全放置在瘘口中央，可能会导致持续的瘘。在一些情况下，第二次 OTSC 可以放置在第一个的旁边，但是，从技术上来说很

难实现。OTSC 在十二指肠和小肠放置之后，有完全或部分管腔不能闭合的病例报道，后期需要手术处理。当在远端直肠使用 OTSC 时，需要特别注意不要将 OTSC 放置在敏感的齿状线。只有在麻醉状态下才会将 OTSC 放置在敏感的肛膜区。为此，Ovesco 提供了特殊的"OTSC 直肠病学"装置，可以实现肛周瘘管的封闭。

移除错误放置的 OTSC 并不容易，因此放置过程要格外的注意。在有专门的特殊装置应用前，作者曾报道通过 Nd：YAG 激光成功移除 OTSC。最近，Ovesco 发明了用于移除 OTSC 的特殊设备（remOVE，Ovesco Endoscopy AG，Tübingen，德国；图 6.11）。这是一个可以连接直流电的双极镊子，它可以通过工作孔道进入管腔，将其接触金属夹最薄的点，短暂的通电后可以熔化 OTSC 两侧的镍钛合金。因为是双极电流，不会接触患者。移除的金属夹可以通过透明帽，由活检钳取出。

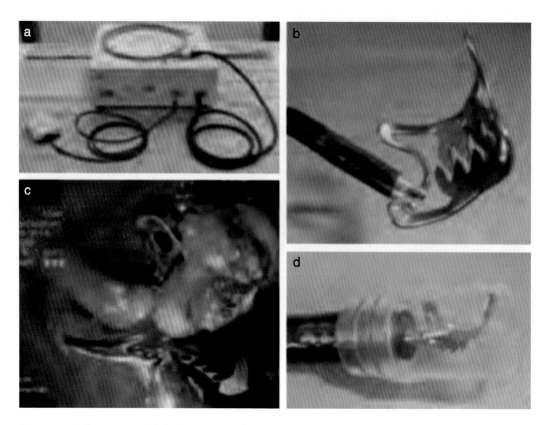

图 6. 11 通过 remOVE 系统移除 OTSC a. 直流发电机；b. 双极钳使 OTSC 分离；c. 临床病例：利用 FTRD 系统在病变残端基底部移除 OTSC，以便于在最初的全层切除后进行定向活检；d. 覆盖软帽后将分离金属夹取出（a、b、d 得到 Ovesco Endoscopy AG，Tübingen，Germany 授权；c 得到 Dr. Arthur Schmidt，Klinikum Ludwigsburg，Germany 授权）。

参 考 文 献

[1] Adler DG，McAfee M，Gostout CJ. Closure of an esophagopleural fistula by using fistula tract coagulation and an endoscopic suturing device. Gastrointest Endosc. 2001；54：652-3.

[2] Ahrens M，Schulte T，Egberts J，Schafmayer C，Hampe J，Fritscher-Ravens A，Broering DC，Schniewind B. Drainage of esophageal leakage using endoscopic vacuum therapy：a prospective pilot study. Endoscopy. 2010；42：693-8. doi：10. 1055/s-0030-1255688.

[3] Albert JG，Friedrich-Rust M，Woeste G，Strey C，Bechstein WO，Zeuzem S，Sarrazin C. Benefit of a clipping device in use in intestinal bleeding and intestinal leakage. Gastrointest Endosc. 2011；74：389-97. doi：10. 1016/j. gie. 2011. 03. 1128.

[4] Arezzo A，Verra M，Reddavid R，Cravero F，Bonino MA，Morino M. Efficacy of the over-the-scope clip（OTSC）for treatment of colorectal postsurgical leaks and fistulas. Surg Endosc. 2012；26：3330-3. doi：10. 1007/s00464-012-2340-2.

[5] Argenta LC，Morykwas MJ. Vacuum-assisted closure：a new method for wound control and treatment：clinical experience. Ann Plast Surg. 1997；38：563-76. discussion 577.

[6] Baron TH，Song LM，Ross A，Tokar JL，Irani S，Kozarek RA. Use of an over-the-scope clipping device：multicenter retrospective results of the first U. S. experience（with videos）. Gastrointest Endosc. 2012；76：202-8. doi：10. 1016/j. gie. 2012. 03. 250.

[7] Clavien PA，Barkun J，de Oliveira ML，Vauthey JN，Dindo D，Schulick RD，de Santibanes E，Pekolj J，Slankamenac K，Bassi C，Graf R，Vonlanthen R，Padbury R，Cameron JL，Makuuchi M.

The Clavien-Dindo classification of surgical complications: five-year experience. Ann Surg. 2009; 250: 187-96. doi: 10. 1097/SLA. 0b013e3181b13ca2.

[8] Disibeyaz S, Koksal AS, Parlak E, Torun S, Sasmaz N. Endoscopic closure of gastrointestinal defects with an over-the-scope clip device. A case series and review of the literature. Clin Res Hepatol Gastroenterol. 2012; 36: 614-21. doi: 10. 1016/j. clinre. 2012. 04. 015.

[9] Doniec JM, Schniewind B, Kahlke V, Kremer B, Grimm H. Therapy of anastomotic leaks by means of covered self-expanding metallic stents after esophagogastrectomy. Endoscopy. 2003; 35: 652-8. doi: 10. 1055/s-2003-41509.

[10] Fritscher-Ravens A, Cuming T, Eisenberger CF, Ghadimi M, Nilges A, Meybohm P, Schiffmann S, Jacobsen B, Seehusen F, Niemann H, Knoefel WT. Randomized comparative long-term survival study of endoscopic and thoracoscopic esophageal wall repair after NOTES mediastinoscopy in healthy and compromised animals. Endoscopy. 2010; 42: 468-74. doi: 10. 1055/s-0029-1244019.

[11] Galizia G, Napolitano V, Castellano P, Pinto M, Zamboli A, Schettino P, Orditura M, De Vita F, Auricchio A, Mabilia A, Pezzullo A, Lieto E. The over-the-scope clip (OTSC) system is effective in the treatment of chronic esophagojejunal anastomotic leakage. J Gastrointest Surg. 2012; 16: 1585-9. doi: 10. 1007/s11605-012-1862-1.

[12] Glitsch A, von Bernstorff W, Seltrecht U, Partecke I, Paul H, Heidecke CD. Endoscopic transanal vacuumassisted rectal drainage (ET-VARD): an optimized therapy for major leaks from extraperitoneal rectal anastomoses. Endoscopy. 2008; 40: 192-9. doi: 10. 1055/s-2007-995384.

[13] Gubler C, Bauerfeind P. Endoscopic closure of iatrogenic gastrointestinal tract perforations with the over-the-scope clip. Digestion. 2012; 85: 302-7. doi: 10. 1159/000336509.

[14] Hagel AF, Naegel A, Lindner AS, Kessler H, Matzel K, Dauth W, Neurath MF, Raithel M. Over-the-scope clip application yields a high rate of closure in gastrointestinal perforations and may reduce emergency surgery. J Gastrointest Surg. 2012; 16: 2132-8. doi: 10. 1007/s11605-012-1983-6.

[15] Holle G, Riedel K, von Gregory H, Gazyakan E, Raab N, Germann G. Vacuum-assisted closure therapy. Current status and basic research. Unfallchirurg. 2007; 110: 490-504. doi: 10. 1007/s00113-007-1267-x.

[16] Hunerbein M, Stroszczynski C, Moesta KT, Schlag PM. Treatment of thoracic anastomotic leaks after esophagectomy with self-expanding plastic stents. Ann Surg. 2004; 240: 801-7.

[17] Jacobsen GR, Coker AM, Acosta G, Talamini MA, Savides TJ, Horgan S. Initial experience with an innovative endoscopic clipping system. Surg Technol Int. 2012; 22: 39-43.

[18] Jayaraman V, Hammerle C, Lo SK, Jamil L, Gupta K. Clinical application and outcomes of over-the-scope clip device: initial US experience in humans. Diagn Ther Endosc. 2013; 2013: 381873. doi: 10. 1155/2013/381873.

[19] Junemann-Ramirez M, Awan MY, Khan ZM, Rahamim JS. Anastomotic leakage post-esophagogastrectomy for esophageal carcinoma: retrospective analysis of predictive factors, management and influence on longterm survival in a high volume centre. Eur J Cardio-Thorac. 2005; 27: 3-7. doi: 10. 1016/j. ejcts. 2004. 09. 018.

[20] Kauer WK, Stein HJ, Dittler HJ, Siewert JR. Stent implantation as a treatment option in patients with thoracic anastomotic leaks after esophagectomy. Surg Endosc. 2008; 22: 50-3. doi: 10. 1007/s00464-007-9504-5.

[21] Kirschniak A, Kratt T, Stuker D, Braun A, Schurr MO, Konigsrainer A. A new endoscopic over-the-scope clip system for treatment of lesions and bleeding in the GI tract: first clinical experiences. Gastrointest Endosc. 2007; 66: 162-7. doi: 10. 1016/j. gie. 2007. 01. 034.

[22] Kirschniak A, Subotova N, Zieker D, Konigsrainer A, Kratt T. The over-the-scope clip (OTSC) for the treatment of gastrointestinal bleeding, perforations, and fistulas. Surg Endosc. 2011; 25: 2901-5. doi: 10. 1007/s00464-011-1640-2.

[23] Loske G, Muller C. Vacuum therapy of an esophageal anastomotic leakage— a case report. Zbl Chir-

urgie. 2009；134：267-70. doi：10. 1055/s-0028-1098764.

[24] Maish MS，DeMeester SR，Choustoulakis E，Briel JW，Hagen JA，Peters JH，Lipham JC，Bremner CG，DeMeester TR. The safety and usefulness of endoscopy for evaluation of the graft and anastomosis early after esophagectomy and reconstruction. Surg Endosc. 2005；19：1093-102. doi：10. 1007/s00464-004-8816-y.

[25] Manta R，Manno M，Bertani H，Barbera C，Pigo F，Mirante V，Longinotti E，Bassotti G，Conigliaro R. Endoscopic treatment of gastrointestinal fistulas using an over-the-scope clip（OTSC）device：case series from a tertiary referral center. Endoscopy. 2011；43：545-8. doi：10. 1055/s-0030-1256196.

[26] Mennigen R，Colombo-Benkmann M，Senninger N，Laukoetter M. Endoscopic closure of postoperative gastrointestinal leakages and fistulas with the over-the-scope clip（OTSC）. J Gastrointest Surg. 2013；17：1058-65. doi：10. 1007/s11605-013-2156-y.

[27] Miller JD，Jain MK，de Gara CJ，Morgan D，Urschel JD. Effect of surgical experience on results of esophagectomy for esophageal carcinoma. J Surg Oncol. 1997；65：20-1.

[28] Mönkemüller K，Peter S，Toshniwal J，Popa D，Zabielski M，Stahl RD，Ramesh J，Wilcox CM. Multipurpose use of the 《bear claw》（over-the-scope clip system）to treat endoluminal gastrointestinal disorders. Dig Endosc. 2013；26：350-7. doi：10. 1111/den. 12145.

[29] Nishiyama N，Mori H，Kobara H，Rafiq K，Fujihara S，Kobayashi M，Oryu M，Masaki T. Efficacy and safety of over-the-scope clip：including complications after endoscopic submucosal dissection. World J Gastroenterol. 2013；19：2752-60. doi：10. 3748/wjg. v19. i18. 2752.

[30] Parodi A，Repici A，Pedroni A，Blanchi S，Conio M. Endoscopic management of GI perforations with a new over-thescope clip device（with videos）. Gastrointest Endosc. 2010；72：881-6. doi：10. 1016/j. gie. 2010. 04. 006.

[31] Pohl J，Borgulya M，Lorenz D，Ell C. Endoscopic closure of postoperative esophageal leaks with a novel over-the-scope clip system. Endoscopy. 2010；

42：757-9. doi：10. 1055/s-0030-1255634.

[32] Pross M，Manger T，Reinheckel T，Mirow L，Kunz D，Lippert H. Endoscopic treatment of clinically symptomatic leaks of thoracic esophageal anastomoses. Gastrointest Endosc. 2000；51：73-6.

[33] Puli SR，Spofford IS，Thompson CC. Use of self-expandable stents in the treatment of bariatric surgery leaks：a systematic review and metaanalysis. Gastrointest Endosc. 2012；75：287-93. doi：10. 1016/j. gie. 2011. 09. 010.

[34] Repici A，Arezzo A，De Caro G，Morino M，Pagano N，Rando G，Romeo F，Del Conte G，Danese S，Malesci A. Clinical experience with a new endoscopic over-the-scope clip system for use in the GI tract. Dig Liver Dis. 2009；41：406-10. doi：10. 1016/j. dld. 2008. 09. 002.

[35] Rodella L，Laterza E，De Manzoni G，Kind R，Lombardo F，Catalano F，Ricci F，Cordiano C. Endoscopic clipping of anastomotic leakages in esophagogastric surgery. Endoscopy. 1998；30：453-6. doi：10. 1055/s-2007-1001307.

[36] Sandmann M，Heike M，Faehndrich M. Application of the OTSC system for the closure of fistulas，anastomosal leakages and perforations within the gastrointestinal tract. Z Gastroenterol. 2011；49：981-5. doi：10. 1055/s-0029-1245972.

[37] Schlag C，Wilhelm D，von Delius S，Feussner H，Meining A. EndoResect study：endoscopic full-thickness resection of gastric subepithelial tumors. Endoscopy. 2013；45：4-11. doi：10. 1055/s-0032-1325760.

[38] Schubert D，Scheidbach H，Kuhn R，Wex C，Weiss G，Eder F，Lippert H，Pross M. Endoscopic treatment of thoracic esophageal anastomotic leaks by using silicone-covered，self-expanding polyester stents. Gastrointest Endosc. 2005；61：891-6.

[39] Seebach L，Bauerfeind P，Gubler C. 《Sparing the surgeon》：clinical experience with over-the-scope clips for gastrointestinal perforation. Endoscopy. 2010；42：1108-11. doi：10. 1055/ s-0030-1255924.

[40] Surace M，Mercky P，Demarquay JF，Gonzalez JM，Dumas R，Ah-Soune P，Vitton V，Grimaud J，Barthet M. Endoscopic management of GI fistu-

lae with the over-the-scope clip system (with video). Gastrointest Endosc. 2011；74：1416-9. doi：10. 1016/j. gie. 2011. 08. 011.

［41］Tuebergen D，Rijcken E，Mennigen R，Hopkins AM，Senninger N，Bruewer M. Treatment of thoracic esophageal anastomotic leaks and esophageal perforations with endoluminal stents：efficacy and current limitations. J Gastrointest Surg. 2008；12：1168-76. doi：10. 1007/s11605-008-0500-4.

［42］van Boeckel PG，Sijbring A，Vleggaar FP，Siersema PD. Systematic review：temporary stent placement for benign rupture or anastomotic leak of the oesophagus. Aliment Pharm Therap. 2011；33：1292-301. doi：10. 1111/j. 1365-2036. 2011. 04663. x.

［43］Vikatmaa P，Juutilainen V，Kuukasjarvi P，Malmivaara A. Negative pressure wound therapy：a systematic review on effectiveness and safety. Eur J Vasc Endovasc Surg. 2008；36：438-48. doi：10. 1016/j. ejvs. 2008. 06. 010.

［44］Voermans RP，Le Moine O，von Renteln D，Ponchon T，Giovannini M，Bruno M，Weusten B，Seewald S，Costamagna G，Deprez P，Fockens P. Efficacy of endoscopic closure of acute perforations of the gastrointestinal tract. Clin Gastroenterol Hepatol. 2012；10：603-8. doi：10. 1016/j. cgh. 2012. 02. 005.

［45］von Renteln D，Denzer UW，Schachschal G，Anders M，Groth S，Rosch T. Endoscopic closure of GI fistulae by using an over-the-scope clip (with videos). Gastrointest Endosc. 2010；72：1289-96. doi：10. 1016/j. gie. 2010. 07. 033.

［46］Weidenhagen R，Gruetzner KU，Wiecken T，Spelsberg F，Jauch KW. Endoscopic vacuum-assisted closure of anastomotic leakage following anterior resection of the rectum：a new method. Surg Endosc. 2008；22：1818-25. doi：10. 1007/s00464-007-9706-x.

［47］Whooley BP，Law S，Murthy SC，Alexandrou A，Wong J. Analysis of reduced death and complication rates after esophageal resection. Ann Surg. 2001；233：338-44.

［48］Willy C，von Thun-Hohenstein H，von Lubken F，Weymouth M，Kossmann T，Engelhardt M. Experimental principles of the V. A. C. therapy—pressure values in superficial soft tissue and the applied foam. Zbl Chirurgie. 2006；131 (Suppl 1)：S50-61. doi：10. 1055/s-2006-921421.

第7章　内镜下喂养管置入术

Arno J. Dormann

近 50 年来，内镜下喂养管放置技术已经越来越多应用于临床。在应用传统的胃切除术，以及后来的鼻胃管放置术后，目前经皮内镜技术已长期占主导地位。在此需要指出的是适应证的把握非常必要，需要较高的技术水平才能实施。最近，内镜植入术也开始被应用，包括一些代谢疾病，这些相关进展在此一并描述。

7.1　概述

经口进食是摄入食物的正常方式。经口进食具有明显的优势，有舒适感，符合社会需要。而相比而言，经管道肠内营养则能在某些疾病状态，如吞咽障碍的情况下，进行临床应用。对于有吞咽疾病的患者尤其需要进行管饲。管饲过程中能够给予补充营养成分，但误吸、反流，尤其是营养摄入不足的危险也是相当大的。在确定管饲之前，需要制定关于饮食摄入量的喂养方案，以便对治疗进行理想规划。

■ 喂养管的介绍和命名

目前，管饲技术有不同的实现方法，根据喂养管的使用方法和营养素摄入量又有明显不同。

基本上，我们必须区分喂养管是通过已存在的孔道（如鼻孔）还是需要经皮插入。这些喂养管主要是以进入人体的部位命名的［鼻、胃、肠（空肠、十二指肠）图 7.1］。其中一个特殊病例是内镜下引入的经皮内镜下盲肠造口术（PEC），以及术中引入导管这将在稍后详细进行说明。

■ 关于管饲的伦理-法律问题

营养治疗主要目的是维持或改善患者的营养状态，从而积极影响患者对疾病的预后。营养过去是一种基本护理方式，但现在已发展成为一种高效医疗和预防手段，并已成为现代和多样化治疗概念的一部分（如精细治疗，肿瘤治疗，儿科治疗）。除了在个别章节中涉及的特殊管道，管饲营养已成为医师的技术部分，已经成为患者依赖的治疗方法，需要在医疗和伦理允许的情况下，与护理人员、亲属和其他相关人员一起进行。营养治疗的患者类型从重症监护的儿童到患有智力障碍的老年患者不等。

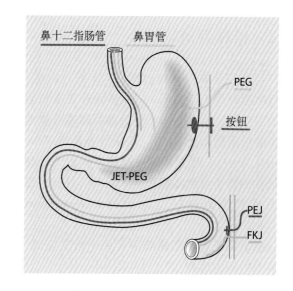

图 7.1　喂养管定位于上消化道（带空肠端口的 PEG)

管的系统命名
手动插管：
－鼻胃管：
内镜下插管：
鼻导管
－空肠管
－组合管（带有多端口的管子）
经皮导管-胃/空肠：
1. 主要技术：
－PEG：经皮内镜胃造瘘术
－带空肠的 PEG：经 PEG 治疗的空肠管＝PEG＋内导管
－经皮内镜下空肠造口术（也称 PEJ）
2. 辅助技术
－Button 按钮
－胃管
经皮导管-结肠：
－PEC：经皮内镜下结肠造口术
术中导管插入：
－FNCJ：细针导管空肠造口术

常规合理流程尚未能明确。法律规定（遗嘱、监护，如果需要的话，可能与法院的参与有关），以及基本姑息护理和医院伦理委员会的参与（Oehmichen et al，2013）均应予以考虑。

7.2 经鼻管道

当管道营养只在短时间（＜4 周）内进行，或当喂养时间仍不确定，进一步治疗方案未能做出的最终决定时（如脑卒中后吞咽困难有快速改善可能或重症监护患者），使用经鼻管道（Bernhardt，2007）。喂养管使用范围差异很大，有许多尺寸的管子可供儿童和成人使用。目前，仅使用由聚氨酯或硅树脂制成的管（Bernhardt，2007）。

鼻胃或鼻空肠营养管主要用于接受短时（4 周内）的肠内喂养。

现在，我们区分 3 种类型的管子（图 7.1）。

鼻胃管　当前已有各种类型的管子，根据外径、长度和端口数量各不相同。这些鼻饲管无须内镜或 X 线下辅助即可完成。

鼻肠管　这种导管只有一个端口，是最简单的空肠管。通常，需要在 X 线或内镜辅助下插入上段空肠。对于后者的操作，导管直径要求为8.5CH，且只有不含纤维的营养液才能使用。

组合导管（胃和空肠端口）　通常使用两个端口。第二个端口在胃内，和胃管作用类似，用于胃内减压。还有三个端口的导管，将两个端口管合并，使胃和小肠端口开放成为可能。

■ 适应证和禁忌证

胃管通常用于分离和暂时吸出上消化道内容物，尤其胃内分泌物。在操作过程中或操作后的动力障碍性疾病，如上腹部手术后，导管类型必须被确定。在全部或大部胃切除病例中，当计划尽早恢复肠内营养，但胃动力还没有恢复时，建议单一端口空肠营养。单一端口导管被用于短期肠内营养（最长 4 周）。两个端口胃管的优势在于胃能够通过插入胃内的端口主动减压，同时另一个端口可以用于营养支持或去除分泌物。

有多个端口的管子，有一个胃口和一个空肠口，可以用来减压胃和上段空肠，就像用单端口的胃管一样。同时，空肠喂养也是可能的，还可以摄入液体药物。这些尤其适用于术后短时增加营养摄入或长期加强治疗。

更多的适应证包括食管胃，食管空肠或胃空肠吻合口支持和吻合口扩张不良，以及因糖尿病、神经外科手术或腹膜癌导致的胃动力障碍性疾病的患者。在这些情况下，多端口导管能够用于减轻吻合口区上段的压力，在早期恢复术后肠内喂养方面更具优势。

对于插管，同样的适应证和禁忌证也适用于内镜检查。手术操作前必须与外科医师讨论如何插管通过吻合口，因为此项操作可能会增加吻合口的压力。通常情况下，导管的插入是没有问题的，内镜下通过的风险往往被过度预估。在有面部和颅骨损伤的病例中，必须针对每个病例逐一审核治疗方案，在对多端口管子的病例中，尤其需要使用鼻通道。

■ 患者准备

患者的准备也主要与常规胃镜检查相一致。在放置导管前，患者和（或）其家属应该被告知操作过程，其中也应该包括随后的营养治疗方案。在鼻导管病例中，上消化道必须是可以自由通过的。

对于空肠置管，患者必须在内镜检查前做好准备。重症护理的患者通常已经被镇静和完成通气过程。对于一个清醒患者，使用镇静药对内镜下插管是非常必要的。

■ 相关人员要求

鼻胃管通常由训练有素的护理人员完成插入。导管通常也在术中麻醉状态下插入。

内镜检查期间，至少必须有一名内镜护士和一名医师在场。医师必须要有内镜检查经验，因为在使用所需操作技术时，根据插入位置不同，可能需要进行调整。这一过程应该由治疗医师事先计划好。

■ 相关设备要求

通常情况下，营养置管对器械要求较少。活检钳是必要的，主要用于抓取导管。理想状态下，需要使用较大工作管道（＞3mm）的设备。内镜检查单元（可能带有重症监护设施）需要准备，除此之外，如果不是一位重症护理患者，监护可能也是需要的。

在以下的章节中，将对各种类型导管的准备
情况进行描述。

7.2.1　鼻胃管

■ 相关设备要求

需要准备导管，润滑剂、听诊器、注射器，
绑带，局部麻醉药和一个收集袋等设备器具。

■ 操作过程

导管尺寸需要根据成人或儿童进行选择。
（儿童选择直径 6.5～15CH，长度 40～60cm；
成人选择 100～130cm）。PVC 管不再被使用。
由聚氨酯塑料和硅橡胶制成的新型管子用于需长
期经鼻和经皮使用，其具有较高的生物相容性，
较少的异物感和良好的长期稳定性。

管子的选择取决于各种参数。管子的直径应
尽可能小，以使患者获得更好的舒适度。然而，
如果管的直径过小，管饲和服用药物注射可能变
得更难，并可能引起管子阻塞。对于儿童来说，
通常选择 8CH 直径的管，而成人而言，通常选
择直径为 15CH 的。儿童的管应该是 50～60cm
长，而成人管子长度应该在 100cm 和 120cm。

有时候，需要提前确定各自需要选择使用的
管子长度。鼻胃管的长度是从耳垂到鼻尖的距离
（通常为 10cm）加上鼻到上腹部的距离（通常为
40～50cm）。一旦管子放置到胃内，这个距离可
以标记在管子上，以避免管子打折。

在清理了鼻腔，选择了更大的鼻孔后，鼻孔
可以接受局部凝胶或喷雾麻醉。患者处于直立或
半直立的位置，最初管在下鼻道底部，再向前
推进约 10cm。然后，头向前倾斜，患者需要配合
在推进管子过程中积极做吞咽动作。如果患者咳
嗽或有抵抗，就必须收回管子，再做一次尝试。
如果通道顺畅，沿胃的方向推进管子；再通常用
听诊器听胃内气过水音（其他方法还包括测定 pH
或 X 射线）确定位置；然后将管子固定在鼻子上。

■ 并发症和处理办法

放置鼻胃管的优势包括床边操作、步骤简
单，而且过程无创，随处均可进行。与经皮技术
相比，不需要相关技术（Bernhardt，2007）。尽

管采取了各种预防措施，但鼻胃管的放置也有急
慢性风险。置管可能导致鼻出血和插入通道损
伤、顽固的心动过缓甚至心律失常。从长远来
看，管子反复脱位和插入通道（鼻、口腔、食
管、胃）病变也限制了这些管子的使用。不仅如
此，管子插入过程中吞咽功能恢复也更为困难。
临床上相关的影响因素还包括鼻胃管脱位及潜在
的吸入危险，这些均对患者造成重大威胁，也导
致鼻胃管在肠内营养中应用减少（相对于经皮导
管）。这些对患者都是致命的危险。

■ 置管后的标准护理

置管后护理应符合一般常规护理流程，置管
后可以立即进行管饲。

7.2.2　鼻空肠管

■ 相关设备要求

备好的鼻空肠管，导丝和导管润滑剂，绑带
套，胃镜（大管腔）和抓取钳。在许多制造厂
家，导管的预处理还包括用润滑油或水充满管
腔，这对于以后移除导丝有很大的帮助。

图 7.2、图 7.3 和图 7.4 分别为一个端口、
两个端口和三个端口的导管。

鼻肠管在临床上成功使用的决定因素是技术
上必须保证导管的安全性和可靠性，使导管始终
位于十二指肠空肠弯曲部远端，或者极少数情况
下，位于十二指肠远端（Külling et al，2000）。

空肠置管技术
- 内镜置管（through the scope，TTS）
- 导丝置管（over the wire，OTW）
- 内镜辅助置管（beneath the scope，BTS）

最简单的方法是通过"内镜"技术（TTS），
它包括通过宽口径内镜将细管直接插入空肠，然
后在取出内镜时将导管留在原位。在最后的
鼻-口位置移出时，必须确保喂养管在下咽处是
直的。这种方法的缺点，即使使用具有最大工作
通道的内镜装置，也只能使用具有一个端口和小
直径的导管。

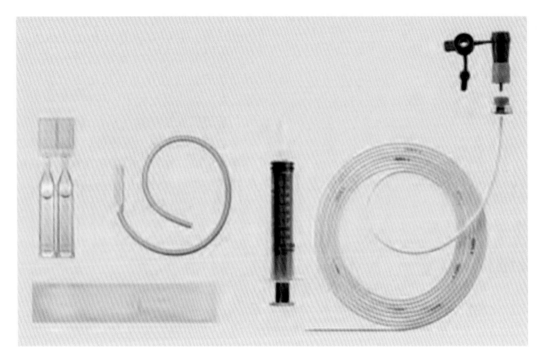

图 7.2　有一个端口的导管

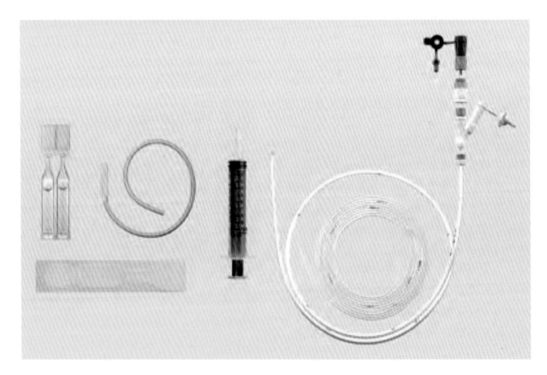

图 7.3　有两个端口的导管

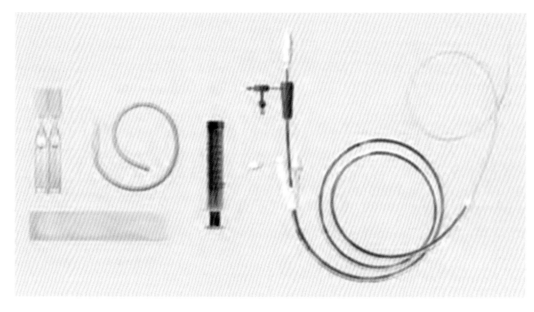

图 7.4　有三个端口的导管

在通过导丝（OTW）技术情况下，导丝（例如，0.035″Jag wire Boston Scientific）在内镜辅助下插入小肠，并在取出内镜时保持在原位。通过插入的导丝放置导管，再从鼻腔将导丝抽离（图 7.5）（见鼻胆管插管技术）。

这种技术可用于单端口（鼻空肠）及具有多个端口的导管，但通常需要在进行管饲前在 X 线下确定导管位置。

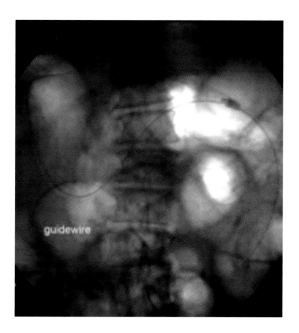

图 7.5　经导线插入 Trelumina 管

特别是在放置具有几个端口的导管时，在 X 线下控制或用颜色代码标记导管是有帮助的。

通常需要采用在"内镜辅助下（BTS）"的插入技术。它包括在胃内利用专用内镜活检钳抓取经鼻插入导管的远端，这时采用高级带有固定作用的活检钳，可以使装置缩回时保持在原位。一旦确定（诊断性）内镜定位在胃内，活检钳被松开，然后慢慢地移回到内镜中。这种技术通常是通过 PEG 插入空肠营养管时使用。

如果导管错位于近端方向，那么导管可以使用抓取钳再次推进。当放置几个端口的导管时，必须确保胃管开口不被放置在幽门以下。有时，这种内镜操作要求，必须有较高的专业技术操作者。这种导管的主要优点，是在直视下能够对导管位置进行良好的控制。

BTS 操作过程与前面描述的 OTW 过程类似；具体采取何种方法放置鼻饲管主要取决于操作者。

从舒适度来看，两种插管过程通常被联合使用。为方便双端口导管容易插入空肠管，最初选用 TTS 技术放置；然后当插入鼻胆管（第 4 章）时，使用一个转向管改变导管方向，使插入的导管另一部分在胃内，方法与前相同，经鼻腔入胃内。还有一种方法是将三端口导管经鼻腔插入胃，类似于放置胃管的方法，再使用 BTS 技术置入空肠。

■ 并发症和处理方法

急性并发症在插入过程中是罕见的。由于内镜医师的经验不同，操作过程中时间差异很大，但通常有经验的医师需要 15min。

以下适用于所有的肠道手术：小直径的导管容易堵塞，特别是当使用药物时。除了上述与鼻管相关的问题外，放置的肠管还有脱位的潜在风险和持续回吸的风险。

从嘴到鼻的交换过程也有脱臼的危险。

插管时间过长，还可能有导致远端食管和胃内出现溃疡和糜烂的风险。由于这些原因，置管时间不应超过 2 周；否则需要放置 PEG。最后，有一个或更多端口的鼻肠管应该只在短期内选择性使用。置管成功与否的决定因素在于初期放置的经验（Dormann and Deppe，2002）。

7.3 经皮内镜下胃镜检查

自从 1980 年 Gauderer 和 Ponsky 首次描述，由于经皮内镜下手术治疗方案技术简单、安全和患者的高度接受性，已经在全世界范围内被广泛应用。在美国，现在每年大约有 216 000 根 PEG 管（21 000 例成年人，6000 例儿童）被使用，年增长率为两位数。在德国，没有可靠的数据报道，但根据流行病学资料，我们假设每年应该有新插入的 PEG 管大约 130 000 根。

■ 适应证

如表 7.1 所示，是经皮导管的适应证范围。与每一种药物治疗的情况一样，必须评估每一例病例，以确保这种管饲治疗方案是一种合理的选择，尤其是对智障患者。

表 7.1 PEG 插入的重要适应证

神经系统疾病：吞咽障碍性疾病，脑外伤或手术，萎缩性侧索硬化症（ALS），多发性硬化，脑部肿瘤，痴呆症
肿瘤性疾病：吞咽障碍，如口咽和食道肿瘤所致狭窄，由于口腔食物摄取不足引起的恶病质，黏膜炎，腹泻
其他适应证：面部颅骨或手术创伤；慢性阻塞性肺疾病伴严重恶病质；严重吸收障碍，又称短肠综合征；黏液病；全身性疾病（胶原质等）姑息性减压术；重症监护患者需要长期肠内喂养

■ 禁忌证

绝对禁忌证临床上是很明显的。

相对禁忌证主要依赖于检查者的经验，对初学者应严格审查。

PEG 插入的绝对禁忌证：
— 内镜检查不能进行，如通道完全阻塞
— 严重的凝血障碍（快速 PT ＜ 50%，PTT ＞ 45s，血小板 ＜ 50 000/μl）
— 幽门狭窄，例如内镜局部表现为（大溃疡，严重糜烂性胃炎，胃广泛肿瘤浸润）
— 肠内喂养的一般禁忌证，如腹膜炎、肠梗阻
— 急腹症，如腹腔感染、胰腺炎、腹膜炎
— 神经性厌食症
— 严重精神病

PEG 插入的相对禁忌证：
— 化疗，急性感染，脓毒症
— 无透照镜检查
— 腹水，腹膜癌
— 穿刺区溃疡
—（部分）胃切除术（选择空肠管技术）
— 解剖学上的特殊性（如腹壁疝）
— 门静脉高压症，腹壁静脉曲张
— 腹膜癌
— 脑室腹腔分流术
— 腹膜透析
— 肠梗阻/肠梗阻
— 胃肠道瘘
— 预后不良（生存时间 ＜ 4 周）

如果患者患有急性感染或败血症，应通过鼻管保证肠内喂养，直到感染控制。在急性感染及化疗前和（或）后白细胞下降等情况下，应推迟选择插入 PEG 的时间。如果不允许，应在治疗前预防性应用抗生素几天，和（或）继续进行抗生素治疗。

如今，无法进行透视检查不再被认为是禁忌证。如果能够让腹壁表面隆起明显，以及在细针穿刺过程中可以获得良好的入胃通道，有经验的医师就将 PEG 插入到这些患者的胃中

(Ponsky，1996)。如果患者被证实患有胃排空障碍，应首先接受空肠管，可以先插入 PEG，然后，随着时间的推移，空肠管在空肠方向的长度会逐渐增加（见第 7.4 章）。大量腹水或腹膜癌可影响胃贴附到腹壁成为禁忌证。如果在围术期能够保证长期插入腹水引流管，也可以进行直接穿刺和胃固定术，使这些患者能够插入 PEG（见 3.2）。然而，在这种情况下，引流管需维持较长的一段时间，以确保胃前壁与前腹壁的贴附。

如果溃疡直接位于胃前壁或幽门的穿刺部位区域，则活动性溃疡的确是个问题。在这些情况下，应先进行溃疡治疗，然后再插入导管。另一种方法是使用空肠管技术。当胃全部或部分切除时，不可能放置 PEG，若当胃切除和残胃太小或不存在时，更无法放置（图 7.6）。

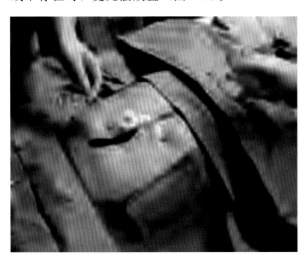

图 7.6　术后插入 PEG

如果不可能放置 PEG，空肠管插入通常是可能的，在这些情况下都没有问题。少数患者，当存在上腹部较大的疝气会使插管变得更困难。在门静脉高压症导致食管静脉曲张和门脉高压性胃病时，由于大的血管回流障碍或严重的凝血紊乱，有时也不可能放置 PEG。在脑室-腹腔分流术或腹膜透析导管患者中，做出决定更困难。但这两种情况下，也有 PEG 放置成功的报道。然而，建议这种治疗应该在有经验的中心进行，以避免发生导管损坏和感染并发症。同时必须避免植入脑室-腹腔分流管。

神经性厌食症和精神病仍然是明确的禁忌证。在终末期疾病时，适应证仅限于胃排空的姑息治疗。

■ 患者准备

在每一所医院中，患者的准备工作应该有一个标准化的流程。在患者被带到检查室之前，检查者应该使用对照表确保所有需要的东西都存在。而且应尽早安排接受 PEG 患者，以便在检查过程中及时发现可能的并发症。

> 患者植入 PEG 的准备工作
>
> ▬ 资料准备：＞干预前 24h，签署合法有效的知情同意，向患者/监护人出示副本（请注意：在患者不能提供同意的情况下，需要监护人）
>
> ▬ 患者需要保持禁食（至少 8h），保留胃排空达 24h
>
> ▬ 稳定的静脉通路
>
> ▬ 在干预前 30min 常规服预防使用抗生素（如头孢菌素第一代）
>
> ▬ 需要：对口腔/咽部进行消毒
>
> ▬ 如果有头发，需要的话将头发剪短
>
> ▬ 排除禁忌
>
> ▬ 凝血状态：PT 活动度＞50%，PT 时间＜40 s，血小板＞50 000/mm^3
>
> ▬ 在内镜检查中，患者须保持仰卧位、头侧偏
>
> ▬ 如果需要的话，可以用尼龙扣固定双手

■ 人员要求

检查期间必须有下列人员：至少有一名进行镇静（通常是有镇静经验的护士）人员、一名内镜护士和两名内镜检查和穿刺的医师。医师必须具有内镜检查和各种导管操作方面的经验。

■ 设备要求

▬ 与每例治疗性内镜手术相似，患者需要持续监测氧饱和度（脉搏血氧饱和度）、记录血压，而且从 ASA Ⅲ 开始的患者，还

需要记录心电图

- 此外，必须为检查特别准备一个无菌工作台，包括下列物品：PEG 装置（PEG 管、手术刀、带塑料护套的导丝穿刺套管、外固定板、管夹、应用适配器）（图 7.7）
- 带切口纱布
- 纱布垫

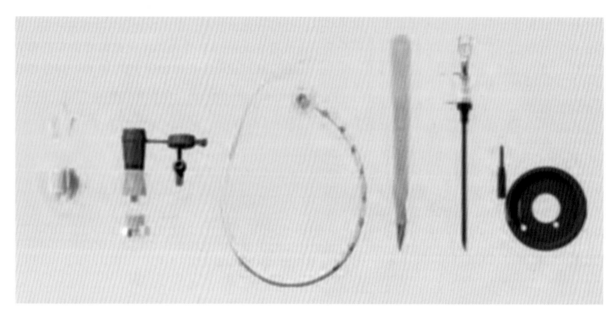

图 7.7　PEG CH 15 组套

- 敷料用 Y 纱布垫
- 10ml 注射器，局部麻醉药和 1 号穿刺针
- 镇静时，需备咪达唑仑（5 mg 注射器）和异丙酚（200 mg 注射器）
- 准备标准胃镜
- 手术标准用消毒手套，钳子或镊子，洗脱和消毒皮肤

■ 实际操作

腹壁消毒后，插入内镜并避开近端胃肠道的相关疾病（如溃疡、幽门狭窄等）。暗室中，在胃前壁区域大量充气后，在胃角折叠的口侧方向，进行透视检查。要求如下：界限明确，清洁，清晰可辨的透光度，纹路清晰，无再生问题（图 7.8）。若能将患者放于平坦位置或露出下胸口对能够安全进行胃穿刺可能有帮助。检查者必须意识到充气改变了胃形，而最安全的穿刺部位在上腹部稍左侧，但离左侧肋弓至少要 2cm。

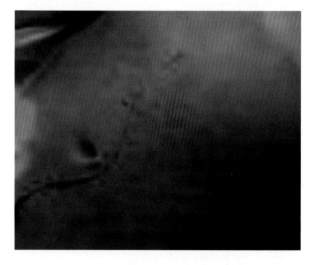

图 7.8　PEG 插入前的透镜检查

7.3.1　线绳牵拉法（Thread Pull-Through method）

腹壁局部麻醉后，对胃腔进行穿刺。穿刺部位位于左上腹部象限的中部。尤其在穿刺不安全

的情况下，在推进局部麻醉针的同时需要不断抽吸。如果抽吸出血液或空气，而针尖在胃腔内看不到，则必须改变穿刺部位（针吸试验阴性）（图 7.9a）。然后将穿刺针继续插入胃内，以确定未来造口管的长度和方向。随后向深部穿刺，切口宽约 1 cm，插入常规套管中的穿刺导管（图 7.9b）。在拔出穿刺针后，导引鞘留在胃内。通过同样的方法引入牵引线，用镊子抓住线绳，然后沿口腔方向拉线（图 7.9c、d）。将 PEG 管连接到线绳末端，通过口咽拉进胃里（图 7.9e）插入一根手指于线绳和舌之间来保护舌的根部。小心持续地拉动线绳。在操作结束时，必须将内固定装置固定于胃的前壁。通常情况下不需要内镜进行控制。在通道狭窄时，可以通过横向调整内固定装置，以便通过。然后，在伤口处进行标准外固定和内固定敷料覆盖。导管必须轻压固定以确保胃和腹壁之间的贴附。48h 后，在造口处放松和旋转导管，并在更换敷料前轻微牵拉。

7.3.2 直接穿刺技术（根据 Dormann 法）

从技术角度来看，直接穿刺技术（从外向内插入导管）的操作过程对患者更有利，因为固定装置并没有穿过口咽部（Russel et al，1984）。这一过程主要适用于以下描述的经皮穿刺患者。

此项技术具有与牵拉法 PEG 相同的禁忌证。

直接穿刺法行 PEG 的适应证：
- 初始鼻内镜检查
- 食管/口咽高度狭窄
- 患者有行牵拉式 PEG 扩散肿瘤的危险，尤其在有治疗意向情况下
- 围术期短时间内插入 PEG 患者
- MRSA 引起的喉感染患者
- 有腹水的（恶性或低白蛋白血症）患者中需要胃固定术插入 PEG

■ 患者准备

准备事项与牵拉式 PEG 相同。尽管需要减少成本，为保证有效性，抗生素预防能够减少局部感染仍是必要的。

■ 设备要求

- 正如在每一例有创性内镜检查中，需要连续测量血氧饱和度（脉搏血氧饱和度），记录血压，在 ASA Ⅲ 开始的患者，还需要记录 EKG 变化
- 除此之外，必须准备专用于此项检查所需的无菌台，并且必须包含以下方面
  - PEG 装置（目前市面上只有 Freka-Pexact 套件、PEG 管、手术刀、带剥离塑料护套的导丝穿刺套管、外固定板、管夹、应用适配器、缝合套件、线绳套件）（图 7.10）
  - 切口纱布
  - 纱布垫
  - 敷料用 Y 纱布垫
  - 10ml 注射器，局部麻醉药和 1 号穿刺针
  - 无菌手套，洗净的钳或镊子，洗消皮肤的溶液
  - 镇静：咪达唑仑（5 mg 注射器）和异丙酚（200 mg 注射器）
  - 细口径胃镜（外径约 5mm）
  - 无菌手套应用手术标准
  - 有一个具有亲水性尖端的导丝，例如 Jagwire（Boston Scientific），在高度狭窄的情况下使用
  - 如果需要，可以选择 C 型透视内镜，内镜只能在导线经过后插入
  - 有直径约为 7mm 的简易扩张气囊或探条

■ 实际操作

采用示例方法（Freka-Pexact）展示每一例患者直接穿刺 PEG 插入过程的标准流程（图 7.11a-j）。胃镜主要通过鼻腔或口腔插管进行。在高度狭窄的情况下，最初使用导丝（例如，Jag，Boston Scientific，0.035″）通过狭窄部，然后在放射线控制下推进内镜。在排除了幽门狭窄的内镜检查和（或）针吸试验阳性的病例后，可进行局部麻醉（10ml 1½ 利多卡因）。在手术条

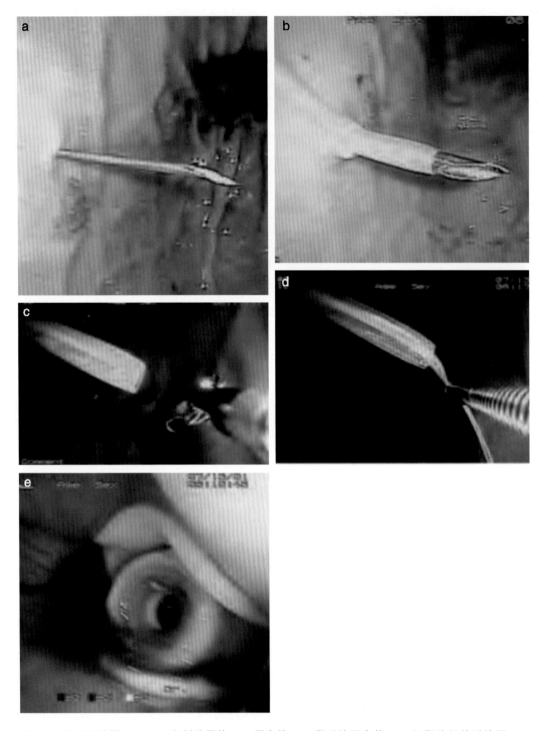

图 7.9 穿线法放置 PEG　a. 穿刺前置管；b. 置套管；c. 带活检钳套管；d. 抓取线绳的活检钳；e. 通过食管的临时内固定板。

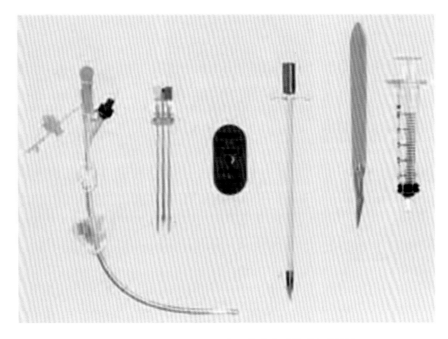

图 7.10　Freka-Pexact 组套（由费森尤斯公司提供）

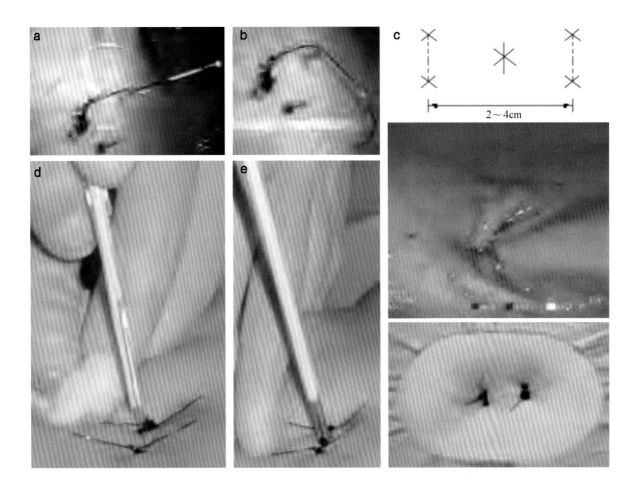

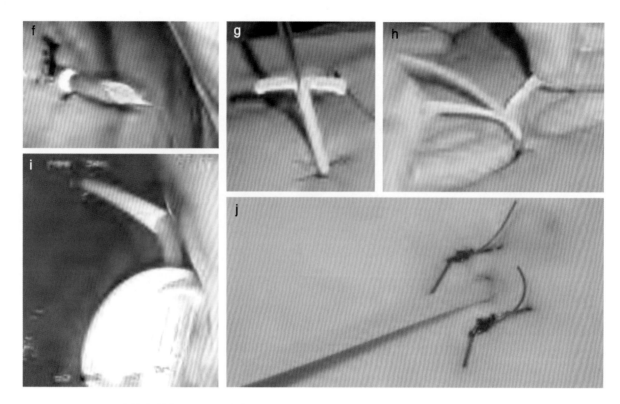

图 7.11　PEG/PEJ 直接穿刺术　a. 抓取缝合线；b. 双侧胃从内到外缝合固定；c. 刺入切口；d. 套管针穿刺；e. 胃套管针；f. 带剥离护套的套管针；g. 脱鞘；h. 套管针；i. 从里侧堵住球囊；j. 最后一步。

件下，胃通过双端口胃固定装置固定到前腹壁。一旦将胃固定装置牢固地放置在胃内，打开悬带，插入胃固定线；固定后，取出胃固定装置，在皮肤上方进行 U 形缝合。第二次胃缝合线位于 2cm 外。在两次胃固定缝合间进行刀切（标准手术刀刃的宽度）之后，用带鞘的套管针穿刺入胃。在操作过程中，必须确保内镜注气良好，以避免套管针损伤胃后壁。另外，如果穿刺比较困难，胃固定线可以用作腹壁的固定线。一旦确保了胃内位置安全，将球囊导管插入鞘内，用 4ml 生理盐水溶液封堵，最后取出内镜。随后将外固定板固定。最后，对伤口进行消毒，并应用无菌敷料覆盖。

■ 并发症

在操作期间、短期随访至 7d 和长期随访中，我们区分了轻微和严重并发症。

■■ 操作过程中的并发症

与通道和牵拉相关的疾病　由于狭窄和金属支架长有肉芽组织，内镜下插入胃内可能更困

难。替代方法是直接穿刺手术。可以在扩张后使用导线引导细口径内镜，或用探针引导线扩张后进行。如果需要，可以在固定装置上进行径向切开，或者可以通过抓取钳引导通过狭窄部（图 7.12 和图 7.13）。

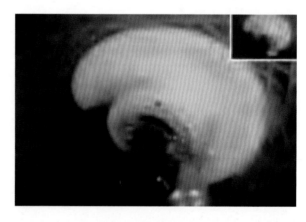

图 7.12　通过抓取钳，固定板呈现为一种自膨式塑料支架（SEPS）

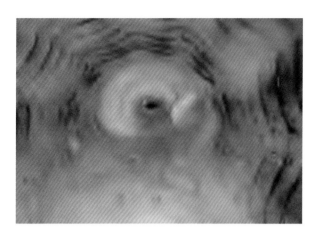

图 7.13　通过自膨胀金属支架（SEMS）通道的 PEG

　　牵拉过程中，吊带可能会碰到牙齿、舌、腭雍垂和会厌，造成严重损伤。这些并发症可以通过使用插入在咽部的手指来引导线绳而避免。

　　穿孔　穿刺失误或插入失败，或无法插入主要发生在严重镇静的患者身上。如果没有出血发生，可以继续操作。每一个器官的穿孔都被认为是严重事件，因此应该在穿刺之前行植入支架，以免造成风险（图 7.14）。

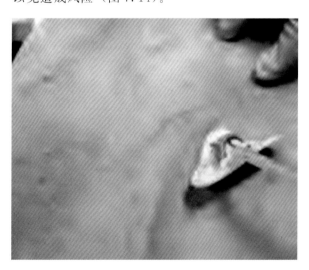

图 7.14　VP 支架的固定

　　既然通过插入的 PEG 管简单施用造影剂并不能解释可能损伤沿管器官的问题；如果手术后怀疑穿刺有失误，则需要横断面成像。

　　出血　出血是罕见的（0.01%），却是潜在的严重并发症。为了减少出血的风险，在穿刺前如果需要的话，应该在胃壁部麻醉处进行局部压迫。在更严重的出血情况下，可以进行局部止血，如用夹子或注射（图 7.15）；止血通常都是有效的。在直接穿刺期间，患者可能在进行不正确穿刺操作过程中发生胃后壁的严重出血，在这种情况下，可能需要外科干预。

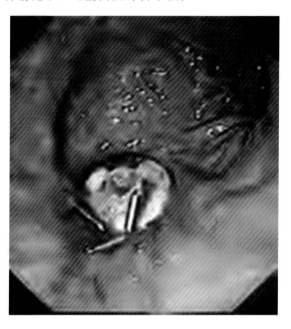

图 7.15　吻合口出血

　　帐篷天花板现象　在发生帐篷天花板现象时（图 7.16），将穿刺针试着插入胃内，而胃的黏膜不能被穿透，却像帐篷的天花板一样被抬起。一种理想充气方式能够收紧腹壁，这样可以减少这种现象的发生。为了避免这种情况，应该选用突然的动作进行穿刺。如果无法做到这一点，可以使用活检钳将一次性穿刺针贴在胃部，然后根据 PEJ 的技术进行穿刺（见 7.4 节）。

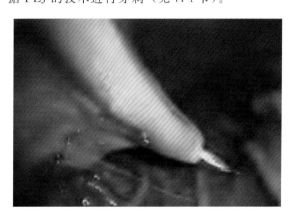

图 7.16　帐篷天花板现象

疼痛　大约 30% 患者术后都会出现疼痛，这需要重新检查伤口。最先必须要排除的是腹膜炎。开始时可以使用镇痛药（如曲马朵）镇痛治疗。而患者还应该被监护。

气腹　通常情况下，即使在进行正常插管也会出现气腹（腹部 CAT 扫描显示高达 50% 的患者受到影响）。通常并没有症状，即使有问题，也不应该是剖腹探查的主要指征。

皮下气肿　皮下气肿是罕见的并发症，应密切监测。

■■ 术后并发症

感染　在术后最开始的 7d 内，局部感染发生率在 30%（图 7.17）。最好的预测标记物是72h 内局部的分泌物量。如果在这个时间段内敷料每天渗透 3 次以上，必须考虑到患者发生感染，提示造口需要更严格的伤口护理。严重的并发症通常包括全身感染，如吸入性肺炎、腹膜炎、筋膜炎和需要外科治疗的局部感染。误吸可以发生在造口手术过程中，也可以发生在喂养阶段。当插入喂养管时，可以通过预先用药、适当固定和永久性口腔/咽部抽吸来避免这种并发症。这些严重的并发症总是需要全身应用抗生素，并且可以通过术前预防性给予抗生素来减少并发症的发生。在长时间插管患者中，也可以发生感染。如果抗生素和精细化伤口护理不能成功控制感染，那么在极少数病例中必须取出导管，然后更换位置（图 7.18）。

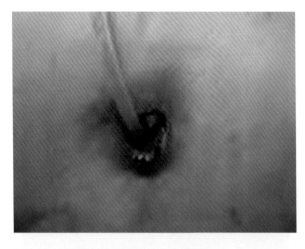

图 7.17　造瘘口周围感染伴有脓液的形成、渗出和分泌

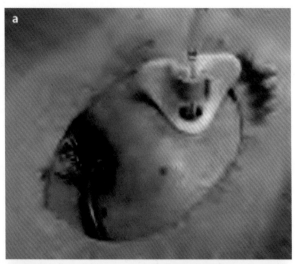

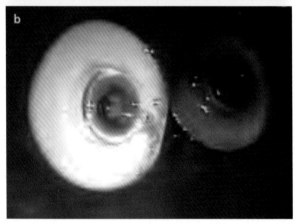

图 7.18　同时进行感染 PEG 的清除和重新定位　a. 胃内；b. 皮肤表面。

接种转移　在口咽和食管肿瘤患者中，有证据表明接种转移是通过穿线法植于穿刺通道时发生的。为了避免这种情况，可以选择直接穿刺技术对患者进行治疗。

肉芽肿　造口周围肉芽肿可以用硝酸银贴治疗，也可以用氩离子凝固术（APC）进行局部治疗，还可以插入气囊进行减压。

管道问题　导管可能在护理不当或因为给药等情况下发生堵塞（图 7.19）。因此，正确的冲管是避免这种并发症的必要措施。一旦导管被阻塞，可以通过高压注水、胃蛋白酶或 Multibionta 等使导管通畅。随着时间的推移，更换导管通常是最好的解决方案。如果导管被撕裂（图7.20）或导管在胃的部分受损，则必须在内镜下取出导管。若导管近端损伤，可以通过修复装置缩短和修补导管。

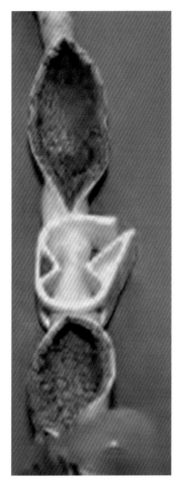

图 7.19　食物残渣引起的管道阻塞

腹水渗漏或腹水生成　在出现这些情况的病例中，可能需要使用胃固定装置对胃壁进行再次固定，从而避免腹水引起的渗漏（图 7.21）。

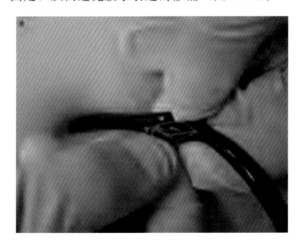

图 7.20　PVP 软膏局部治疗导管破裂

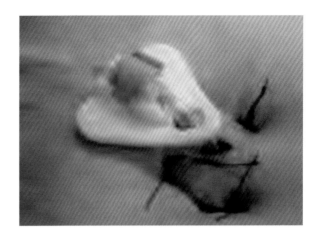

图 7.21　在发生腹水的情况下，联合应用穿刺针和直接穿刺的方法进行 PEG 手术

埋藏性 Bumper 综合征　内固定板长到胃壁内是一种可以通过恰当地护理和管理 PEG 管来避免的并发症。持续地拉动 PEG 和（或）缺乏定期活动固定板可能导致固定板掩埋于胃黏膜内，侵入胃和腹壁内，并引起局部慢性炎性改变。最终，导致喂养管闭塞。这可能发生在最初插入喂养管后的 2～4 周。可使用以下方法进行治疗：通过剖腹手术进行外科修复，通过从外部纵向切开的局部外科手术沿管与板间切除，还可以通过从外部移除固定板（所谓的牵拉法）或在内镜下从内部移除固定板。近年来，已经建立了一种新的内镜技术（推动法）来暴露植入板（Müller-Gerbes et al，2009）。在内镜控制下，通过插入的 PEG 将乳头切开释放内植入板（图 7.22a-d）。然后，患者通过已经存在的造口插入胃管（高容积-低压概念）或进行新的 PEG，这样造口可以愈合。

■ 插管后护理

需要在术后 24～48h 在无菌条件下更换敷料，同时调整和旋转插入的导管，然后稍微拉动导管再固定。这需要一个标准化流程，在插管后第一周，敷料应该每天更换，此后每周 2～3 次。有时，更换敷料也不是必需的。如果伤口没有感染和炎症，正常的身体清洁是不受限制的。洗澡和淋浴通常可能在插入 1 周后进行。在接受食物后，喂药前后即使没有投喂食物，也需要至少每天 1 次用至少 20ml 水冲管。此外，辅助装置应该每天用清水清洗。

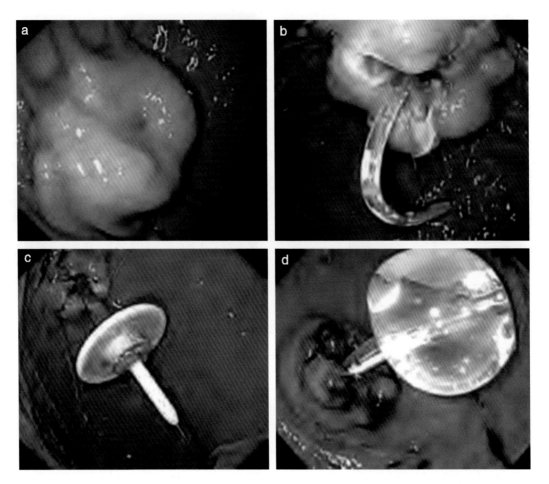

图 7.22　对 BBS 施行推拿法　a. BBS；b. 四象限乳头切开术；c. 探针扩张和内固定板松解（推拿法）；d. 在原处的胃管（高容量低气压观点）。

初次使用喂养管　茶或适当的肠内营养物可以在插管后 4～6h 进行摄入，并主要通过滴速泵逐步增加食物摄入。

更换管道　直接穿刺 PEG 的特殊之处在于缝合线必须在 10d 后取出，并且前次球囊应在 30d 后更换（见本章 7.5）。牵拉管仅在需要时，如在机械损伤或发生功能障碍（见本章 7.4）的情况下进行更换。

7.4　经皮空肠管（有空肠端口的 PEG/PEJ）

其他插入空肠管的内镜操作包括经皮内镜空肠管插管术（带有空肠端口的 PEG，延长 PEG 导管至空肠）（见图 7.1）和经皮内镜下空肠造口术（PEJ：PEG 管插入空肠）。除胃切除的患者外，空肠管的适应证通常根据临床进展来确定，通常根据插入 PEG 的相关问题（如反流、误吸、幽门狭窄、运动障碍等）来确定（表 7.2）。目前，对于最先放置 PEJ 还没有明确的指南。由于反流引起的反复吸入性肺炎的适应证并没有得到证实。目前常用的手术方法是带有空肠端口的 PEG 管。禁忌证与插入 PEG 的禁忌证相符（见本章 7.3）（图 7.23）。

表 7.2　经皮空肠管插入的适应证

带有空肠端口的 PEG 和 PEJ：反复呕吐、误吸、反流性胃轻瘫、逆蠕动、幽门狭窄
PEJ：胃切除后不可能行 PEG
带有空肠端口的 PEG：有胃隔离和空肠喂养要求

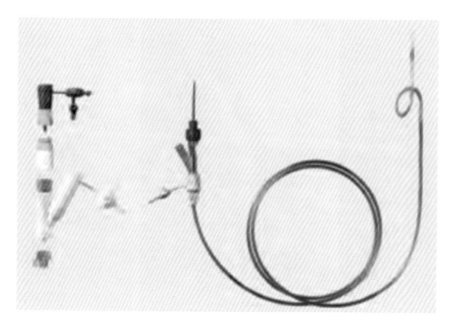

图 7.23 空肠端口 Feka 9CH 管

■ 并发症的预防和准备

对于牵拉式 PEJ，同样的条件也适用。为了减少局部感染，PEJ 需要抗生素预防，与插入 PEG 使用的抗生素相一致。

■■ 患者准备

对应于插入 PEG 的要求准备。

■■ 人员要求。

对应于插入 PEG 的要求。

> 插入 PEJ 的特殊性：
> — 解痉：在穿刺前立即给予 N-丁基东莨菪碱以暂停小肠的蠕动
> — 如果没有透光检查，就不能进行内镜检查
> — 将局部麻醉针和后套管针用抓取钳固定在小肠内（图 7.27）
> — 在牵拉后，该位置应经过内镜下或放射学进行检查

■ 设备相关要求

与每次内镜手术类似，持续监测氧饱和度（脉搏血氧饱和度），监测血压，从 ASA Ⅲ 开始的患者还需要心电图检查（图 7.24—图 7.28）。

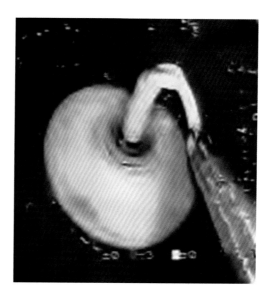

图 7.24 钳取 PEG 远端

■■ 空肠端口的 PEG

如果插入 PEG CH15，应该用 CH20 套管。这个过程需要标准套管 PEG CH20 和空肠端口为 CH9（图 7.23），特别是当进行空肠喂养时胃管需要调整时。如果只涉及喂养，则 CH12 插入管可以插入 CH20 PEG 导管，且其位置更稳定、不容易经常堵塞。

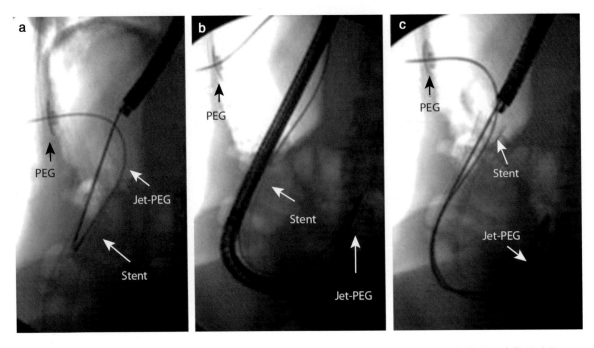

图 7.25 插入带有空肠端口的 PEG 管（Jet-PEG） a. 进程开始时抓取导管；b. 通过套管进一步推进支架；c. 抽出内镜并释放导管。

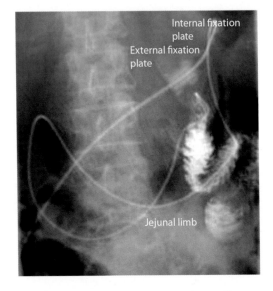

图 7.26 体内带有空肠端口的 PEG 管

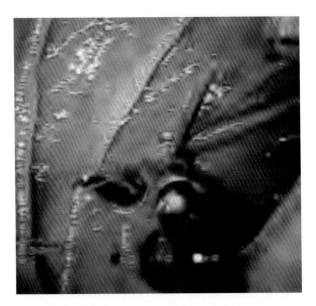

图 7.27 小肠穿刺过程中固定麻醉针

除此之外，还需要以下方面：

— 长内镜（准备小儿结肠镜或结肠镜）

— 有力的抓取钳，带空肠端口

— 去除 PEG 管的吊带（直径约 3cm）

— 选择透视检查，例如 C-arch

■■ PEJ

准备与 PEG 相符的 PEJ（见本章 7.3）。需

要准备以下方面：

— N-Butylscopolamine 10～20mg

— 长内镜（儿科结肠镜或结肠镜）

— 外科标准医用无菌手套

— 透视检查准备，如 C-arch

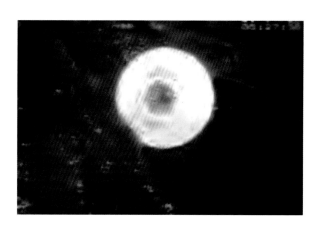

图 7.28　体内 Billroth II 式手术中的 PEJ 管

■ **空肠 PEG 的实际发展**

最初，插入的 PEG（通常是 CH 15）可以更换更大的内镜导管（通常是 CH 20）。这是有道理的，因为随着时间的推移，由内置导管引起的问题（如闭塞）会减少。技术上，将 9 CH 导管插入 15 CH PEG 内管也是可能的。

为了交换 PEG 管，用吊线抓住它向胃方向缩短到腹壁以上约 3cm。在此之前，将牵拉线连接到外部 PEG 管上，然后放置新的 PEG 管，方法与牵拉法一致。最后，空肠导管（通常是 CH 9）可以通过该 PEG 插入胃方向。

通常，这里采用的插入技术是内镜下插入技术（BTS）。这一过程包括内镜下使用有力且较长的抓取钳抓取插入管远端（图 7.24），然后用抓取钳向肠道方向引导。如果进一步内镜检查不可行，则最大限度地推进抓取钳和固定导管，然后保持原位，同时，装置被拉回。一旦内镜退至胃内，松开抓取钳，再缓慢地重置入装置中。当插入肠管（如空肠）时，这种技术尤其有效（见本章 7.4）（图 7.25），这也是需要在 X 线控制下插管的原因。插管的成功在于成功放置了空肠装置，并避免了胃内襻的形成（图 7.26）。如果导管空肠端口位于十二指肠近端区域，导管可能返回至胃内，最坏的结果是可能导致误吸。

■ **实际发展：PEJ**

与此过程相反，使用牵拉法准备和插入 PEJ

大体上相当于将 PEG 置于空肠中。与带有空肠端口的 PEG 相比，这是一个显著的优点，因为导管在空肠中能够安全放置。

在插入十二指肠空肠弯曲部或十二指肠空肠弯曲部上方的检查使用长内镜（儿科结肠镜、结肠镜、肠镜）进行。采用 Buscopn 降低肠蠕动，并使用细套管进行试验穿刺。如果套管能够被稳固地固定在胃腔内，则用抓取钳抓住套管，从而确保肠道稳固地固定在腹壁上。现在，利用标准 PEG 装置穿刺于肠道腔。如果插管在腔内出现，则使用穿刺套管推进导管辅助装置，从插管中取出抓取钳，并钳抓固定于引导装置中的导线，沿口腔方向移动，再通过插入 PEG 时的牵拉技术将导管固定到相同的位置并逐渐移动到最终位置。与具有空肠端口的 PEG 相比，该程序的显著优点是能够在空肠内安全放置导管（图 7.28 和图 7.29）。

■ **相似的并发症和处理办法**

插入带有空肠口的 PEG 并发症是由于患者仰卧时进行内镜检查，如果持续时间较长，则有误吸的危险。手术后发生的并发症与牵拉式 PEG 的并发症相当，而肠损伤更为常见。

■ **插管的标准护理**

伤口护理和后处理与 PEG 相同。插管后 4～6h，开始进食并逐渐增加食物量，必须始终通过泵入的方式进行肠内营养，最大速率不得超过 150ml/h；否则，患者会发生腹泻。

插入的导管必须很好的保养，这是保证成功使用所必需的。空肠端口脱位是不正确护理的第一个信号。例如，如果导管被转动，其可能在空肠端口打结（图 7.30）。

插管后应避免用药。PEJ 的绝对优势在于空肠喂养的同时可能进行胃减压术。通过这种方式，肠内喂养对于进食有困难的患者（尤其是具有广泛腹膜后病变的神经外科患者）也是可能的。所有需超声或放射学监视下进行的插管过程只适用于不能进行 PEG 插管的患者。

外科手术只应用于不能使用内镜或替代手术置管的情况下。

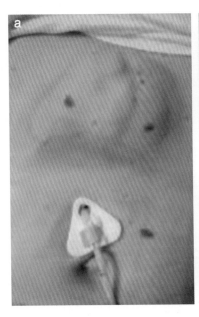
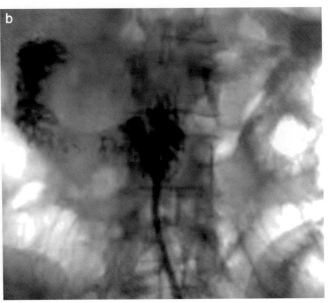

图 7.29　PEJ 插入大胃疝囊内　a. 从外部看；b. 放射下位置固定。

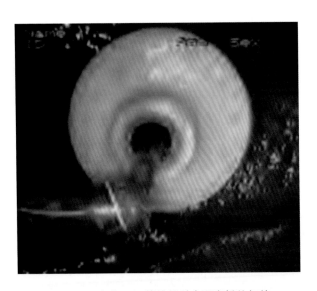

图 7.30　在将 PEJ 管拉回时内固定板处打结

细针导管空肠造口术（FNJ，直接手术插入空肠管）是一个例外。如果患者正在接受剖腹手术，则应使用这种插管方式以避免第二次创伤手术。急性腹部创伤或内脏外科择期手术（切除食管或胃）的患者将接受预先手术治疗。这些导管也可以与其他空肠管一样，用于暂时的术后喂养。然而，它们不能进行更换。如果不能进行内镜手术，却计划长期管饲，根据 Witzel 和 Kader 的经典程序，当然也可以在腹腔镜下进行。

7.5　辅助技术（按钮，胃管）

胃造口术用于需要长期喂养的各种具有潜在疾病的患者。在这些病例中，由于连续的旋转和剪切运动，穿透腹壁的导管尺寸发生变化可导致局部一系列问题，如渗漏、感染或肉芽肿形成。如果在这些情况下给予敷料覆盖，则会降低患者的舒适度；另一方面，它也可能导致一系列并发症，如皮肤刺激、过敏或浸泡。胃造口或导管的逆流也可能带来其他问题，如讨厌的气味或引起皮肤刺痛。

在某些患者，这些问题也引起人们对长期肠内喂养的普遍批评。此外，许多患者在总体健康状况和社会融合方面受到严重限制，对儿童和那些需要积极融入社会生活的成年人尤其如此。所谓的阀门按钮或按钮系统（同义词：按钮胃造口术、皮肤水平胃造口术/装置、胃造口术替换按钮）较永久性插入胃管是一种改良，后者自 1984 年首次 PEG 插入成功后一直被用作辅助系统（Gauderer et al，1984）。这些系统较 PEG 系统要小得多，不那么明显，因此，患者获得更多活动能力。

纽扣和胃管系统是一种替代和辅助系统。如果没有感染和炎症，可在插入胃镜 4 周后更换。

典型的纽扣是由无硅胶的硅橡胶制成，球囊可用作保留系统（图 7.31），其中充满了通过侧阀门渗入的等渗盐水溶液。其他系统在德国没有确定，因此没有描述。

胃管是一种球囊导管，可以作为辅助系统放置，也可以放置在阀门处，代替有缺陷的导管（图 7.32）。

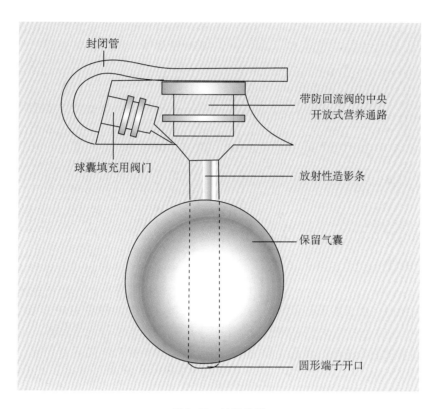

图 7.31　按钮装置

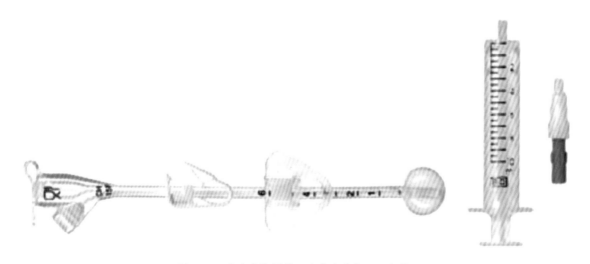

图 7.32　费森尤斯胃管（由费森尤斯公司提供）

纽扣的使用相当于导管；较长的导管对许多患者是有利的，其便于接受肠内营养。

■ 适应证

插入按钮的适应证
局部问题：
- 压疮
- 湿疹
- 过敏（如绷带）
- 造口周围肉芽肿
- 渗漏

其他原因：
- 美观的原因
- 儿童和青少年的社会耻辱感
- 保护免受伤害（儿童和老年患者）
- 提高活动力的愿望

当使用辅助系统时，患者需求是最明确的适应证，就像插入 PEG 时也有需求。有些患者由于其潜在的疾病和活动能力受限，需预先插入纽扣（Dormann et al，1998）。

根据我们的经验，纽扣切口适用于有局部吻合口问题的病例，可能影响了大约 10% 的患者。通常这些问题还包括护理相关的问题，如对绷带和（或）护理产品过敏，部分还引起慢性湿疹。还有少数患者，我们在植入按钮系统后也看到挤压相关的愈合后肉芽组织。在造口周围渗漏时，插入按钮可以直接阻止导致分泌物的渗漏，因此被证明是一个明确的适应证。然而，通常按钮系统只用于有美容需要或由于患者希望更多的活动能力。

接受按钮系统的多数患者具有足够依从性，且从系统中能够受益。这包括儿科患者和青少年，特别是从美容方面获益的青少年。另外风险患者，例如血液透析或腹膜透析的儿童，也可以接受按钮系统。神经病患者，特别是患有孤立性吞咽障碍的患者，例如在肌萎缩性侧索硬化症，也适合于插入按钮。按钮系统同样适用于患有下咽和口咽肿瘤和食管肿瘤的患者。如今，这些患者接受 PEG 之前开始化疗或放射治疗已成为一

种标准流程。在治疗中断期间，可以插入按钮系统。在原发性不能治愈的癌症缓解期恢复进食的患者中，按钮充当占位标志，当病情有进展时可以再次用于肠内喂养治疗。

当老年和精神病患者意外脱落 PEG 时需要使用按钮系统，可以保护患者免遭造口损伤。在这种情况下，使用按钮也很有意义。

■ 禁忌证

活动期造瘘口感染是选择性插入按钮的禁忌证，此时病原体可以进入瘘管并导致感染恶化。在这些情况下，最好通过局部有效的消毒或使用全身抗生素根除局部感染，然后植入按钮。既然形成良好的造口管是先决条件，因此不超过 2～4 周的 PEG 不应该首先接受按钮植入。过早插入按钮是不被推荐的，因为有可能发生错位。一条长（>4.5cm）或非常弯曲的瘘管也可能导致严重的问题，包括造口管穿孔和按钮置于胃外。如果不能放置按钮，则建议放置 PEG。

根据自己的经验，插入 PEG 的患者通常是非常困难或无法行内镜检查，也不应该接受按钮系统。由于材料缺陷或意外脱位，患者可能在短时间内发生吻合口闭塞，从而不能进行再次插入。在这种情况下，必须放置另一个 PEG，因为某些情况下可能导致严重的不良后果，可能再次手术治疗。

如果必须更换 PEG 系统，可以使用胃管代替按钮，特别是在局部感染的情况下更是如此。

■ 患者的准备

只有非常敏感的患者需要镇静。

■ 人员要求

在内镜检查中，必须至少有一名内镜检查护士或有经验的工作人员和一名医师在场。医师必须具有内镜检查和使用相关技术的经验，因为根据部位可能需要进行调整。如果患者仍然需要牵拉 PEG，则必须始终使用内镜取出固定板，这需要在术前计划阶段就进行讨论，再对患者进行手术。

■ 仪器相关要求

- 需要提前准备好用于检查的无菌操作台，

包括以下器具

- 按钮/胃管组套（图 7.23 和图 7.33c）
  - Seldinger 穿刺线组套
  - 切口盖布
  - 纱布垫
  - Y 型纱布敷料装置
  - 装有带生理盐水 10ml 注射器封管
- 标准内镜
- 取出钉的悬线
- 探条，如果气孔太窄可增加到 15 CH
- 剪刀

可以选择透视检查穿刺位置；否则，术后也必须进行 X 射线检查。

在大多数情况下，插入 PEG 管可以在门诊进行。与首次 PEG 插管进入胃肠道的情况不同，不需要围术期预防应用抗生素，因为需要使用已有的造瘘管（Dormann et al，1999）。

■ 实践操作过程：按钮（改良 Seldinger 技术）

在放置 PEG 之后，按钮作为辅助系统首次使用时，通常在内镜控制下进行，这在所有按钮系统中都是类似的。

随后，如果存在相关经验且造瘘口状态良好，也可以在没有内镜的情况下对按钮进行必要的调整。然而，如果放射学上有任何疑问，PEG 在胃内放置必须通过明确的胃内容物抽吸来证明其安全性。

内镜为安全移除内固定板提供了可能。除此之外，通过内镜也可以检查瘘口以便发现出现的病情变化，例如内固定板嵌入胃内的情况。内镜可以控制胃部按钮的方向，进而避免了错误定位。最初，Seldinger 线是通过插入管插入的，以确保置管通路的安全。而后通过抓取悬线并将其在腹壁上方约 4cm 的地方切断，再用胃镜将其拉回到胃部。同时，通过造口，经由插入线进入胃内进行测量，确定按钮所需的轴长度。上述长度的测量均是在患者平躺或坐着的情况下确定的。较为理想的情况下，一个按钮轴长度比测量的造口长度要长 10～15mm。插管过程中，测量装置需保持在造口位置作为标记，同时检查待插入的按钮（图 7.33）。用 6ml 0.9％氯化钠注射器检查球囊的性能。如果球囊安全性好，必须将球囊内全部内容抽出，以便允许造口通过顺畅。如果存在导丝，必须通过按钮推进，能够更容易地放置到造口，在通过狭窄的造口时更有帮助。此后，立即测量装置的长度，将涂有润滑剂的按钮推进到胃中。如果按钮在内镜下可见，可以通过侧向阀门注入 5～7.5ml 0.9％氯化钠注射液充满气囊。然后将导丝和导线从按钮上移开，医师拔出胃镜时，也切断 PEG 管。

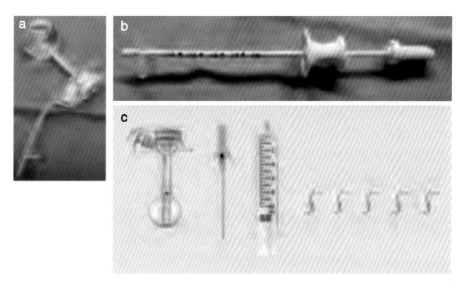

图 7.33　a. 堵塞的按钮；b. 确定造口长度的测量装置；c. 带曼德林和适配器的按钮组套（c 图由费森尤斯公司提供）

在极少数情况下，当按钮通过造口更困难时，可以使用导丝（例如 0.035″）作为固定夹板。如果造瘘口太小，使用导丝来扩张造口管。此过程需要一些使用按钮系统的经验。当然此种情况仅限于某些罕见的情况。

按钮的长度和填充量必须记录在案，在术后须交给患者。

更换按钮　如果局部条件良好，而故障按钮需要更换，受训人员可以通过 Seldinger 技术进行相同的操作，而无须另外的胃镜手术。然而，若确有按钮不在胃内的危险，则有可能导致肠内营养物进入游离的腹腔内。已经存在的造口管越长，错位的危险就越大。纽扣系统（＞3cm）越长，越可能出现吻合口中的错位（Romero et al，1996）。在临床、内镜或放射线下操作控制位置的情况下，这种并发症是可以避免的。

■ 实践操作过程：胃管

胃管是一种用于经皮胃造瘘的气囊管。胃管的插入与按钮插入类似，也使用 Seldinger 技术。唯一的区别是不需要确定长度。

■ 相似的并发症和处理

虽然并发症很少发生，却必须加以控制。插入的并发症偶尔包括造口太小，可以通过插入 Seldinger 导线使瘘口扩大。在出血的情况下，通常局部止血就足够。患者经历持续的疼痛时，应再次检查按钮的正确位置和长度；如果按钮太小，则可能在 2d 内发生压疮。

■ 置管后的标准化护理

在首次插管后，患者出院前必须再次封堵气囊，以便排除气囊漏气。除首次插管当天，如果伤口没有感染和炎症，则可以洗澡、淋浴和做运动。

在插入纽扣后，并不需要限制食物摄入或增加食物量。

加入营养和液体是通过一个常规系统来完成的。用特殊角度调节器连接到线绳，然后置于纽扣（例如 Freka 按钮）上，这是非常有帮助的。为此，必须打开纽扣的盖子，将角度调节器放入中央阀，以确保调节器和按钮开口处的黑色标记彼此对齐。然后，角度调节器顺时针转动 90°进行固定，随后添加食物或液体。

角度调节装置应每 3 天更换一次，管道系统应在 24h 后更换一次。角度适配器在每次使用后必须清洗，如果需要的话，必须用小刷子清洗。

每一种市售肠内营养液都适合置管后应用。流食和重力/泵都可以应用于按钮置管喂养中，尤其对于年轻、活跃的患者更易接受食糜输入。应用泵的过程中要求非常准确和安全的剂量，对活动中的患者尤其如此。由于有大量肠内营养移动装置可选择，患者在使用泵期间可以自由活动。肠内营养过程中为避免堵塞，需要每天使用注射器（20ml 液体、开水或蒸馏水）冲洗按钮。灌满冲洗液的注射器打开后直接置于中心阀上，即可冲洗按钮。冲洗液也可通过延长管应用于营养管系统中。在经过良好培训后，能够避免因堵塞而更换按钮。药物也通过插入到按钮中央开口的注射器注入喂养管中。黏稠流食和强浓缩乙醇溶液必须稀释后使用。固体药物则必须粉碎并完全溶解在 10～20ml 水中使用。更为重要的是在服用个别药物之前、期间和之后需要进行按钮冲洗。如果伤口没有感染和炎症，则不必使用敷料保护。

建议每天用温水和肥皂水清洁被穿刺部位的表面，然后对皮肤进行消毒。而且应该每天转动一次按钮，以避免压疮。

气囊的充气量需要培训过的人每 4 周检查一次。充气量必须始终记录在案。如果初始量减少，则必须检查阀门是否泄漏。如果在 24h 内充气量在丢失，则必须更换按钮。在气囊发生自发破裂或按钮脱落的情况下，应使用敷料（如果可能）将其保留在造口中。需要注意的是需要在短时间后再次插入按钮，否则造口会在几个小时内关闭。在某些情况下，例如在休假期间，如果患者身边就有可更换的按钮，那么更有利于替换，在按钮出现问题时应尽快更换。

如果患者在肠内营养后体重增加，那么必须及时将按钮换成长期使用的按钮，以避免压疮或造口感染。

除了良好的患者选择，正规训练是长期成功营养支持的决定因素。这一过程应该在医院进行，患者和家人应该熟悉按钮的特性。制造商提供的通行证、信息资料和标准护理均应包含在培训过程中。

7.6　经皮内镜下结肠造口/盲肠造口术

■ 适应证和禁忌证

经皮内镜结肠造口/盲肠造口术（PEC）在急性或复发性结肠梗阻（例如 Ogilvie 综合征）和某些假性肠梗阻的病例中使用，起到减压的作用。该手术也可用于急性、耐药性感染，例如用于艰难梭菌（假膜性结肠炎）的局部治疗。在慢性便秘的情况下，PEC 也可以作为冲洗通道。

肠坏死、缺血和（疑似）肠穿孔是绝对禁忌证。腹水和凝血障碍也是禁忌证。

■ 并发症防备

- 与 PEG 相似，主要使用 PEG CH 20
  - 有可用的结肠镜
  - 有可用的牵拉式 PEG 管和直接穿刺装置

■ 人员和设备要求

- 与 PEG 相同。

■ 实践课程

最初，内镜检查直达盲肠端，如果可能的话，吹入 CO_2 气。随后，在腹腔镜检查和腹壁局部麻醉后，进行肠腔穿刺。如果盲肠的位置经透视镜和指尖尝试确定无疑就在腹壁下，通常使用套管进行穿刺。

一种改良措施是牵引技术与胃固定-直接穿刺术之间的结合。首先，在插入穿刺套管前插入 2 或 3 支安全针，以便安全地固定肠道。然后进行深冲切口，宽度约 1 cm，再插入穿刺套管。在缩回穿刺针后，导入鞘留在盲肠中。

然后将拉线引入肠腔内，用抓取钳抓紧，尽可能完全地从内镜向肛门方向拉过器械通道，当拉回时，空气被吸出结肠。随后，将 PEG 管连接到拉线末端，穿过肠道。在手术结束时，内固定板必须位于肠壁。最后，使用外固定板和标准敷料固定。PEC 管必须加上轻微的压力，以确保黏附完全。最后进一步根据 PEG 护理程序进行伤口护理（Dormann and Deppe，2002）。

■ 并发症及处理

最重要的并发症与 PEG 的插入有关。插入 PEG 后 4～6h 就可使用，也可能马上发生移位。由于结肠壁很薄，所以外固定板的固定只需要轻微的压力，以避免缺血。由于这些原因，建议插入过程采取组合的方式。

7.7　代谢疾病的内镜治疗

为了减肥，除了个体因素外，还有些医学方面也需要肥胖治疗，这特别适用于糖尿病患者。这种治疗通常包括多种模式，除了营养和运动疗法及药物治疗，外科手术是目前成功率最高的。近年来，内镜治疗肥胖症已成为减轻体重的治疗概念的一部分。减肥可以帮助超重患者预防或延缓 2 型糖尿病的发病。体重减轻能够改善新陈代谢状况，通常反映在药物和胰岛素需求量的减少。因此，减轻过多的体重甚至可以使胰岛素依赖型 2 型糖尿病患者不再需要胰岛素。那么，下面将描述在肥胖症病例中内镜治疗的可能性。

7.7.1　胃球囊

治疗肥胖最古老和最著名的内镜治疗方式是插入胃球囊。从 1982 年首次进行这种治疗方式起，该技术已经发展并应用于肥胖中心。胃球囊由柔软可膨胀的材料制成。在插入球囊前，它非常小，可以没有任何问题通过口腔。胃球囊的主要适应证是用于那些极度肥胖而不能接受计划性外科手术的患者，因为他们将面临不可预料的外科手术风险。因此，可以在计划手术前插入胃球囊。在这种治疗后，患者通常更容易丢失部分体重。胃球囊通常保留 6 个月。随着时间的推移，含酸的胃内容物可能削弱球囊材料，导致球囊缩紧，不能良好地发挥作用，因此制造商建议胃球囊不要保留 6 个月以上。在某些特殊需要较长时间治疗情况下，胃球囊必须每 6 个月更换一次。

■ 胃球囊插入术

在镇痛镇静状态下通过胃镜插入胃球囊。在

治疗前评估为围术期镇静风险是非常重要的，如果需要的话，需要麻醉师在场。球囊在胃镜下放入胃内，直视下注满液体，直至膨胀到球囊的最终尺寸（图 7.34a-c）。根据所需的膨胀程度，球囊注入 400～700ml 液体。液体可以被染成蓝色，这样可能及时发现球囊破损。如果球囊由于某种损伤破坏、进而丢失液体的话，有色液体可能通过肠道被吸收入血，然后通过肾排泄，褪色的尿液将暴露胃球囊发生了破损。此时，需要将破损球囊及时清除。

■ 风险

在插入球囊过程中，食管和胃可能由于直接接触插入装置，或胃球囊本身而受到损伤。由于胃酸的增加，患者也可能发生反流或溃疡。其他问题可能还包括严重的疼痛；胃球囊的出血和穿孔则是非常罕见的。如果被污染的液体在球囊破裂后流入到肠道，则被细菌污染的液体可能导致感染、发热、痉挛和腹泻。当球囊阻塞肠道时，会有发生肠梗阻的风险。

■ 取出胃球囊

如果没有并发症，胃球囊通常在 6 个月后取出。取出和插入胃球囊均为内镜操作，风险较小。然而，取出过程确实需要一套特殊的工具，通过穿刺将气球完全排空，然后用特殊的抓取器械将其取出。

7.7.2 植入式肠套

植入式肠套是一种治疗 2 型糖尿病和减轻体重的内镜手术方式。它根据 Roux-en-Y 模拟了旁路手术的效果，并将食物与十二指肠/近端空肠的接触长度减少到 60cm（功能暂时性短肠综合征）。为此，在十二指肠球部用带倒钩的金属环固定一个可伸缩导管假体，十二指肠和上段空肠用金属箔覆盖。这种内镜下移植物移植过程，也是营养医学整体概念的一部分。

■ 植入式肠套移植：适应证

植入式肠套方法主要用于治疗 2 型糖尿病患者，其糖尿病难以控制，而且 BMI 超过 30。植

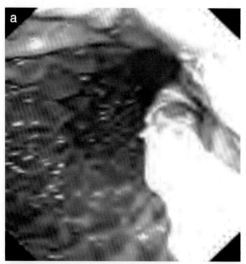
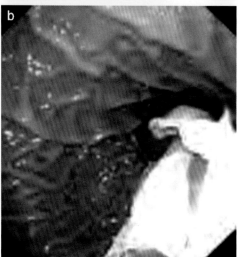
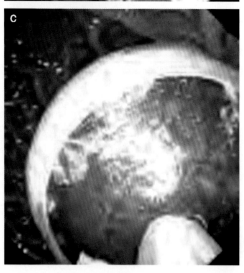

图 7.34　插入胃球囊过程　a. 在胃内展开前的胃球囊；b. 开始充盈；c. 胃内球囊的最后状态。

入式肠套最长植入周期为 12 个月。

■ **植入式肠套移植：禁忌证**

植入式肠套移植的禁忌证包括以下方面：

- 长期抗凝治疗
- CED
- 胰腺炎
- 活动性腹部或十二指肠溃疡
- 重度反流病（GERD）
- 现症感染
- 症状性冠心病
- 重度慢性阻塞性肺疾病 COPD
- 出血性体质或凝血病
- 食管或胃静脉曲张
- 胃肠道先天性或后天性毛细血管扩张症
- 早期胃肠道手术（可能影响装置的放置或功能）
- 症状性肾或胆结石问题
- 依从性不足
- 计划怀孕或可能怀孕

■ **植入式肠套移植：患者准备**

在植入前 3 天和取出植入式肠套后最多 2

周，患者必须服用质子泵抑制药（如每天两次 40mg 奥美拉唑）。在植入式肠套前的 10 天内及在整个治疗期间不得服用抗凝药（阿司匹林、肝素、非甾体抗炎药等）。为了减少感染的风险，建议在治疗前 30~90 分钟静脉注射单剂量 1g 的头孢曲松（或等量另一种药物）。病人必须禁食。必须提供安全的静脉输液。也必须进行咪达唑仑/异丙酚或插管麻醉镇静。

■ **植入式肠套移植：人员要求**

植入式肠套移植手术只能由内镜手术经验丰富，尤其受过植入式肠套植入过程实践训练的医师进行。这个过程应该由两个人来完成，并由麻醉师实施麻醉。

■ **植入式肠套移植：技术要求**

透视观察的可能性；透视装置；工作孔径为 2.8mm 的胃镜；泛影葡胺、肾上腺素或等效的水溶性透视造影剂；60ml、50ml 和 20ml 注射器；200ml 无菌盐水溶液；0.035″超硬 Nitinol 导丝，如 Jagwire Boston Scientific。

植入式肠套系统。如图 7.35、图 7.36 和图 7.37 所示。

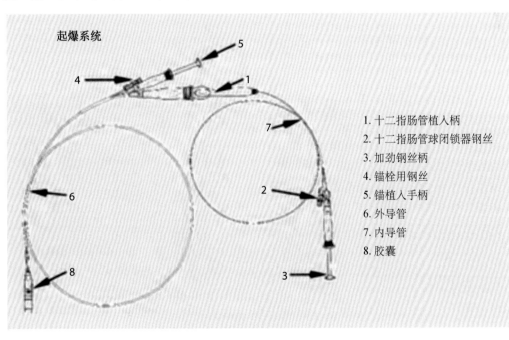

1. 十二指肠管植入柄
2. 十二指肠管球闭锁器钢丝
3. 加劲钢丝柄
4. 锚栓用钢丝
5. 锚植入手柄
6. 外导管
7. 内导管
8. 胶囊

图 7.35　EndoBarrier 植入系统

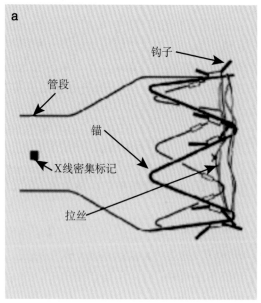

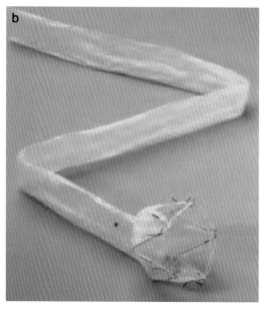

图 7.36　固定工具

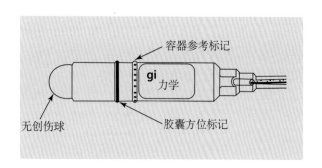

图 7.37　系统的胶囊部分

■ 植入式肠套移植：操作过程

患者左侧位平卧，将胃镜插入十二指肠，检查操作区。然后，在透视下，将导丝插入十二指肠。在保持导丝位置不变的同时，将胃镜沿导丝取出。继续保持导丝位置，将套管囊通过导丝推进入十二指肠。如果需要，导丝可以稍微缩回，以便将套管囊提升到幽门。然后使用胃镜进入幽门。最后，取出导丝（图 7.38）。

然后，通过在把手处按下按钮（Pos.1）、缓慢向前推动把手件来推进内部导管。随着时间的推移，释放按钮、拉回手柄，并重复这个过程。在透视控制下，内导管被推进，直到它完全延伸到内部轴的最外层远端参考标记处（图 7.39）。

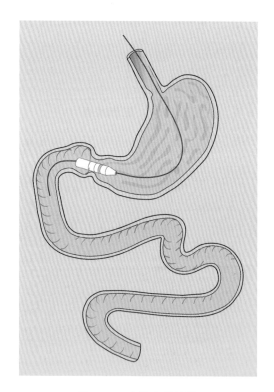

图 7.38　在体内的胶囊

如果有阻力，向前施加压力，等待蠕动推进导管。

随后，将内导管上的闭锁丝（Pos. 2）缩回 10cm，使远端球和管松开（图 7.40）。

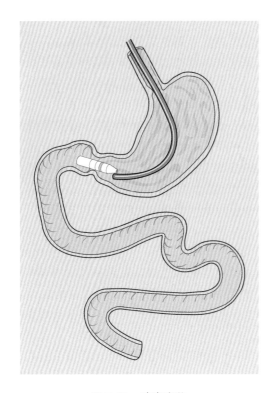

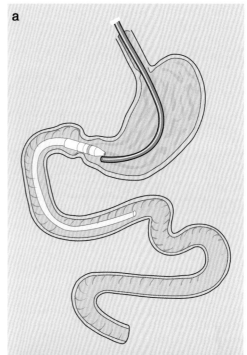

图 7.39 胶囊定位

加硬导丝（Pos. 3）向前推进，以便从导管远端松开球部。然后通过透视检查球部是否被实际移动。如果是这样的话，加硬导丝（Pos. 3）缩回其止挡位置。然后将胃镜重新插入胃中，并确保植入胶囊一直位于球内。然后将锚定的挡线（Pos. 4）缩回 10cm，以便松开锚。在内镜下定位胶囊，使得预定的黑色胶囊标记物对应于幽门的近侧。锚链活塞（Pos. 5）被推进直至能将锚从胶囊中部分推出。检查胶囊的位置，然后通过推进锚（Pos. 5）将锚移植入柄（Pos. 1）（图 7.41）。

加硬导线（Pos. 3）从内部导管移除。通过连接器将约 60ml 盐水溶液或 20％ 天麻素溶液注射到导管中，以便用液体填充植入性套管。然后，大约 60ml 的空气通过同一个连接器注射从导管中分离内套管。从外部导管中取出内套管，在透视下观察植入物是向后膨胀。然后将胃镜和外导管从患者体内取出。重新插入胃镜，在十二指肠球部检查植入性套管：将 60ml 20％ 天麻素溶液通过胃镜的工作管道冲洗到植入性套管中，以确认产品合格，并使系统的管面积更平滑（图 7.42）。

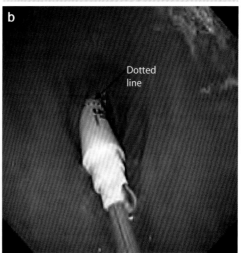

图 7.40 胶囊释放

■ **植入式肠套的外植术：人员要求**

基本上来说，外植术与内植入术的要求相同。然而，团队必须意识到外植术比内植入术有更复杂的并发症。

■ **植入式肠套的外植术：技术要求**

植入式肠套系统（图 7.43），带有 2.8mm 工作孔径的胃镜，透视单元，20 ml 和 60 ml 注射器和 200 ml 无菌盐水溶液。

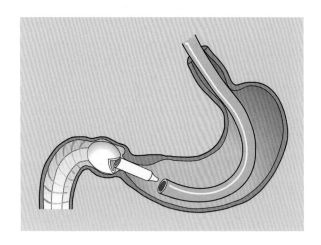

图 7.41 系统固定于球部

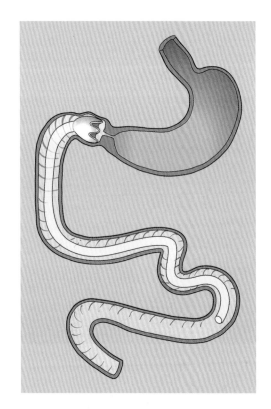

图 7.42 系统在体内

■ 植入式肠套的外植术：实践过程

患者左侧卧位插入胃镜。如果需要，用盐水溶液冲洗，以便能够看到回收线。然后取出胃镜，将移植帽连接到胃镜的顶端。随后，胃镜重新插入十二指肠并定位观察锚和回收线（图7.44）。

回收抓取器（图 7.44）通过胃镜的工作管腔向前推进，直到它达到远侧至移植帽。这个过程必须保证回收抓取器手柄上的挡位处于非限制位置。在胃镜的辅助下，抓取钩定位于回收线周围。抓钩用手柄拉回，回收线因此被定位到护套的内部。然后继续推进能够部分缩回收线的护套，使得护套尖端处于移植钩的内径内。而后将内镜的抓握器放置在锚的中间。移植钩慢慢缩回，以便完全压缩锚。这样做时，必须确保内镜和移植帽位于压缩锚的近端并且位置自由。如果锚被完全压缩，则回收抓取器手柄处的钩停顿挡被置于停顿位置以固定压缩的锚。手持抓取器，移动移植帽至锚钩近端，直到它被封闭在移植帽内（图 7.45）。在透视下，必须对锚的压缩过程进行全程监视，以确保所有钩子都被封闭在移植帽中。

然后，胃镜封堵器从回收抓握器手柄的末端向远端推进，直达内镜。抓握器装在内镜上。移植帽中封闭的装置停留在胃中，通过透视观察，确保带有移植帽的内镜正确地封闭在移植帽中（图 7.46）。在透视控制下，胃镜、回收抓取器和植入物在轻微牵引下被拔出。

最后，内镜下检查移植部位的出血情况。如果需要，可以用盐水溶液冲洗。

内移植和外移植过程中可能的并发症：
— 胃肠道撕裂伤
— 口咽穿孔
— 食管穿孔
— 胃穿孔
— 出血
— 误吸
— 感染

■ 并发症

少数临床研究表明以下最常见的不良反应：
— 恶心
— 呕吐
— 腹痛

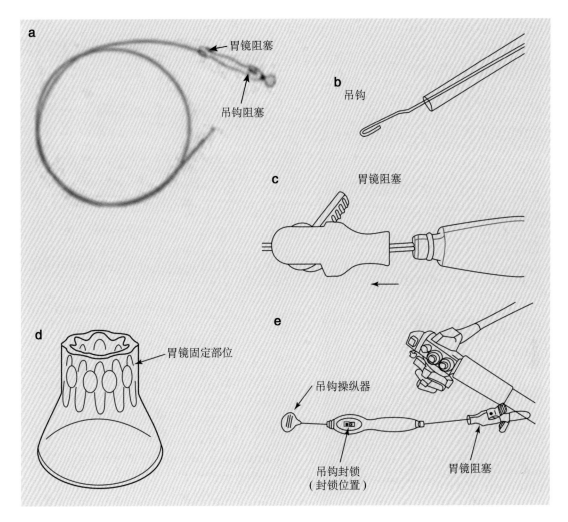

图 7.43   外植组套

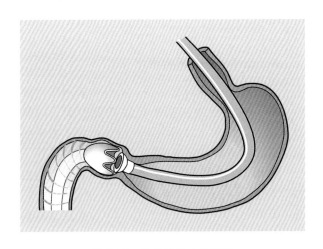

图 7.44   外植前体内的胃镜

内移植的可能并发症：
- 小肠梗阻
- 植入式肠套移位
- 糜烂、出血
- 便秘、饱胀、腹泻、气胀
- 感染
- 低/高血糖症
- 胃肠道疼痛、抽筋、恶心、呕吐
- 背痛
- 局部炎性组织反应
- 食管、十二指肠炎溃疡
- 胃或肠穿孔
- Bezoar，GERF

外移植的可能并发症：
- 胃肠道撕裂伤
- 口咽、食道、胃或肠穿孔
- 出血
- 误吸
- 感染

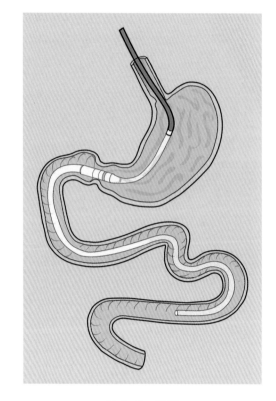

图 7.46　抽取

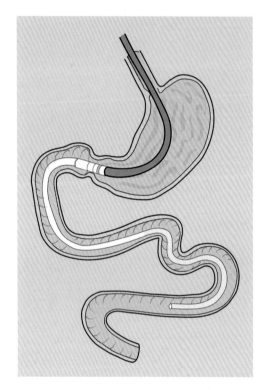

图 7.45　固定

其他不大确切，但可能发生的风险包括：
- 感染
- 出血

■ 护理

在治疗过程中，患者必须由多学科医疗团队全程陪同、接受咨询和护理。这可以确保患者的治疗计划协调良好和治疗有效。团队中包括以下人员：

- 内镜专家、代谢外科医师或胃肠病学家
- 全科医师
- 内分泌学家和糖尿病学家
- 营养小组

多学科小组成员必须经常相互商量并交换患者临床和全身健康状况的相关信息。需要讨论以下信息：

- 关于减肥的个人目标：取决于植入时患者的体重情况
- 关于糖尿病的改善目标：在监测血糖水平和定期进行糖化血红蛋白（HbA1c）检测的基础上进行

■ 2 型糖尿病的药物治疗

在放置植入式肠套之后，2 型糖尿病患者能够很快发现血糖控制和糖化血红蛋白水平的改善。因此，推荐在移植期间相应地调整 2 型糖尿病药物。基于临床研究，以下药物进行减量：

磺酰脲类　在移植过程中，磺酰脲药物的剂量必须减少 50%，以避免可能的低血糖发作。如果发生低血糖，患者已经服用了可能的最低剂量，建议再减少 50% 或停止。

胰岛素　在移植过程中，胰岛素剂量必须减少 50%，以避免可能的低血糖发作。如果发作低血糖，患者已经用了可能的最低剂量，建议再减少 50% 或停止。

...

二甲双胍　在整个治疗期间，除非磺酰脲和（或）胰岛素已经停止，二甲双胍的剂量可以保持不变。如果患者连续 3 天的空腹血糖水平低于 4mmol/L，二甲双胍的剂量必须减少 50%。如果患者在降糖后仍出现低血糖，则应由医师再次改变二甲双胍剂量或完全停药。

在这些初始药物剂量减少后，内分泌学家、糖尿病学家可以根据标准算法，基于葡萄糖水平和症状来调整 2 型糖尿病的药物。

■ 关于饮食和营养的建议

植入式肠套应该有利于健康和有营养的饮食。然而，治疗成功与否也取决于患者是否愿意采取更健康的饮食和生活习惯。患者在移植后必须立即遵守饮食规定，这与其他减肥手术所推荐的饮食相似。起初，这种饮食也包括液体食品，其次是浓汤类食物。

在植入式肠套移植后最初 2 周的常规推荐：
- 澄清或人工加糖的液体
- 盐水
- 清汤
- 无糖冰棒
- 带有固体部分的液体，包括：
  - 不含脂肪的牛奶，与乳清或大豆蛋白粉混合（每部分蛋白质最多 20g）
  - 无乳糖牛奶
  - 混有豆奶粉的豆奶
  - 低脂酸奶混合物
  - 简易低脂酸奶
  - 希腊酸奶

第 8-14 天
- 每天增加 1.5~2 L 的透明液体
- 用有湿度、捣碎或黏稠的蛋白质替代液体，这取决于患者是否能够耐受。

14d 后，患者可以调整为营养师推荐的固体食物。

参 考 文 献

[1] Bernhardt J（2007）Sondentechniken. In：Kahl S，Kähler G，Dormann A（Hrsg）Interventionel le Endoskopie. Elevier，München S 347-350

[2] Dormann AJ，Deppe H. Tube feeding-who，how and when. Z Gastroenterol. 2002；40：S8-S14.

[3] Dormann AJ，Wigginghaus B，Grünewald T，Huchzermeyer H. Erste Erfahrungen mit dem Freka®-Button. Endoskopie heute. 1998；11：19-22.

[4] Dormann AJ，Wigginghaus B，Risius H，Kleimann R，Kloppenburg A，Huchzermeyer H. A single dose of ceftriaxone administered 30 minutes before percutaneous endoscopic gastrostomy（PEG）significantly reduces local and systemic infective complications. Am J Gastroenterol. 1999；94：3220-4.

[5] Gauderer MWL，Picha GZ，Izant GJ. The gastrostomy《button》-a simple，skin-level，nonrefluxing device for long-term enteral feeding. J Pediatr Surg. 1984；19：803-5.

[6] Külling D，Bauerfeind P，Fried M. Transnasal versus transoral endoscopy for placement of nasoenteral feeding tubes in critically ill patients. Gastrointest Endosoc. 2000；52：506-10.

[7] Müller-Gerbes D，Aymaz S，Dormann AJ. Management of the buried bumper syndrome：a new minimally invasive technique-the push method. Z Gastroenterol. 2009；47：1145-8. doi：10.1055/s-2008-1027988.

[8] Oehmichen F，et al. Leitlinie der Deutschen Gesellschaft für Ernährungsmedizin（DGEM）. Ethische und rechtliche Aspekte der künstlichen Ernährung. Akt Ernährungsmed. 2013；38：112-7.

[9] Ponsky JL. Transilluminating percutaneous endoscopic gastrostomy. Endoscopy. 1996；30：656.

[10] Romero R，Martinez FL，Robinson SYJ，Sullivan KM，Hart MH. Complicated PEG-to-skin level gastrostomy conversions：analysis of risk factors for tract disruption. Gastrointest Endosc. 1996；44：230-4.

[11] Russel TR，Brotman M，Norris F. Percutaneous gastrostomy：a new simplified and cost-effective technique. Am J Surg. 1984；148：132-7.

第 8 章 内镜下异物取出术

Peter Collet

异物取出是一种常见的内镜下治疗方式，取出的异物有很多种，一个经验丰富的内镜医生也会惊讶于内镜下取出异物的种类之多！尽管每种异物的取出没有固定的模式，但总的来说还是有一些共性的方法和技巧，这些内容将在以下章节逐一阐述。

8.1　概述

在内镜检查中，是否需要异物取出是一个比较常见的问题。在最常见的 6 个月到 6 岁的幼儿中，可能吞下的异物包括各种玩具、牙刷、电池、骨头和硬币等。精神病患者或认知能力差的人，发生这些事件的概率更高。监狱里的犯人会经常故意吃餐具或刀片（图 8.1）。而经直肠插入的异物多表现为于一种性欲的满足。由于异物的大小和构成不同，取出过程经常是一种技术挑战。有一种为非法毒品贩运进行的体内包装，在很多国家很常见，需要特殊考虑（图 8.2）。特别是对于有过手术史或消化道狭窄的患者，当食物咀嚼不足时，会引起食团阻塞，这就需要内镜下治疗。

内镜治疗不会使用耳鼻喉科中使用的硬式内镜，只有在创伤小的软式内镜尝试失败后才予以考虑。

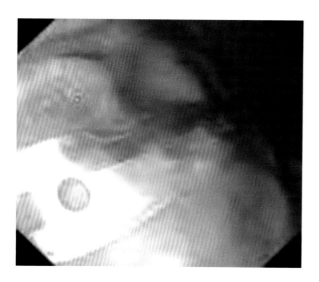

图 8.1　刀片

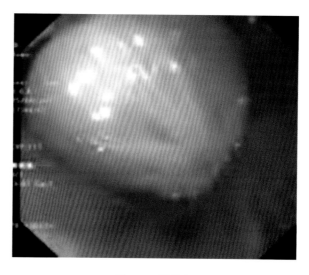

图 8.2　胃药包

8.2　上消化道的异物

■ 适应证

并不是所有被吞食的异物都需要采用内镜取出。相反，大部分异物能够自然排出。Longstreth 等在 2001 年的研究发现，内镜检查前的准备阶段，就有 80% 的异物已经自行排出。然而，也有紧急情况，如这些异物的大小或组成可能对上消化道造成伤害，或自然排出存在很大的问题，则需要立即采取措施取出异物（表 8.1）。异物如卡在食管可能导致溃疡和穿孔，最终导致致命的纵隔炎。当服用喹硫平（思瑞康，阿斯利康）自杀后就会出现这种特殊的情况。还有磁铁，不管有没有金属片，都会造成压迫导致食管损伤。纽扣状的电池可能通过腐蚀它们薄外壳，并引发化学烧伤。对于儿童，尤其需要注意的是，比这种型号更大的电池也会引起电损伤问题（图 8.3）。

内镜下异物取出术的禁忌证很少，通常与空腔脏器穿孔和有毒物质的体内包装有关。在肠道远处没有肠腔狭窄的患者，这些异物到达空肠后，通常不需要内镜取出。如果临床症状稳定，这些患者可能会在门诊接受定期监测，包括每周进行 X 光检查。有时可能需要 4 周才能完全排出异物。

表 8.1　内镜下异物取出术的适应证

急救（危及生命安全的紧急情况）	急诊（紧急发病但不致命）	可选择的
尖锐的食管内异物	不会造成完全梗阻的食管异物	硬币在食管内但无症状（可观察 12h）
完全性食管梗阻	胃或十二指肠内的尖锐异物	胃内 2.5～6cm 的异物
食管的纽扣状电池	胃或十二指肠的大（＞6cm）物体	胃内电池可观察 1～2d
喹硫平过量	磁性物体	

Adapted from ASGE Standards of Practice Committee（2011）

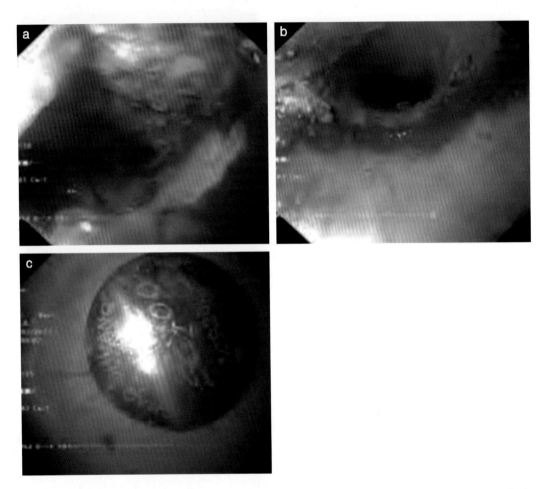

图 8.3　a. 纽扣状电池取出后的食管；b. 纽扣式电池取出前在食管壁的位置；c. 取出的纽扣状电池

由经验丰富的团队进行内镜下异物取出过程是非常安全的，因此作者建议对每一例可疑的病例应首选内镜。

■ 人员要求

大多数的内镜下异物取出术常规需要镇静。因此，除了负责镇静的医师外，还需要一名医务人员辅助。对于食管完全梗阻和完全不能吞咽的病例，强烈建议采用气管内插管预防误吸。同样对于儿童，建议麻醉师维持充分的麻醉。

■ 技术要求

不同的异物需要使用不同的设备进行取出与回收过程。如果条件允许，应在内镜检查之前，通过操作类似的异物，对适当的仪器进行效能测试。选择的设备包括各种类型的镊子，三抓钳，取石网兜和取石网篮。使用回收袋可能也很有帮助（图 8.4）。在处理边缘锋利的物体时，必须使用外套管或保护罩充分保护黏膜。特别是对于那些可能会卡在咽喉部或被吸入的小异物，外套管是不错的安全防护装置（图 8.5）。

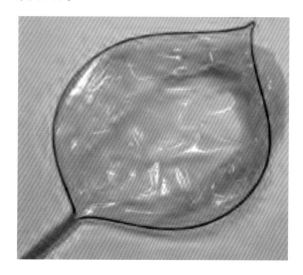

图 8.4　回收袋

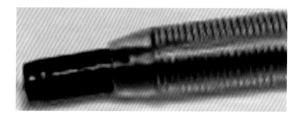

图 8.5　外套管

■ 组织要求/安排

首先，必须对内镜干预的紧迫性作出判断。在此基础上，确定操作程序和签署知情同意。内镜治疗的成功主要取决于选择了正确的设备——要求必须是可用的且技术被掌握的设备。预防医源性损伤和误吸也是需要优先考虑的问题，如应对可能出现的并发症，如出血，或者发生误吸时，进行支气管镜检查。

■ 实际操作过程

在操作前，应对所选工具及操作过程进行实际测试，以方便操作过程顺利进行。由于异物类型不同，操作前必须考虑可能出现的并发

症和应对措施（在取出尖锐异物时需要保护呼吸道黏膜）。

■■ 实际操作过程：通过安全帽的方式回收锐器

只有当异物位于食管下括约肌远端时才可能需要通过安全帽回收锐器。若异物在较大的疝囊里，则很难发挥保护套的优势。在放置安全帽进行异物取出之前，应进行内镜检查，排查异物对黏膜的损伤。反复抽吸清除分泌物和食物防止误吸。如果内镜判断可以进行异物取出，则将安全帽安装在视野远端，涂抹润滑凝胶，方便于食管上段插管。取出过程中，顺着食管轴抓取异物，将内镜向后拉，在经过贲门时安全帽会翻转，并牢固地覆盖异物，可以充分保护食管和下咽的黏膜不受损伤（图 8.6）。

> 提示：长形的异物（如牙刷）必须在其末端抓住，以便沿着食管轴将其取出；必须避免在贲门水平的倾斜。为了使长而坚硬的异物通过下咽部，头部充分后仰将有利于取出异物；必要时需要使用 Magill 镊子辅助操作过程。

如果透明安全帽足够大能包裹住异物，当异物在食管内或存在大的疝囊时，也可以使用透明安全帽取出（如透明帽法黏膜切除术中使用的那样）。

> 提示：如果退镜有阻力时应避免继续退镜。加深麻醉和注射丁溴东莨菪碱或胰高血糖素有时可能有帮助。

■■ 实际操作过程：用外套管回收尖锐异物

尖锐异物回收最简单的方法是使用直接安装在内镜上的圆锥形外套管（图 8.5）。在操作视野范围内，可以发现潜在的损伤或解剖变异，如在食管近端的 Zenker 憩室。外套管除了保护食管上段外，该外套管还防止了误吸。但在婴儿，它的使用可能有限。

内镜沿适宜的轴向方向抓取异物后，与所抓取的物体一起缩回外套管中。对于不能完全进入外套管抓取的大异物，外套管和内镜与所抓异物一起取出。

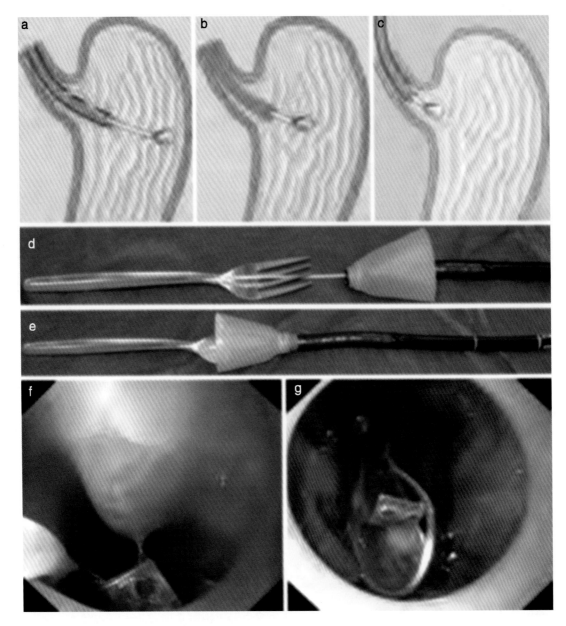

图 8.6 用保护罩去除异物　a. 带有保护罩的内镜；b. 外翻的罩；c. 在闭合的罩内取出异物；d-e. 在异物周围保护罩翻转，如在通过贲门时罩的翻转；f. 穿过保护罩抓住胃内的金属物品；g. 在翻转的保护罩下提取金属物品。

■■ 实际操作过程：食管内食团阻塞/喹硫平过量

　　食管异物取出过程中，误吸的危险最高。因此，无论出于何种原因，除非气管插管，否则强烈建议使用外套管。软的、捣碎的食物和喹硫平可能只有很少能够在单次操作中被清除，需要反复的内镜操作完成。在大多数情况下，使用外套管是非常有用的。关于外套管的介绍，请参阅前

一章。

　　剩余食物或喹硫平的回收，由于本身物体较软，最好是通过回收袋进行。在这种情况下，应该选择一种带有塑料箔网孔涂层的回收袋。当喹硫平必须从胃中取出时，需要反复进行回收。当大部分药丸已成功取出，剩下的部分可能会被推到胃里，这时就需要不惜一切代价，但必须避免使用暴力。若存在食管狭窄或因长期压迫形成溃

疡，由于有穿孔的危险，这一过程应分为一次或多次进行。

■ 并发症及其防治

在异物取出过程中，为避免并发症的发生，需要保护黏膜免受损伤，并避免误吸。在发生误吸时，应立即进行支气管镜检查，吸出抽吸液和进行灌洗。而且，所有操作都必须在气管插管和麻醉下进行。

大部分的黏膜损伤可导致自限性出血。在凝血能力降低或有食管静脉曲张的情况下，应采用标准的内镜止血技术，如其他部分所述（第 3 章）。

在医源性内镜治疗穿孔后，可以尝试通过覆膜金属支架或夹子（内镜夹，OTSC）立即进行内镜下闭合。如果即时进行操作，且纵隔结构没有明显污染，则预后良好。否则的话，穿孔一旦发生，必须交给有经验的外科医师处理。

8.3 结直肠异物

■ 适应证

与吞下去的异物相反，结直肠异物都是由自行操作导致，或者是操作设施遗留体内所致。通常从结直肠中取出吞食的异物，多与结直肠腔道不畅有关。若为较大异物，直肠刺激会引起较高的黏膜损伤和穿孔风险，这反过来也可能导致严重并发症危及生命。由于直肠异物体积较大，取出过程可能比上消化道更难。若大多数患者取出过程失败，或一旦怀疑有穿孔，应立即进行腹部平片或腹部 CT 扫描，推迟内镜检查，进行手术治疗，如果继续进行内镜检查可能因空气进入腹腔使情况进一步恶化。

■ 人员要求

当需要取出大而光滑的直肠异物时，优先选择有直肠病学经验的术者。仅通过可弯曲内镜技术是很少成功的；通常需要括约肌的扩张和人工支撑。对于远端轮廓钝的大物体，可能需要进行肌肉松弛或脊髓麻醉准备。

■ 仪器要求

由于物体巨大，大多数常用的设备都毫无用处。覆膜回收网篮可能是最后的解决办法（图 8.7 和图 8.8）。它们可以将物体固定于立位，从而便于手指取出。有时，肛门扩张器甚至产钳也能帮助经过肛门取出异物。然而，到目前为止，最重要的设备仍然是检查者的手。

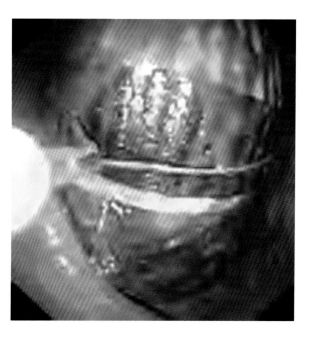

图 8.7 直肠异物：振动器

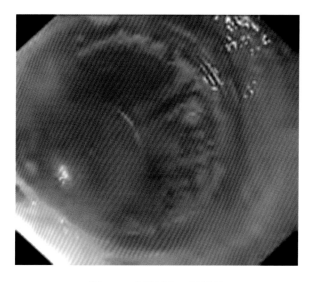

图 8.8 直肠异物：塑料盖

■ 组织的要求/安排

如果怀疑有结直肠穿孔，应进行手术而不是内镜介入。在无症状的情况下，常规经患者知情同意后，就可开始准备内镜取出。异物的大小和外部轮廓，以及患者括约肌松弛能力都需要考虑，必要时需要麻醉师的帮助，因为患者的完全放松对取出术有很大的帮助。截石位非常合适。与通常的左侧卧位相反，胸腔和腹部压力的升高有助于手术过程。不过，如果选择左侧卧位，弯曲双腿的姿势也有帮助。

通常痔丛肿胀出血很容易控制，必要时暂时的肛门填塞就足够了。

■ 实际操作过程

干预前不应进行灌肠，因为这根本没有任何作用，异物还可能会被推进结肠。内镜反复冲洗与加压可能有更大的辅助作用。

在可能的情况下，操作前进行预实验将有助于确定现有仪器是否适合异物的回收过程。根据异物特点，应考虑异物的潜在并发症和处理方式（例如，可通过反复抽吸进一步固定异物，保护黏膜免受尖锐物品的伤害）。

如前所述，作者建议患者采用截石位。第一步应该是对括约肌进行适度扩张，同时要考虑到物体的大小。通过肛门扩张器或外套管固定肛管后，可在内镜下提取边缘锋利的较小物体；然而，多数情况，由于物体太大，是无法单独用内镜取出的。因此，需要分两个阶段进行。首先，通过合适的器械、定位或手动腹部支撑将物体带入直肠壶腹；然后，可以用手指引导异物通过直肠括约肌。在多数情况下，仅用手动取出是比较容易操作的。如果能够在异物周围成功地放置一个环固定异物位置，那么对于操作是非常有利的。如果不成功，应及早进行麻醉和松弛括约肌。

在异物取出后，必须进行内镜检查并排除并发症。如果没有并发症，则需进行镇静或麻醉监测。

■ 并发症及其管理

在取出尖锐异物时需要保护黏膜，这时扩张括约肌能够预防潜在的并发症。黏膜损伤通常引起的出血是自限性的。如果由于痔肿胀导致凝血障碍或出血，通常采用内镜止血技术。肛门填塞可能也有帮助。

在少数发生医源性直肠穿孔时，可以尝试通过内镜吻合夹直接闭合。但是，即使手术成功，外科医师也应该随时了解情况，因为在未来的日子里，可能需要采取进一步的手术。

8.4 总结

尽管内镜下异物取出是相当常见的，但几乎没有公认的标准。其原因一方面是异物种类的多样性，另一方面是由于并发症发生率低，而缺乏这样做的必要性。

在通常操作中，最需要重视的是内镜介入的时机；表8.1给出了建议。在有可疑情况发生时，作者倾向于早期的内镜干预。而异物自行排出通常可能需要数周时间。无论如何，避免医源性并发症是重中之重。通过使用上述方法和技术，这些并发症应该得到可靠的预防。

参 考 文 献

[1] ASGE Standards of Practice Committee. Management of ingested foreign bodies and food impactions. Gastrointest Endosc. 2011；73：1085-91.

[2] Longstreth GF, Longatreth KJ, Yao JF. Esophageal food impaction：epidemiology and therapy. A retrospective, observational study. Gastrointest Endosc. 2001；53：193-8.

第 9 章　内镜下直肠干预术

Rüdiger Prosst

直肠病学具有外科、皮肤病和性病的跨学科特征。从真正意义上讲，它是内镜检查的边缘领域；通常的结肠镜技术对此没有帮助。尽管如此，本章介绍的大多数肛门疾病都可以通过细致的视诊、直肠指诊和直肠镜检查进行诊断和治疗。

9.1 痔（AWMF Hämorrhoidalleiden；Riss et al，2012）

■ 概述：解剖学和生理学

在解剖学上，痔核是一种动静脉血管团，称为肛门海绵体。它们位于肛管的头侧。它们的血供来自沿黏膜下层延伸的直肠下动脉的末端动脉。静脉引流通过穿过肛门内括约肌的小静脉完成，这些小静脉在括约肌区域内形成更大的集合静脉。

痔核是生理性海绵体，负责实现所谓的精细调节：在静息状态下，肛门海绵体内的血液流动受到收缩的内括约肌的抑制，因而具有稳定一致的弹性。在排便期间，括约肌松弛改变了对血液的控制，促进静脉血液外排。排便后，内括约肌的反射性松弛停止，痔垫再次充血，紧密的痔核闭塞恢复。

■ 发病机制、分类和症状

痔核通过肌肉和弹性纤维带保持于上肛管中。一旦这种悬吊装置被破坏，永久且不可逆的痔核远端脱位将随之发生，痔核的额外增生导致肛管的解剖和功能发生病理性改变。生理性血管器官变为病理性器官的原因，是肠内容物压迫充血状态的痔垫而形成的非生理性的排便状态，类似慢性便秘或用力排便。

痔核病理性增生的分期根据远端脱位的大小和延伸程度，即所谓的脱垂分为：

- Ⅰ度痔，仍在肛管内并富有弹性，即使经过诱发，也不会从肛管内脱出
- Ⅱ度痔，在排便时脱垂到肛管外，但排便后它们能自行还纳到肛管内
- Ⅲ度痔（图 9.1）在排便时会脱垂到肛管外。排便后它们不会自行还纳到肛管内，

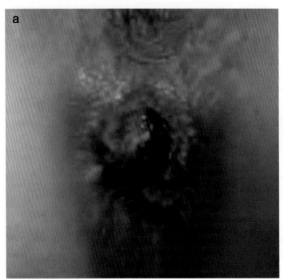

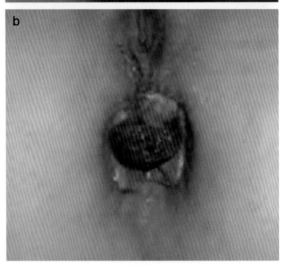

图 9.1 节段性Ⅲ度痔核脱垂（可能指位复位）

需要患者用手还纳
- Ⅳ度痔，永久性脱垂于肛管外，它们固定在这个位置并且受到损伤。这可能与远端肛管外翻（外胚层脱垂或肛门脱垂）相一致，不能像Ⅲ度痔那样，可以用手还纳

痔的分期是通过详细的病史采集和细致的直肠检查确定的。在这种情况下，直肠镜检查不是静态的评估，而是功能性检查。

提示：只有通过按压才能确定脱垂的程度，并由此确定正确的分期，尽管这样做会令患者感到不适。

❗ Ⅰ度痔仅能通过直肠镜检查确诊。仅靠视诊或指诊对诊断没有价值。即使在结肠镜检查中反转镜身进行观察，也可能无法正确分期，因为脱垂的程度仍然不清楚。

扩张和脱垂的痔血管导致肛管内产生永久性的解剖学改变，在这种改变的基础上出现一系列症状，这些症状主要是由于痔血管精细调节紊乱所致，临床上称之为痔综合征。值得注意的是，痔引起的症状可能变化很大，并与痔增生的形态无关。一种常见的症状是便血，这是排便对脱垂黏膜产生过度机械压力所带来的结果。肉眼可见的鲜血并非来自于动静脉丛，而是来自于受阻的黏膜血管，它们位于接近痔核表面的地方。痔血管精细调节紊乱会导致肛门潮湿和粪便污染。

> 提示：粪便污染往往被错误地解释为肛门括约肌功能不全。

暂时性或永久性的黏膜脱垂会产生潮湿的肛周环境，引起刺激性肛门湿疹伴瘙痒。另外，黏膜脱垂可以引起类似于肛管内异物的钝物压迫感。

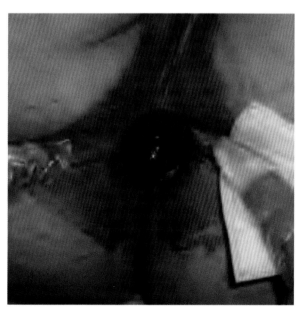

图 9.2　位置精确的疼痛不是增生性痔的特征，而可能与痔核内血栓形成有关

❗ 定位精确的疼痛不是增生痔的特征，特别是可能与血栓形成的痔环有关（图 9.2）。

■ 治疗

痔是最常见的直肠疾病之一，常被认为是一种现代文明病。据估计，工业国家中高达 40% 的人口存在痔丛增生。至少有 1/6 的人受到痔症状及后遗症的影响。

治疗上主要是通过恢复最初的解剖结构和生理条件，来达到长期或永久消除痔症状的目的，通常是通过恢复痔核正常大小来实现。

> 提示：增大的痔是否需要治疗，取决于患者的症状和痛苦程度。在痔增大但没有症状的情况下，治疗不是必须的！

痔的治疗需要根据前面叙述的分期来确定。单纯痔建议进行一些基本治疗，其原理是通过进食富含纤维的饮食来调节肠蠕动，增加排便量和促进生理性排便。此外，肛门卫生措施非常重要，例如应使用普通自来水清洗肛门，避免使用湿润的清洁纸巾，并且可定期使用保护皮肤的药品，例如锌软膏。

❗ 使用软膏/糊剂和栓剂都不是针对病因的治疗方法，这些治疗对增生的痔核没有作用，局部用药仅仅可能改善或显著减轻痔的症状，只有积极的医疗干预才能做到"恢复原状"。

> 提示：增生的痔核常被误解为静脉曲张，然而用增强静脉张力的药物治疗痔并不合理，比如用来治疗真正静脉曲张的黄酮类药物。

"保守性痔治疗"包括硬化剂治疗，橡皮筋套扎和红外线治疗等非手术治疗。

■■ 保守治疗：硬化剂治疗

痔的硬化剂治疗可以通过 Blond 或 Blanchard 提出的两种不同方法来实现。

适应证　硬化治疗是Ⅰ度痔的首选方法。

人员要求　所有的保守治疗原则上可由医师

单独实施。不过为避免发生纠纷，建议有助手在场。

器械要求 通常，所有的肛肠介入治疗都可以在截石位、侧卧位和膝胸卧位下进行。对患者来说，使用特制的诊疗椅是最舒适的，这种椅子使得患者在截石位的状态下也能和医师面对面交流。商品直肠镜包括前端开放 Morgan 式直肠镜和侧面开放的 Blond 式直肠镜。硬化治疗需要将适量的无菌硬化剂溶液如聚多卡醇吸入带有套管的 1ml 一次性注射针中（例如，20G/0.9mm，长度 70mm）。用于去除残留粪便的吸引装置和用于止血的红外凝固器（见下文）可能也是需要的。

实际操作 可以使用 Blond 法，即采用黏膜下注射的方式，直接将硬化剂环形注射到痔组织中。也可以采用 Blanchard 法，分别在截石位的 3 点、7 点和 11 点位将硬化剂注射到血管旁，以减少血液流入（图 9.3）。治疗周期为数周内重复注射 3～5 次。

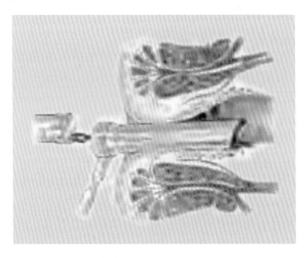

图 9.3 硬化疗法（From Lange et al，2012）

提示：可以忽略，因为英语国家不使用这种方法

■■非手术治疗：橡皮圈结扎术
适应证 橡皮圈结扎术是治疗Ⅱ度痔的首选治疗方法。
人员要求 同硬化治疗。
器械要求 所需器械与硬化治疗类似。橡皮圈结扎术需要前端开口的肛门镜和一套橡皮圈释

放系统，主要指带有痔抓钳的橡皮圈吸引释放器或机械式套扎器（例如，Rudd 式或者 Mc-Givney/Schütz 式）。

实际操作 Barron 法橡皮圈结扎术（图 9.4），是在直肠镜下使用特殊的释放器，在痔基底部环周放置橡胶圈。为了避免橡胶圈滑脱，可以向闭塞后痔结节中追加注射硬化剂。痔组织闭塞后会在几天内坏死，坏死组织将在接下来的 1～3 周被吸收。

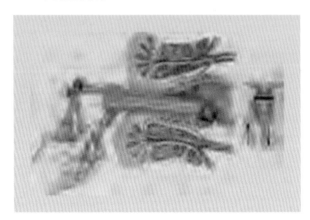

图 9.4 橡皮圈结扎（Barron procedure；from Lange et al. 2012）

使用橡皮圈最重要的是要将其放置齿状线上方的无痛区域内。如果患者在橡皮圈结扎期间或在结扎后表示疼痛（注意询问患者！），应去除橡皮圈（可以使用瘘钩！）并在先前位置的口侧重新放置。

❗ 不到 1% 的病例出现医源性出血，这是由于术后 1～3 周坏死组织吸收引起的。这种情况可能导致贫血并且需要处理，通常的方法是缝扎出血点。

因此，必须告知患者有发生这种少见并发症的可能，并给患者提供紧急联系电话和救急机构的地址。

提示：对乳胶过敏的患者，应使用特殊的无胶橡皮筋进行结扎。

出于经济原因，可以考虑同时结扎所有扩大的

痔。然而，这可能会增加潜在并发症的发生，比如出血，血管迷走神经性晕厥，以及排尿排便障碍。

■■ 非手术治疗：红外线治疗

适应证　红外线治疗适用于Ⅰ度和Ⅱ度痔的止血治疗。

人员要求　同硬化疗法。

器械要求　红外线治疗需要带有前端开口的直肠镜和红外线凝固器（图9.5）。

实际操作　在红外线治疗中，通过前端开口的直肠镜插入带有可更换保护帽的手枪形红外凝固器。凝固器尖端直接接触出血部位并加热，导致局部组织坏死，从而起到止血作用。

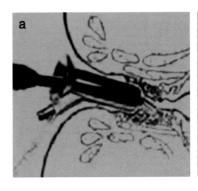
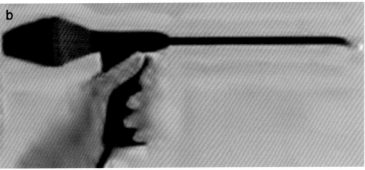

图 9.5　红外凝固器 （b with permission from Lumatec）

> 提示：红外线凝固法也适用于硬化治疗后注射针损伤所致出血的止血治疗。

■■ 准手术治疗：多普勒超声引导下痔上动脉结扎术（HAL）联合/不联合直肠肛管修复术（RAR）

Ⅱ度、Ⅲ度扩大的痔可以采用 HAL（图9.6）这种准手术方式进行治疗，这种治疗通常需要在短暂麻醉或镇痛镇静下实施。该手术使用专门设计的带有多普勒超声探头的直肠镜，在超声引导下定位并缝扎痔动脉。最近有人主张 HAL 应该与直肠肛管修复术（RAR）联合实施，在缝扎痔动脉的同时将脱垂的痔核缝合悬吊。

HAL 术或者 HAL 联合 RAR 术的现实证据还不够确实，因此无法推荐其作为常规的治疗方法。HAL-RAR 被视为介于手术和非手术之间的方法，例如，可以在Ⅱ度痔橡皮圈结扎术失败后采用。

■■ 手术治疗

当痔达到Ⅲ度，排便后不会自发缩回，必须用手还纳时，就表明需要进行手术治疗。

手术切除虽不属于不是内镜下治疗，但仍有必要对手术过程做一概述，因为手术后可能还需要进行内镜检查，并且了解手术与非手术治疗适应证的差异是非常有意义的。有关详细信息，可以参阅手术教科书。

手术有两种不同的术式：肛管黏膜切除法和保留肛管黏膜法。

常用的 Milligan-Morgan 开放性痔切除术（图9.7）是将扩大的痔环与邻近的肛管黏膜一并切除，创面经二期愈合闭合。

常见手术方法
肛管黏膜切除法：
- Milligan-Morgan 术，即开放性痔切除术
- Ferguson 术，即闭合性痔切除术

保留肛管黏膜法：
- Parks 术，即黏膜下痔切除术
- Fansler-Arnold 术，即肛门再造痔切除术
- Longo 术，即痔固定术（吻合器）

通常在实施 Longo 痔固定术（图9.8、图9.9和图9.10）时，将脱垂痔的切除和提拉相结合，避免了损伤疼觉敏感的肛门。因此，吻合器痔固定术非常适用于Ⅲ度环形痔，可以将其复位。然而，该手术并不适用于固定脱垂的Ⅳ度痔！

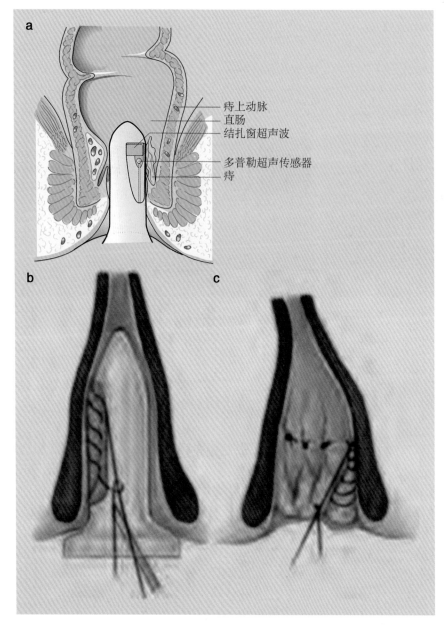

图 9.6　多普勒超声引导下结扎痔上动脉（HAL）（b and c from Lange et al. 2012）

9.2　肛瘘（Heitland 2012）

■ 概述：发病机制和症状

　　肛瘘（图 9.11）通常起源于齿状线处的肛隐窝。最初，脓肿从所谓的"隐窝腺"即局部的直肠腺感染开始，临床过程常常不明显，最终自行愈合或引流到肛管。然而，如果炎症顺着局部结构和阻力最小的方位传播到不同的间隙中，则会继发脓肿，导致临床上明显的肛门脓肿。当脓肿发展至皮肤或邻近结构时，则形成瘘管。因此，肛门脓肿和肛瘘，就病因而言，本质上是同一种疾病：肛门脓肿是急性表现，肛瘘是慢性表现，二者具有相同的基础疾病。

　　然而，由克罗恩病、创伤或医源性操作引起的肛瘘通常具有不典型的病程，并不一定沿局部解剖结构蔓延。肛门脓肿以剧烈疼痛伴全身感染表现为显著特征，而肛瘘的症状则由这种慢性疾病的感染模式改变而决定。通常，肛瘘的表现为

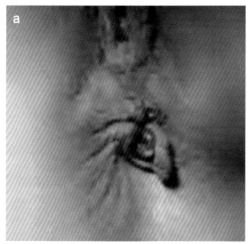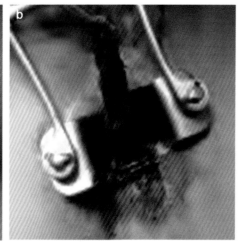

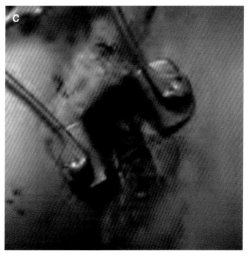

图 9.7　节段性痔切除术（Milligan-Morgan 手术）　a. 术前发现有节段性痔脱垂，且在截石位 5 点位存在赘皮外痔；b. 节段性切除增生的痔组织，保留相邻的肛门内括约肌；c. 术后结果。

肛门外开口间断出现脓性分泌物（图 9.12）。因此，肛门清洁问题伴随肛门瘙痒和肛门湿疹可能随之出现。

❗肛瘘外口由于上皮内生长可暂时封闭，这不应被误认为是瘘管的自发愈合；不幸的是，这种情况不会发生！

■ 分类

根据肛瘘与括约肌之间的关系进行分类：

- 黏膜下瘘/肛膜下瘘/皮下瘘分别位于直肠黏膜下、肛膜下或皮肤下
- 括约肌间肛瘘，瘘管位于肛门内、外括约肌之间
- 经括约肌肛瘘，瘘管穿透肛门内、外括约肌，并可进一步分类为高位肛瘘、中位肛瘘、低位肛瘘或远端肛瘘
- 括约肌上肛瘘的瘘管通常上升进入到括约肌间间隙，绕过肛门外括约肌，穿透耻骨直肠肌，通过坐骨直肠窝到达肛周

上述肛瘘类型也称为隐窝腺肛瘘，因为它们的瘘管内口位于齿状线内的肛腺排泄道处，起源于某一个隐窝。85％～95％的肛瘘都是在括约肌间或经括约肌的。

有一种特殊的括约肌瘘没有被上述方案所描述，而是被单独提到。这种肛瘘的内口并不在齿状线区域，而是位于低位直肠。瘘管穿透肛门提肛肌，然后到达肛周。

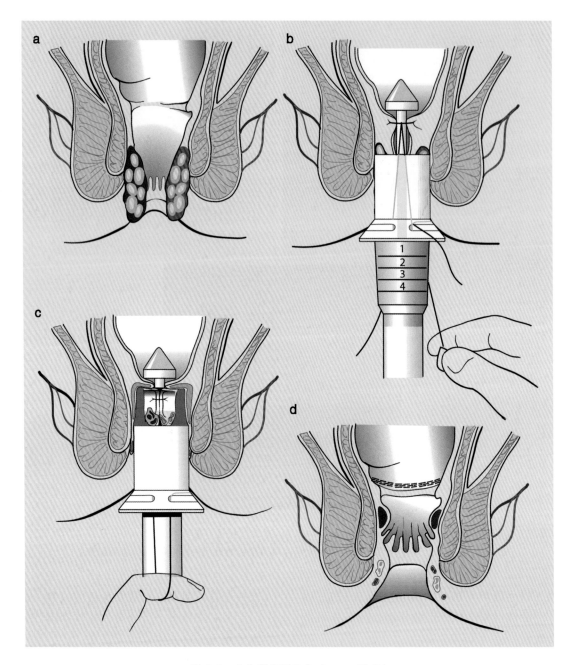

图 9.8　吻合器痔固定术（Longo 手术）

　　如果没有经过适当的治疗，即外科干预，肛瘘将会进一步发展并形成脓肿，括约肌功能也将受损。

■ **治疗**

　　肛瘘的治疗通常需要手术。所有治疗的基本原理是使瘘管愈合或闭合，且不会附带造成肛门失禁。这意味着手术方式的选择取决于瘘管走行与括约肌之间的关系。

　　对于不影响括约肌重要部位的肛瘘，比如对于经过黏膜下、直肠黏膜下、皮下的括约肌间瘘或远端经括约肌瘘，瘘管切开术（去顶术）不会危及括约肌功能，因此毫无疑问是标准的治疗选择。这种手术是将瘘管顶部切除，其边缘的皮肤、黏膜和皮下组织，可能还有一部分括约肌也一并切除。扩大的肛周伤口形成所谓的引流三

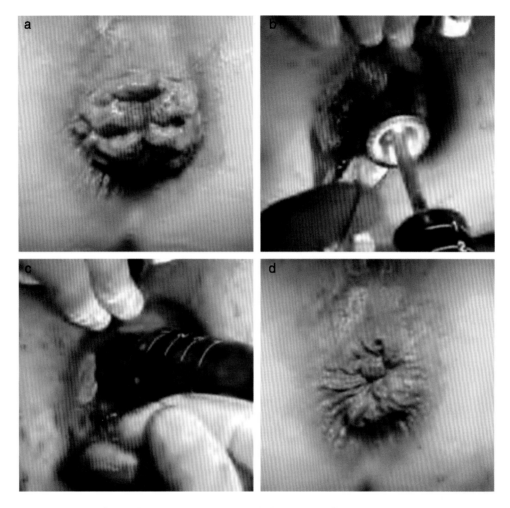

图 9.9　吻合器痔固定术（Longo 手术）　a. 术前可见环状痔脱垂；b. 插入打开的吻合器；c. 在吻合器闭合之前先进行荷包缝合；d. 术后效果。

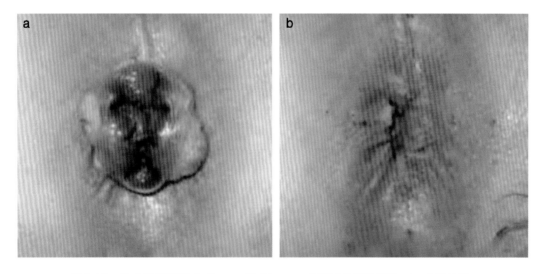

图 9.10　吻合器痔固定术（Longo 手术）　a. 术前可见环形脱垂；b. 术后效果。

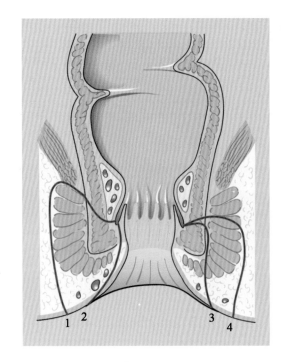

图 9.11 肛瘘的分类 1. 括约肌上肛瘘；2. 黏膜下肛瘘；3. 括约肌间肛瘘；4. 经括约肌肛瘘。

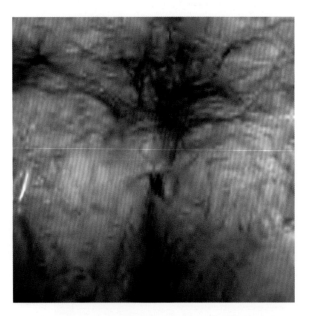

图 9.12 肛瘘外口在截石位 6 点钟方位，离肛白线约 3cm

角，确保分泌物能够持续引流出来，直到伤口完全愈合。

对于高位的经括约肌瘘、经尿道瘘或括约肌外瘘，不可能进行瘘管切除术或瘘管切开术，因

为这必然导致医源性括约肌损伤并伴发便失禁。在这种情况下，为了保证瘘管通畅，避免分泌物滞留，实现局部组织无炎症，将非切割性挂线（非吸收性线或橡胶/硅胶环）临时置于瘘管中已经被证明是非常有效的方法。只有在这种初始治疗之后，才能实施更复杂的手术步骤来最终闭合瘘管：

- 皮瓣推移术是一种外科修补闭合术，在对瘘管进行清创并缝合内口后，推移黏膜、黏膜下层乃至直肠壁的 U 形皮瓣，从内部牢固地覆盖这一区域
- 另一项手术是瘘管切除并括约肌一期重建术，即在瘘管顶端切开，将瘘管清创或切除后，再将括约肌边缘缝合在一起

两种手术的治愈率为 70%～80%，但术后便失禁的风险相当大。

最近几年来，一些微创、保留括约肌手术已经发展起来。它们的目的是闭塞瘘管（瘘栓塞，图 9.13）和热破坏（瘘管激光闭合：激光；视频辅助肛瘘治疗：高频电凝），截断括约肌间瘘管（LIFT＝括约肌间瘘管结扎术），以及通过超弹性形状记忆合金吻合夹封闭瘘管内口（OTSC 直肠科内视镜金属夹系统，图 9.14）。

适应证 对于内镜医师来说，除诊断外，只有有限的治疗措施可以选择。最多可以在局麻下对表浅瘘管实施去顶术，和（或）放置挂线以避免脓肿形成并可靠引流。

人员要求 除手术医师外，还需要一名负责管理所需器械的助手，这有助于将治疗时间降至最短。

器械要求 除了常规的直肠镜外，还要做如下准备：

- 局部麻醉
- 瘘管探针或瘘管钩
- 锐口刮匙
- 不可吸收线（例如聚酯线或丝线）或橡胶/硅胶挂线（血管套扎环）
- 针形高频电极和高频发生器
- 敷料

实际操作 如果瘘管明显位置表浅，走行距离短（如直肠黏膜下瘘、皮下瘘或括约肌间瘘；图 9.15 和图 9.16），能够被分离出来，则第一步

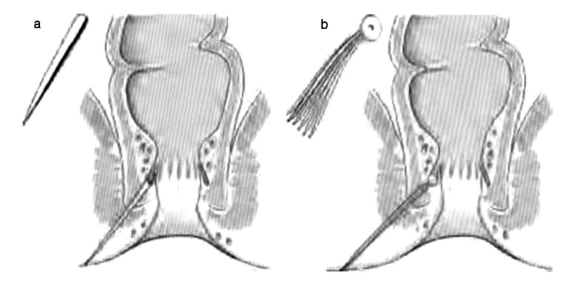

图 9.13　瘘栓塞

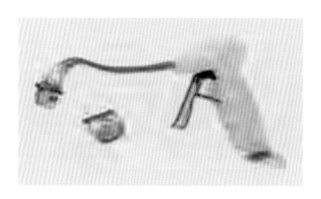

图 9.14　OTSC 直肠科内视镜金属夹系统 （By permission from Ovesco Endoscopy AG，Tübingen）

应对包括高度敏感的直肠黏膜在内的瘘管周围组织进行浸润麻醉，并经肛瘘外口使用探针进行逆行探查，然后通过高频电极切开瘘管并对臀部瘘管管壁进行清创。在去除创面边缘后要将创面远端部分扩大，形成外引流型创面，从而保持创面分泌物能够引流良好。如果瘘管探查中意外发现瘘管走行复杂，致使原计划的瘘管分离存在手术禁忌，则应在瘘管内放置非切割性的挂线（缝线，橡胶/硅胶引流片；图 9.17）。若采用该方法，可以在确认瘘管内开口后，将不可吸收挂线系在探针顶端，沿整个瘘管拖出，然后把线的两端相连系成环状，或者用此线牵引橡胶/硅胶挂线或血管套扎环穿过整个瘘管，然后再将它们系成环状。

提示：为了更好地保持肛门卫生，应该选择橡胶/硅胶环用于瘘管引流，而不应使用不可吸收的编织线，即使后者更细。然而，使用橡胶/硅胶挂线时不应将挂线的两端系在一起，因为线结太大，可能会使肛门感到不适。近期，一种硅胶环挂线被用于临床，它有专门的插入装置，使用时不再需要打结。

9.3　肛门息肉

肛门息肉通常是肛管的良性肿瘤，与直肠肿瘤不同，不属于腺瘤或癌。大多数肛门息肉是起源于齿状线的肥厚性肛乳头，可以单发，也可以多发，形状可以为带蒂（图 9.18）或宽基底（图 9.19），由于它们可以持续生长，因此能够从肛管内脱垂出来（图 9.20）。肛门息肉常被误诊为痔（图 9.21），特别是由于机械刺激导致出血和失禁的时候。能够引起肛乳头纤维增生的炎性损伤可能是肛门息肉的发生背景，肥厚的肛乳头即是慢性肛裂的残余物。

适应证　肥厚型肛乳头切除术适用于明显的脱垂伴失禁或复发性出血。

人员要求　除手术医师外，建议配备一名助手来供应器械，这有助于将治疗时间降至最短。

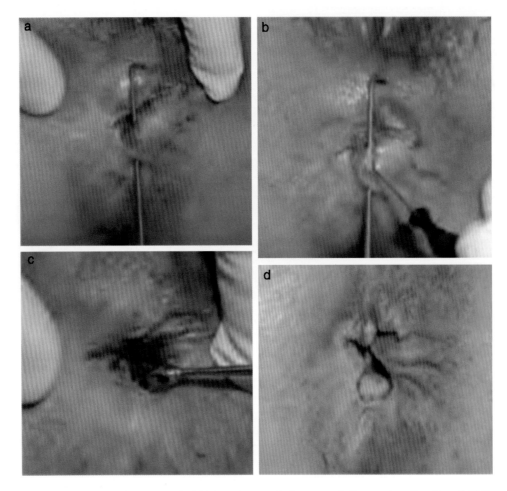

图 9.15　瘢痕组织内的皮下肛瘘瘘管切开术　a. 术前可见肛瘘外开口位于截石位 6 点钟位置；b. 实施瘘管切开术，即使用高频电极对瘘管去顶；c. 使用锐口刮匙对臀部瘘管管壁进行清创；d. 开放外部创面的术后效果。

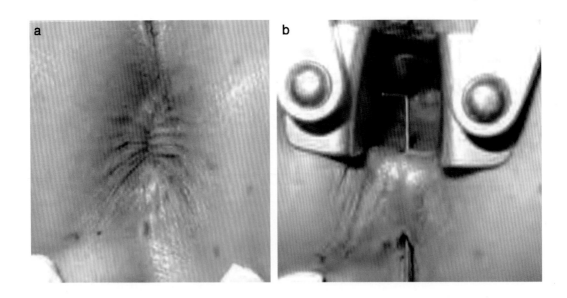

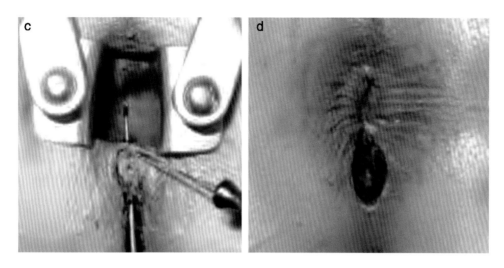

图 9.16 远端经括约肌肛瘘的瘘管切开术（全身麻醉） a. 术前可见肛瘘外开口位于截石位
6 点钟位置；b. 使用瘘管钩逆行探查；c. 实施瘘管切开术，即使用针形高频电极对
瘘管去顶；d. 开放外部创面的术后效果。

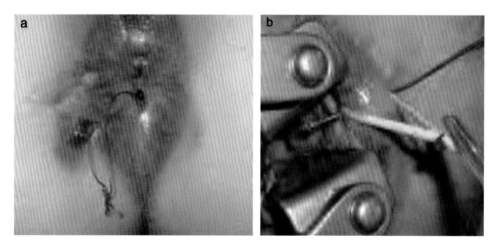

图 9.17 a. 通过不可吸收线引流和标记肛瘘；b. 通过硅胶血管套扎环引流和标记肛瘘

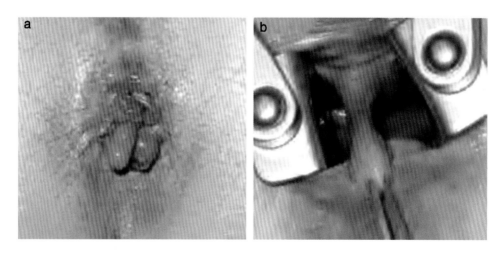

图 9.18 带蒂肛门息肉/肛乳头肥大伴脱垂

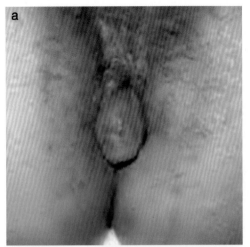

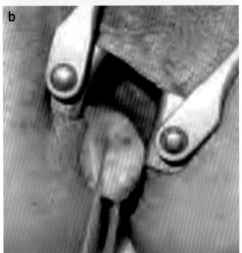

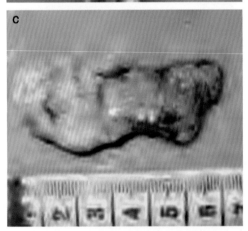

图 9.19　宽大脱垂的肛门息肉

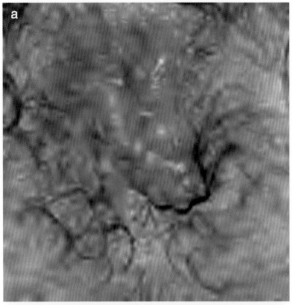

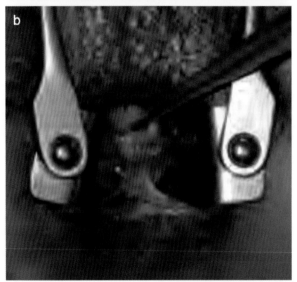

图 9.20　脱垂的肛门息肉，表面呈不规则隆起

━高频针刀或高频圈套器，以及高频发生器

操作方法　使用直开式直肠镜暴露肛门息肉，在局部麻醉后，用高频刀或高频电圈套器在接近息肉基底处将其切断。息肉大小存在差异，术前需要对切除的可能性进行评估。

提示：切除的息肉应进行病理学检查，以排除肛门上皮内瘤变（AIN）或癌。

器械要求　除了常规的直肠检查器械（前视直肠镜），还需要：

━局麻药物

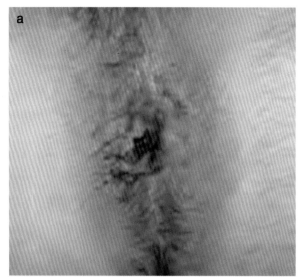

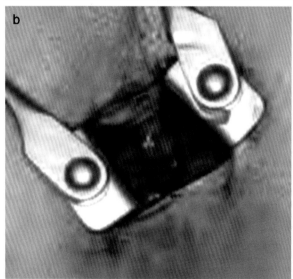

图 9.21 易损性肛门息肉伴表面慢性炎性改变（可能被误诊为出血脱垂的痔结节）

9.4 赘皮外痔

赘皮外痔常表现在肛门边缘的皮瓣，这种皮瓣可以单发或多发，甚至完全围绕肛门口。它们的大小不同，根据不同的感染特征，它们可能是质软且分叶的，或者质硬、水肿且隆起的。

除了特发性赘皮外痔（图 9.22）是由直肠黏膜区域皮肤增生形成外，外痔还可继发于肛周静脉血栓形成（图 9.23；参阅本章 9.5）或在慢性肛裂中发现（在这种情况下，它们被称为"前哨痔"或"前哨赘皮痔"；参见本章 9.7）。

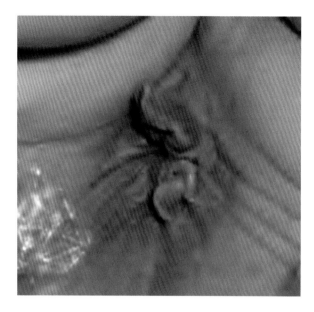

图 9.22 特发性赘皮外痔

适应证 如果肛门由于难以清洁而出现卫生问题的时候，应切除外痔。

人员要求 除主刀医师外，还应由一名助手协助递送所需的器械，以便最大限度地减少治疗时间。

器械要求 器械要求包括：
- 局麻药物
- 手术钳
- 手术剪或配有高频发生器的高频针刀
- 敷料

操作过程 局部麻醉后，可用高频针刀或手术剪，自肛周皮肤平面切除外痔，创面止血后留待二期愈合。

> **提示：** 在多发性或环型赘皮外痔手术中，短暂的全身麻醉对患者来说有很高的舒适性。环状赘皮外痔手术容易形成瘢痕狭窄，因此更推荐分次切除，而不是一次性切除，此外也可能需要整形外科的干预。

9.5 肛周静脉血栓形成

肛周静脉血栓是一种在皮下静脉内和肛缘处的直肠黏膜下静脉内形成的局部血栓。这些血栓

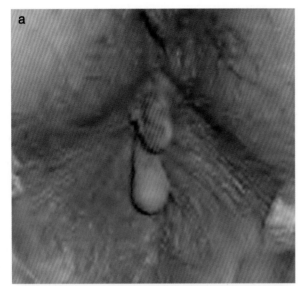

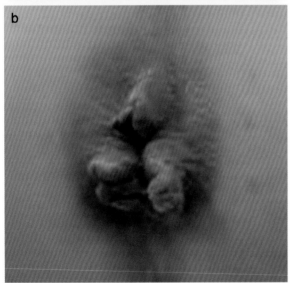

图 9.23 由慢性肛裂继发改变而产生的外痔（肥厚性肛乳头）

经常被误认为是外痔，这是不正确的，因为真正的痔是由动静脉网也就是直肠海绵体膨大隆起而成，而肛周静脉血栓则位于真正的静脉内。

除 Virchow 三联征外（血液淤滞、血管内皮损伤、血液高凝状态），血流动力学因素也是导致肛周静脉血栓形成的原因，例如便秘和腹泻时排便压力过大。另一个因素是骨盆底部的压力增加，这可能发生在身体疲劳、运动、旅途中的久坐，以及怀孕或分娩期间。

当肛门边缘突然出现结节及痛感明显的肿胀时，提示存在明确的肛门静脉血栓。

在形态学上，它们呈现出青色、暗淡的血栓性颜色（图 9.24）。它们的大小从几毫米到几厘米不等。在极端状态下，由于水肿引起直肠黏膜移位，可能会表现为局部血栓性肛门脱垂（图 9.25）。

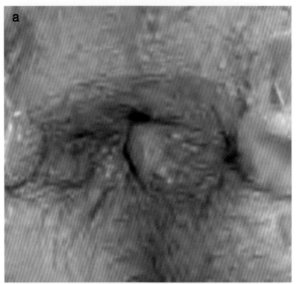

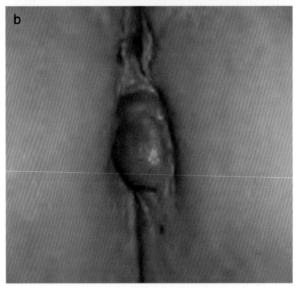

图 9.24 肛周静脉血栓形成

提示：通过触诊或直肠镜可以对肛周静脉血栓形成和血栓性外痔做出鉴别诊断：在肛周静脉血栓形成中，肛管是正常的。而在血栓性外痔中，血栓形成沿着整个肛管延伸，从始于肛管内部，延伸至远端。

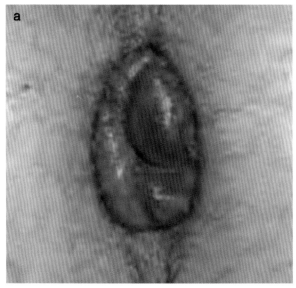

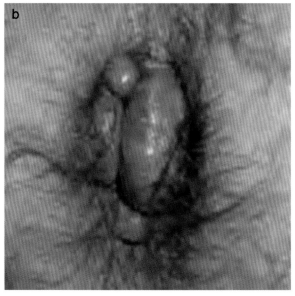

图 9.25　肛门脱垂伴局部血栓形成

肛周静脉血栓形成的治疗取决于患者对主观感受的描述。只要疼痛尚可以忍受，使用利多卡因软膏等局麻药膏，以及全身镇痛药物进行非手术治疗即可，直肠黏膜过度拉伸所引起的持续疼痛将在几天内逐渐减轻；血栓形成将在几天或几周内通过机化、再吸收和再通等方式消除。在少数情况下，血栓形成可引起压力性坏死，随后自发排出血栓物质。

适应证　如果疼痛无法忍受且预计血栓自发消除的时间过长，则可考虑手术治疗。仅在发生血栓的病变上做单一切口会存在很高的复发率，

因此建议避免这么做。适当的治疗方法是广泛切开或完全切除血栓形成的静脉。

人员要求　除主刀医师外，还应由一名助手协助递送所需的器械，以便最大限度地减少治疗时间。

器械要求　器械要求包括：
- 局麻药物
- 手术钳
- 手术剪或配有高频发生器的高频针刀
- 敷料

操作过程　在肛周静脉血栓形成的基底部做局部麻醉，然后使用手术剪、手术刀或高频针刀进行血栓血管的广泛切开或血栓静脉的完全切除。止血后，伤口保持开放，留待二期愈合。

9.6　肛门肿瘤

9.6.1　尖锐湿疣

尖锐湿疣是由人乳头瘤病毒（HPV）引起的肛门生殖器疣，它们可能会发生在肛门周围及肛门内（图 9.26），外观和尺寸变化很大，从单发的、大头针头端大小的疣，到多发的、汇聚成环状及菜花状的大型外生性肿瘤，均有发生。有时还可能表现为某些特殊状态，如具有局部侵袭性的 Buschke-Loewenstein 肿瘤，甚至肛门癌。

它们通常被认为是通过 6 型、11 型和 18 型 HPV 传染的性病，有时也因间接接触而感染。

❗ 尖锐湿疣患者的配偶应进行直肠、妇科和泌尿科检查。此外，必须排除免疫缺陷性疾病，比如艾滋病病毒或其他性病。

肛周尖锐湿疣的自发愈合率约为 30%。小的肛周湿疣可以采用局部药物治疗，例如使用鬼臼毒素或咪喹莫特乳膏。

适应证　较大的、多发的及肛门内的湿疣应进行手术清除。根据病变范围不同，手术需在局部麻醉或短暂的全身麻醉下进行。由于尖锐湿疣仅在上皮内生长，治疗通常采用对表面进行热破坏的方法，例如高频电凝。通过连续用水或凝胶

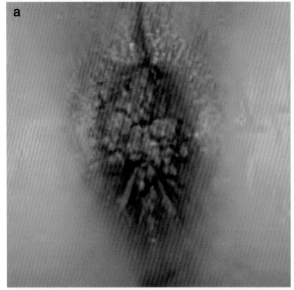

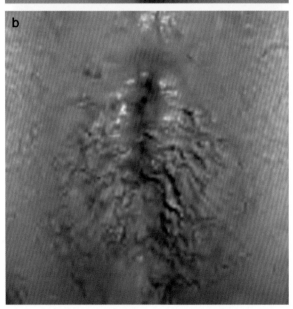

图 9.26　多发性环状肛周尖锐湿疣

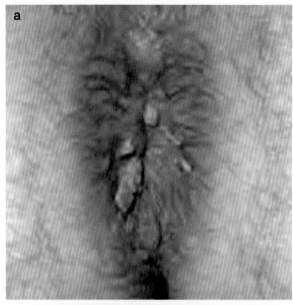

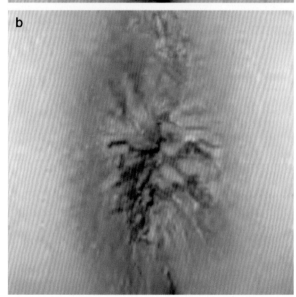

图 9.27　肛周尖锐湿疣　a. 为术前；b. 为应用 wet-field 技术切除后。

湿敷术野（wet-field 技术，图 9.27），可以避免对皮肤深层造成热损伤（也称为 wet-shaving 技术）。广泛生长的尖锐湿疣往往具有恶性特征，比如 Buschke-Loewenstein 肿瘤就具有恶变潜能，因而此类尖锐湿疣必须进行根治性切除（图 9.28）。

人员要求　除主刀医师外，还应由一名助手协助递送所需的器械，以便最大限度地减少治疗时间。

器械要求　器械要求是：

- 局麻药物

- 手术钳和手术剪
- 配有高频发生器的高频电切环、高频电凝电极或双极电凝镊
- 凝胶、生理盐水或灭菌水
- 敷料

实际操作　实施局部麻醉并切除一部分湿疣进行组织学检查和 HPV 类型测定，之后进行表面热破坏并同时使用液体或凝胶持续冷却手术区域，最后通过观察和触摸检查手术区域，以完全去除所有湿疣。

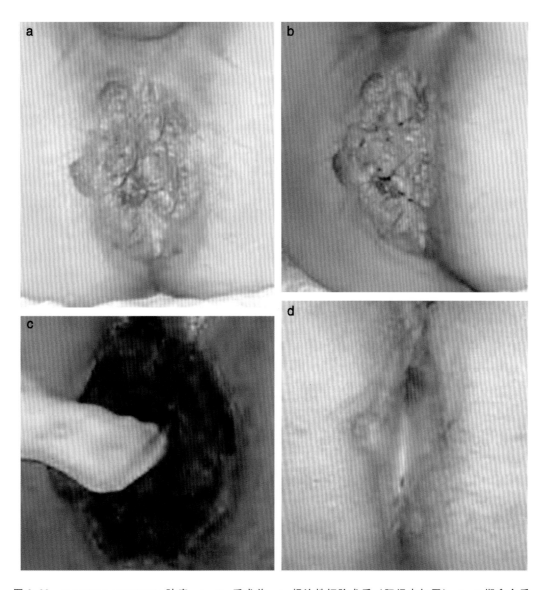

图 9.28　Buschke-Loewenstein 肿瘤　a、b. 手术前；c. 根治性切除术后（肛门内加压）；d. 二期愈合后。

❗ 在对湿疣进行热破坏时，汽化过程会将病毒颗粒释放到室内的空气当中。因此治疗时要求佩戴口罩和护目镜。

9.6.2　肛门癌

肛门癌是一种罕见的上皮来源的恶性实体肿瘤，包括肛门缘癌（肛门周围癌）（图 9.29）和肛管癌（图 9.30 和图 9.31）两种类型，这两种类型之间存在差别。

肛门癌发展的相关危险因素包括 HPV 感染、免疫缺陷（HIV、移植后状态）、辐射或慢性炎症性肠病。原发性肛门癌非常罕见，它们大多数由肛门上皮内瘤变（AIN）发展而来，例如，湿疣、Bowen 病或 Bowen 样丘疹病。此外，其他肛门的癌前病变如乳房外 Paget 病、基底细胞癌、皮肤 T 细胞淋巴瘤、硬化萎缩性苔藓，都可能是肛门癌的前驱病变。

肛门癌的临床特征：出现硬质、疣状或溃烂的肿物并伴有瘙痒，随后可能发展为渗出、疼痛或出血症状。

在肛门癌的治疗中，肛门缘癌（肛门周围癌）和肛管癌是不同的：对于 T_1、T_2 期和 G_1、G_2 期肛门缘癌，在距离病变适当的安全范围外

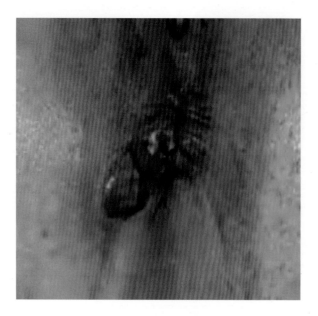

图 9.29　肛门癌

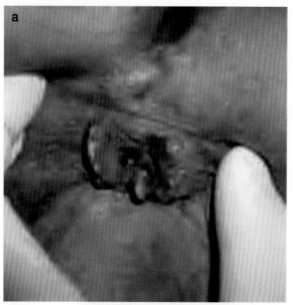

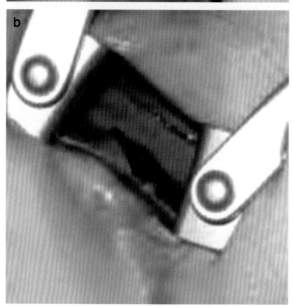

图 9.30　肛门癌，最初被误诊为肛裂

进行手术切除就足够了。对于较晚期的或与括约肌关系密切的肛门缘癌，治疗上通常与肛管癌（T_{is} 和某些 T_1 期肿瘤除外）一样，采用放疗联合 5-氟尿嘧啶（5-FU）和丝裂霉素 C 常规化疗的方法。

　　适应证　对于肛门癌，内镜或直肠科医师的工作仅限于进行活检以获得组织学诊断。

　　人员要求　除主刀医师外，还需要由一名助手协助递送所需的器械，以便最大限度地减少治疗时间。

　　器械要求　器械要求是：

- 局麻药物
- 手术钳
- 活检钳或镊子，剪刀或手术刀
- 敷料

　　实际操作　对于较小的肛门缘癌，在局麻下进行切除活检多数情况下是可行的。对于进展期肛门缘癌和肛管癌，则建议进行短时的全身麻醉，然后选择适当的上述器械，在肿瘤的不同部位进行数次深层活检。

　　❶ 在溃疡性肿瘤中，进行组织活检不应在坏死的中央溃疡面上取材，而应在环周边缘的活组织上取材，还要避免高频凝固术取活检所引起的灼伤。

9.7　肛裂

　　肛裂是最痛苦的肛门疾病，在高度敏感的肛缘黏膜区域发现纵向溃疡样缺损即可诊断该病。肛裂的主要症状是排便疼痛，从排便开始，疼痛可持续数分钟到数小时。80%～90% 的肛裂位于截石位 6 点位，肛门后联合处；10%～15% 位于肛门腹侧。

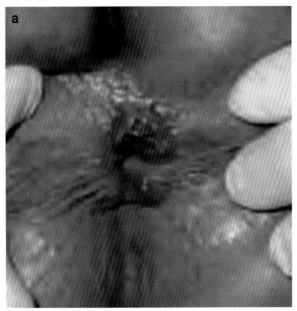

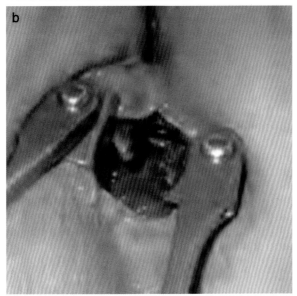

图 9.31　直肠癌伴肛管及肛缘浸润（腺癌，肛门癌多为鳞状细胞癌）

❶ 所有存在横向裂口的情况，都必须怀疑恶性疾病可能。

肛裂发病的关键因素，是大便坚硬干结，造成肛缘黏膜表面裂开。此外，反射性肛门痉挛可能引起组织缺血，这将使情况加重，导致裂口持续存在或进一步发展。

如果没有愈合，所有的急性肛裂将会在 2～3 个月变为慢性，之后必然转化为肛乳头肥厚或"前哨痔"。

■ **非手术治疗**

作为对肛裂的病因治疗和基础治疗，制定一个高纤维素饮食和充足饮水的合理膳食方案以防止大便干结，这应当是治疗的开端。此外，调节大便的药物如欧车前（圆苞车前子）和大黄对治疗便秘也有帮助。

肛门内使用含有局麻药物的软膏或纱条，可以起到镇痛的作用。局部使用硝酸甘油软膏能够降低括约肌张力，这有助于改善肛缘黏膜下血液灌注，从而促进肛裂愈合。

> 提示：甘油三酯软膏可能产生头痛的不良反应，作为市售甘油三酯软膏的替代品，一种含有 2% 地尔硫䓬和 0.2% 硝苯地平的钙离子拮抗药复合制剂被专门设计出来，并成功应用于临床。

■ **手术治疗**

适应证　当非手术治疗的尝试失败，或者出现明显的肛裂继发疾病从而使非手术治疗获得康复的可能性不大时，适用于手术治疗。标准的手术方式是肛裂切除术（图 9.32）。

人员要求　除主刀医师外，还需要由一名助手协助递送所需的器械，以便最大限度地减少治疗时间。

器械要求　器械要求是：
— 局麻药物
— 手术钳
— 配有高频发生器的高频针刀
— 敷料

实际操作　如果裂口不太严重且疼痛尚可忍受，可以在局部麻醉下进行肛裂切除术。在大多数情况下，进行短时的全身麻醉更好。

❶ 侧方括约肌切开术或部分括约肌切开术在过去是首选的治疗方法，目前已经被淘汰，因为从长远来看，这种手术方式对肛门括约肌的控制功能有不可逆的影响。

手术第一步，首先用手缓慢地扩张肛门括约肌，以减轻肛门痉挛。然后用高频电极将包括肛裂边缘和肛裂面在内的所有肛裂病变完全切除，并仔细保留肛门内括约肌（图 9.33）。术后应形成肛周引流形创面，将有助于伤口顺利实现二期愈合。

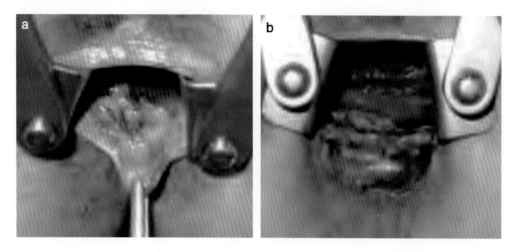

图 9.32　慢性肛裂　a. 术前发现肛乳头肥大；b. 肛裂切除术后效果。

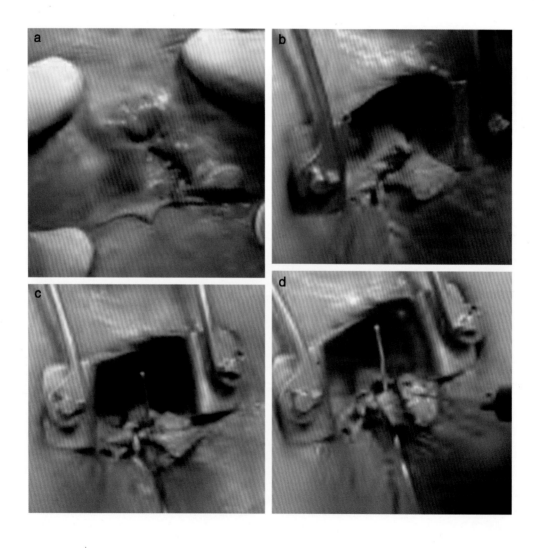

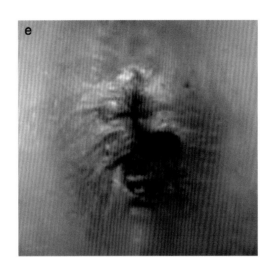

图 9.33 慢性肛裂伴肛门括约肌间瘘 a、b. 术前所见；c. 瘘管探查；d. 高频电极肛瘘切开伴内括约肌切开术；e. 瘘管及肛裂切除术后，开放外部创面。

参 考 文 献

［1］ AWMF-Guide lines：Hämorrhoidalleiden，Registernummer081-007；Kryptoglanduläre Analfisteln，Registernummer088-003；Anale Feigwarzen，Registernummer 081-008；Anale Dysplasien und Analkarzinom bei HIV-Infizierten：Prävention，Diagnostik und Therapie，Registernummer 055-007

［2］ Heitland W. Perianal fistula and anal fissure. Chirurg. 2012 Dec；83（12）：1033-9.

［3］ Herold A. Stage-adjusted treatment for haemorrhoidal disease. Chirurg. 2008 May；79（5）：418-29.

［4］ Lange J，Mölle B，Girona J. Chirurgische Proktologie 2. Auflage. Berlin：Springer；2012.

［5］ Riss S，Weiser FA，Schwameis K，Riss T，Mittlböck M，SteinerG，Stift A. The prevalence of hemorrhoids in adults. IntJ Color Dis. 2012 Feb；27（2）：215-20.

第 10 章　腹腔镜与内镜联合检查流程

Dirk Wilhelm，Alexander Meining，and Hubertus Feussner

联合外科（微创）干预和软式内镜检查有利于提高疾病诊治的安全性和有效性。两种方式在不同的检查过程中起到的作用各不相同，我们可以从术语上区分不同形式的组合方式，从简单的内镜支持（用于病变定位）到经典腹腔镜-内镜联合手术。联合应用两种技术的特点在于同时应用腹腔镜和软式内镜，从病变的不同侧面（如腔内、腹膜）接近病变部位进行治疗。

10.1 前言

联合应用腹腔镜-内镜联合技术有哪些适应证？首先，治疗性软式内镜在胃肠道良性肿瘤及部分早期的恶性肿瘤中取得了显著的进展，除了那些不能接受内镜下切除（或切除风险太大）的患者。例如，如果肿瘤的位置比较隐蔽（在肠道折叠后方或在肠道内）可能影响内镜治疗，这时可以通过腹腔镜的辅助来完成治疗（Church，2003）。同样，如果病变位于黏膜下层并向胃肠道壁外突出（如胃肠道间质瘤）可以通过腔外-腔内联合操作（图 10.1）进行腹腔镜下切除术。虽然内镜黏膜下剥离（ESD）和内镜黏膜切除术（EMR）在过去几年中已经有了显著发展，但是病变的大小却限制了内镜对病变的切除。大的病灶在技术上要求太高，容易发生医源性穿孔，因此有时候外科治疗效果更好。

在一些复杂的病变中，内镜具有很大的价值，在外科治疗期间它可以进行精准的肿瘤定位（Sakanoue，1993）。在开腹手术中，软式内镜起到了锦上添花的作用，但是在腹腔镜手术中它是必不可少的。微创手术有很大的局限性，如自由度降低，器械尺寸较小，灵敏度欠佳。由于这些局限性，腹腔镜下胃肠道良性病变和早期恶性病变的局部切除受到较大影响（表 10.1）。

在大多数情况下，腹腔镜切除术前对肿瘤进行标记是必不可少的。然而，目前的术前肿瘤标记技术（内镜染色、夹子等）并不精确（Cho et al，2007；D'Annibale et al，2004），只用在大面积肿瘤切除术中。而且，在病变部位注入染色剂后，其不仅仅停留在病变部位，而会出现扩散效应导致染色面积大于预期面积，进而扩大手术切除范围（图 10.2）。

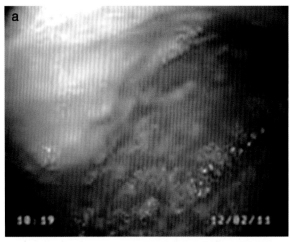

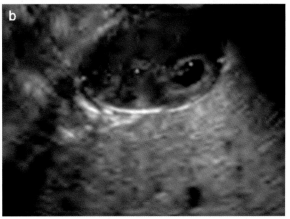

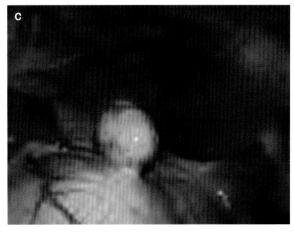

图 10.1 a. 沙漏形胃肠道间质瘤，位于胃底部，经内镜评估显示为腔内生长；b. 超声内镜检查支持内镜评估；c. 术中腹腔镜显示管腔外侧面较大病变

与内镜下染色相比，用内镜夹标记肿瘤更加重要。虽然夹子的放置比较容易，但是即使依靠透视等方法，在术中识别夹子的位置也很困难

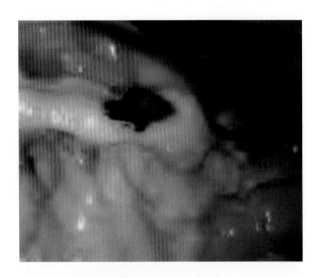

图 10.2　术前腔内-内镜肿瘤的内镜染色　注射 3h 后，色素扩散到病变区域之外，此时不能进行肿瘤边界的精确定位。在这种特殊情况下，不可靠的肿瘤标记会导致不必要的较大范围的切除。

（图 10.3）。在一些罕见的病例中，由于内镜夹子的错误定位导致切除错误的结肠引起医疗纠纷。

表 10.1　腹腔镜和内镜检查的已知局限性。通过结合这两种技术，可以克服这些局限性

腹腔镜	内镜
腔内病变定位不准确	仅适用于表面的病变
自由度差	止血有限
不能进行缝合线的评估	无法进行缝合
暴露技术有限	仅适用于腔内病变
贲门下和幽门前的病变操作困难	最大病变尺寸（2～3cm）

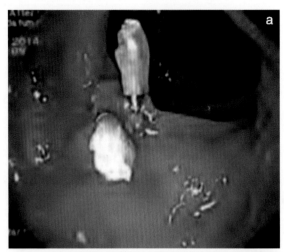

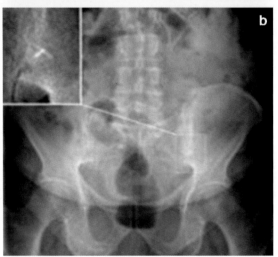

图 10.3　a. 应用内镜夹标记病变；b. 术中透视：尽管对夹子的识别比较简单，但在大多数联合治疗中，如果没有术中内镜的支持，精确肿瘤切除非常困难

术中内镜的潜在优势
- 高精度肿瘤定位
- 腔内肿瘤切除术
- 预防狭窄
- 切除后闭合性试验
- 腔内标本提取

与内镜染色和夹子标记的不足相比，术中内镜检查能够准确描述病变的管腔内表现，帮助外科医师对病变进行准确的切除。可以通过腹腔镜外部操控肠壁，同时通过内镜在内部观察来实现肿瘤边界的界定（图 10.4）。在上述的标记技术中，术中内镜有着得天独厚的优势，因此也是术中肿瘤定位的首选方式。

近年来人们逐渐发现，术中内镜检查不仅限于定位病变的位置，还扩展到整个腹腔镜-内镜联合手术的整个操作过程中。

第一份关于联合腹腔镜和内镜治疗的报道可以追溯到 20 世纪 90 年代初，主要用于胃和结肠良性和早期恶性肿瘤的治疗。Ohgami 在 1994 年首次报道了应用"病灶提升法"治疗胃平滑肌

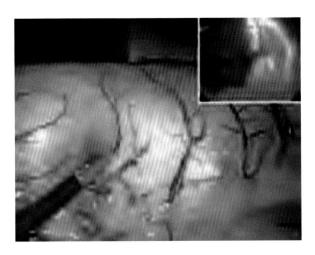

图 10.4　通过腹腔镜钳在腔外操作，发现位于幽门前方
　　　　小的凹陷性病变。虽然胃延伸到最大，但很容
　　　　易从里面辨认钳子的位置

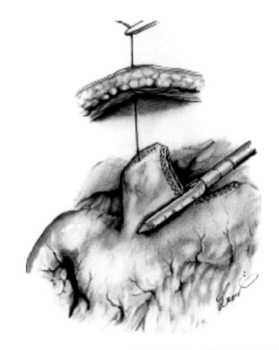

图 10.5　Ohgami 于 1992 年首次发表了所谓的病灶提升
　　　　法，用于切除位于胃前壁的 T_1 期癌。肿瘤切除
　　　　时，用腹腔镜钳固定局部胃，便于局部胃抬高
　　　　然后用吻合器完成最后的切除。位于胃后壁的
　　　　肿瘤无法提升，可以通过经胃切除术治疗

肉瘤和 T_1 类肿瘤（图 10.5）。在这项技术中通
过内镜送入活检钳，将胃前壁肿瘤暴露出来，然
后对病变部位进行楔形切除就很容易。术中胃镜
检查贯穿在整个手术切除过程中，以确保肿瘤的
精确暴露，并验证肿瘤切除的完整性和安全性
（Ohgami et al，1994，1996）。另外，Ohashi 等
（1995）提出的经胃入路也可以切除肿瘤。经胃
的切除术中，可以通过腹壁插入腹腔镜套管针，
在内镜引导下进入胃腔，然后应用腹腔镜仪器在
胃腔内进行肿瘤切除（图 10.6）。在依靠内镜的
基础上，在介入治疗过程中，无须使用腹腔镜就
可以实现图像的可视化。

　　腹腔镜联合内镜也适用于结肠疾病的治疗。
根据肿瘤在结肠周围的确切位置，在不打开管腔
的情况下，可以通过以下方式进行切除：楔形切
除术（Shallman et al，1993）或切口后经腔内入
路（Champault 1994；Zuro et al，1992）。内镜检
查可以在腹腔镜手术中对肿瘤进行精确定位，在
切除过程中进行腔内辅助操作，通过测试缝合线
的密闭性减少术后并发症的发生率。在一些疾病
中，尽管最初的评估不能进行手术治疗，但是可
以在第二阶段通过腹腔镜的辅助进行内镜下切除
术（Beck and Karulf，1993；Smedh et al，1997）。
与上述经腔或楔形联合切除术相比，腹腔镜辅助
内镜切除术进一步减少了介入性创伤，因为它可
以避免打开/切除肠壁。如果内镜下肿瘤切除术后

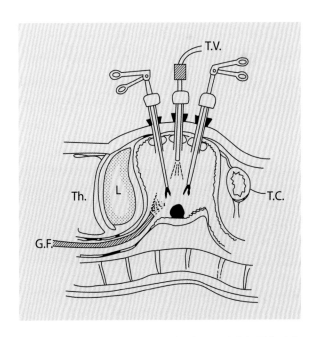

图 10.6　如 Ohashi 所述，经胃切除既可以进行胃前壁造
　　　　口术，也可以将套管针插入胃腔。后一种技术
　　　　可避免胃内容物溢出，且创伤较小（Ohashi et
　　　　al，1995）

发生二次穿孔的风险过高，通过腹腔镜从外部切除也很容易实施。可以设想两种方法：一种是1993年Back和Karulf描述的内镜切除术前先期缝合；另一种是2014年的Sarker提出的方法，如果通过腹腔镜观察到局部烧伤或穿孔，可以应用大的夹子［所谓的内镜全厚度切除术（EFTR）］来进行闭合，并固定内镜切除术后的切除部位。

尽管Payne等在1995年就提出了"内镜-腹腔镜联合干预"的概念，但这项技术在开始时的发展是很缓慢的。在最初阶段，只提到了通过不同的途径和技术对胃肠道病变进行治疗，并没有涉及术中内镜检查的后续应用。随后，有研究表明，联合干预不仅限于治疗结肠或胃病变，而且还可用于治疗不同来源和部位的肿瘤（Feussner et al, 2003）。后续出版的杂志中，对不同形式的内镜-腹腔镜联合介入治疗进行了的系统分类。根据这一分类，我们可以区分腹腔镜辅助内镜切除术和内镜辅助腹腔镜切除术，这取决于参与手术的过程中谁在切除肿瘤。在内镜辅助腹腔镜介入治疗中，进行了更详细的分类，进一步区分了通过胃肠道开口切除肿瘤［内镜检查辅助的腔内切除术（EATR）］和不通过打开胃肠道应用楔

形切除术切除肿瘤［内视镜辅助楔形切除术（EAWR）］。在治疗大肿瘤时应用内镜辅助节段切除术（EASR）也是这一分类的一部分，但不是联合肿瘤治疗的重点。在EASR中，术中内镜检查的作用较低，与其说是一种内镜和腹腔镜联合手术的方法，不如说是一种术中内镜检查。只有在不能进行局部肿瘤切除的肿瘤中，才在术前应用染色剂标记肿瘤部位。

在过去的几十年中，我们成功地优化了最初的技术，并进一步减少了创伤，例如，通过使用经皮放置的悬吊缝线来加强病变部位暴露，在靠近肿瘤的位置通过内镜辅助插入缝合线，再操作缝合线切除病变。同时，内镜治疗技术也有了明显的进步，较大病变和位于黏膜下层的肿瘤的切除技术也日臻完善。例如，内镜黏膜下剥脱术（ESD）用于治疗不能通过圈套切除治疗的扁平状侧向发育型腺瘤（Hotta et al, 2012）。显然，这些先进的内镜技术可以很容易地结合到联合介入治疗中，现在可以应用于腹腔镜辅助下局部腔内肿瘤治疗中。由于这些技术的发展，近年来腹腔镜辅助内镜下病变切除率显著增加，同时单纯的腹腔镜切除术减少，尤其是节段切除术明显减少（图10.7）。

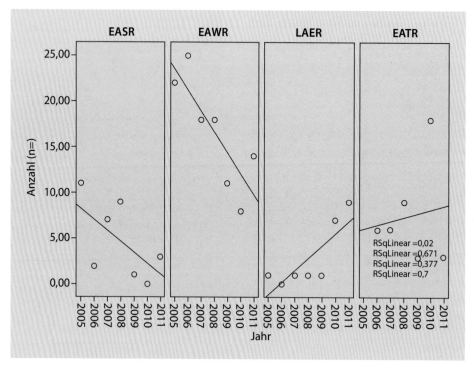

图10.7 不同类型联合治疗的干预频率的回归分析 值得注意的是，当EASR减低和EAWR频率降低时，EATR会轻微升高，LAER显著增加。

10.2 技术方法

　　腹腔镜-内镜联合介入治疗在手术室进行，患者处于全麻状态。显然，对于这种联合治疗，手术室必须同时配备最先进的腹腔镜设备和内镜设备，操作者必须接受这两种技术的培训。为了以高质量标准完成合作工作，必须给腹腔镜团队和内镜团队足够的空间，保证每个团队不仅能观察到自己的操作视野，而且也能让合作者看到操作视野。因此，必须优化工作者、患者和监视器的位置。因此，作为一种理想的解决方案，手术室应配备双监视器，供两个操作者同时观察两种

模式的手术区域。平板显示器技术很成熟，在天花板上安装面板不再是问题。如果无法实现双屏解决方案，Picture-in-picture 图片模式可用于将不同的视频源集成到一个监视器中。

　　在图 10.8 中显示了腹腔镜和内镜联合的典型位置。在上消化道的手术中，内镜医师位于患者头部麻醉师旁边，无菌手术区之外。在结肠切除术中，不建议内镜医师靠近无菌手术区。只有固定在患者腿上的无菌纱布才能防止污染。由于内镜设备必须放置在患者旁边，因此有时很难（如果没有安装在天花板上的监视器）直接看到监视器。在这些情况下，戴上头戴式显示器（HMD）已经证明是有益的（图 10.9）。

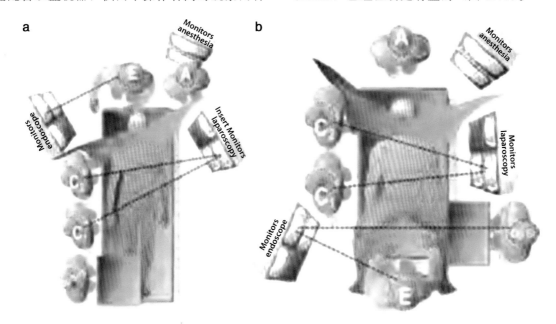

图 10.8　a. 在上消化道疾病的双镜联合治疗中，内镜医师要在患者的头侧、麻醉师旁边找到自己的位置。大多数情况下，外科医师和摄像助手都位于患者的右侧，对另一侧的监视器有良好的视野，可以观察到腹腔镜和内镜的视野。b. 在结肠疾病的双镜联合治疗中，患者处于截石位。内镜医师需要站在患者两条腿之间的狭窄区域进行结肠镜检查。根据病变的位置，外科医师从右（左半结肠）或左（右半结肠）进行手术

　　在全身麻醉和腹部防护的情况下患者不能横向移动，因此在手术室内进行结肠镜检查的要求很高。在进行内镜检查时应避免过度充气及肠腔扩张，以免妨碍以后的腹腔镜检查。我们认为最好使用 CO_2 代替空气用于肠道充气，因为 CO_2 吸收得更快，即使应用 CO_2 也应将充气量降至最低。如果必须向肠腔内充气，可以用从外部用软钳夹住目标肠管，控制肠管扩张。

　　此外，还需要考虑一些附加问题。由于患者应用气管插管，内镜进入食管比较困难，这时可以降低袖带压力，但必须与麻醉师密切配合。插入胃管会干扰镜检查。然而，我们建议在开始介入治疗之前取出胃管。需要注意的是，在患者头部进行任何术中操作，例如放置护环，都可能导致导管脱位、气道问题或对患者造成其他严重危险，因此必须尽可能精确地进行操作，并始终

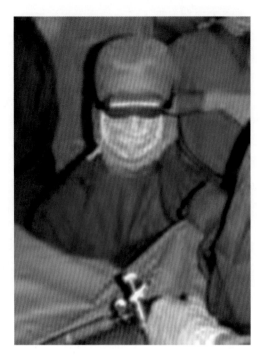

图 10.9　如果内镜设备放置不理想，可佩戴头戴式
显示器（HMD），这样更符合人体力学

与麻醉师保持一致。如果联合手术的目的是切除食管病变，需要单肺通气和双腔插管，这一点就更适用了。

❗ 在联合治疗过程中，内镜检查期间的注入空气应始终保持在最低限度，以免因肠腔扩张而妨碍腹腔镜的视野。

当内镜进入胃部时，应通过抽吸清除胃内所有液体，以防止在操作过程中液体溢出导致腹膜污染。

如前所述，如果联合手术需要进行结肠镜检查，必须特别注意在无菌手术区内保持卫生要求。因为内镜医师离外科医生很近，要求内镜医师在外科手术中像其他任何人一样穿戴无菌手术衣。另一个与结肠镜检查相关的问题是患者双腿之间的狭窄空间，不仅用于操作内镜，还可以稳定操作范围。由于联合手术是在全身麻醉的情况下进行的，患者全身肌肉放松，腹壁肌肉也处于放松状态不能对内镜起到支撑作用。这对于结肠镜操作比较困难而且可能导致医源性结肠穿孔，此外，如疼痛和腹部过度扩

张也容易被忽略。因此，外科医师的帮助，无论是经腹还是腹腔镜引导，都是非常有帮助的。尽管如此，我们还是希望结肠镜检查时腹部松弛，不使用腹腔镜器械，因为我们认为这种技术的风险是最小的。在实际操作中，我们首先应用腹腔镜开始手术，将结肠镜推送到病变位置，如果因为解剖的改变或其他原因不能继续进行结肠检查，此时可以重新进行腹腔镜检查，只要应用结肠镜能观察到病变，就可以通过腹腔镜和结肠镜进行切除。

❗ 虽然腹腔镜对内镜检查提供了一定的帮助，但是由于从外部操作及腹腔镜光线的干扰，也会使结肠镜检查复杂化。因此，合作伙伴之间的密切合作和协调至关重要。

然而，在日常实践中，不仅技术问题，甚至更多的组织问题都会干扰有效的协作。在外科手术进行中内镜干预的时机也很重要，在手术过程中何时需要内镜医师的参与，如果必要的话要将所有内镜仪器都带到手术室，这些需要有效的协调。

随着内脏医学中心的成立，跨学科合作的不断加强，我们坚信这些障碍是可以克服的。

10.3　腹腔镜的安全性

在比较危险和复杂的内镜治疗中（如全层切除或穿孔风险高的治疗），早期腹腔镜支持和监测是必要的。

安全的腹腔镜检查需要在全身麻醉下进行，但可以减少到最低限度麻醉剂量，因为只需插入一个针筒。尽管内镜只能通过其透光间接识别，但是腹腔镜医师可以很容易地通过透光锁定内镜的位置。如果发生穿孔，可以立即通过肉眼或者通过气泡及液体从管腔内溢出来进行鉴别。若进行全层切除术，腹腔镜医师可以检测切口闭合后的密闭性。有时，当病变位置偏离腹腔镜或朝向肠系膜时，病变部位的显露需要额外的仪器。幸运的是，即使是迷你腹腔镜器械也可以用于尽可能降低介入性损伤。

10.4　腹腔镜辅助内镜切除术（LAER）

在一些罕见的情况下，如患者需要重新定位、黏膜下注射部位显露不清等，单纯应用内镜几乎不可能完成治疗，如果有腹腔镜辅助内镜检查（LAER）的支持，内镜治疗在某些情况下可以成功。与上一节"腹腔镜的安全性"相反，在LAER中，腹腔镜辅助和腔内外操作是从手术一开始就计划好的，或者在术中评估时发现，虽然已经安排了腹腔镜切除肿瘤，但腔内切除仍是可行的（图10.10）。可以通过外部操作将病变突出到管腔侧进行圈套切除，并通过拉伸受影响的肠段来进行内镜治疗（图10.11）。

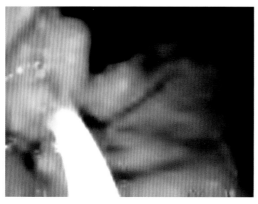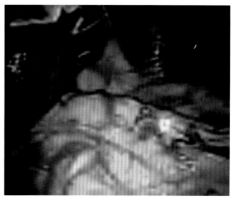

图 10.10　在腹腔镜监护下（安全性腹腔镜检查），一些单独的内镜干预有时更有效。在穿孔或其他不良事件时，腹腔镜可以防止肠管过度扩张同时可以进行止血。由于内镜介入技术的进步和全层闭合能力的提高，很少用到腹腔镜辅助治疗

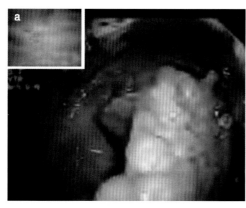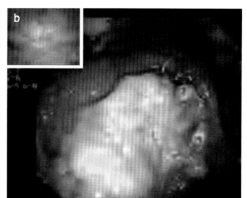

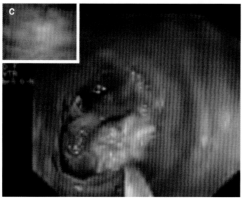

图 10.11　a. 在术前结肠镜检查中，没有进行充分地暴露和充分的评估；b. 术中可见外部操作造成的肠段拉长；c. 在腹腔镜支持下进行安全的内镜切除术是很容易的

此外，应用腹腔镜止血，无论是通过直接缝合还是通过控制供血动脉，在内镜切除术后医源性出血的情况下是有帮助的。幸运的是，由于腹腔镜的保障，无论潜在的不良反应如何，内镜下肿瘤切除的彻底性可以达到最大。因此，LAER

可以确保完全和充分的肿瘤腔内治疗（Tsujimoto et al，2010）。

对于 LAER，我们通常插入三个 5mm 的套管针，并根据病变位置精心选择插入点（图 10.12）。

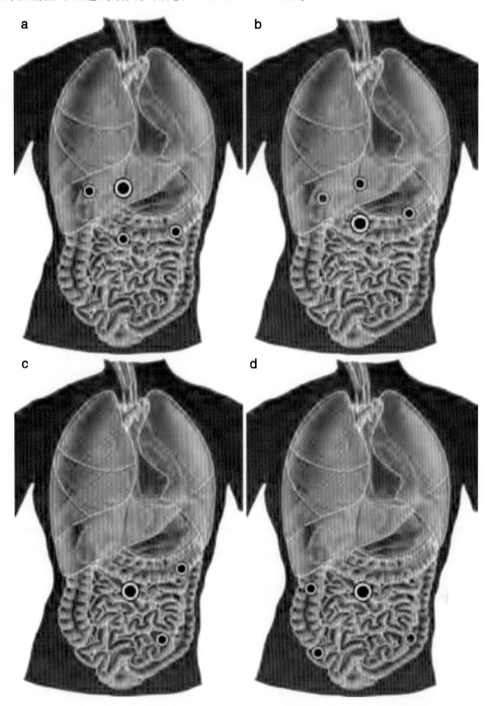

图 10.12　为不同位置的混合干预放置套管针　a. 对食管远端、贲门和胃近端进行干预；b. 对胃体、胃窦远端的干预；c. 对右半结肠的干预；d. 对左半结肠的干预。

10.5　内镜辅助腹腔镜楔形切除术（EAWR）

在 EAWR 过程中，对肿瘤的切除是在不打开肠腔、不直接看到病变部位的腹腔镜的情况下完成的。肿瘤切除是指对含肿瘤的肠管区域进行全层切除。在 EAWR 中通过内镜检查从内腔部位提供肿瘤的定位和标记，尤其试用于结肠中常见的扁平生长而非突出性的病变的情况下。因此，腔内支持是决定性的，必须满足 EAWR 中的所有要求（图 10.13）。楔形切除可以通过显露在肿瘤部位周围的缝合线来进行，这些缝合线可以放置在肿瘤部位以提升高度，并且可以通过腹部插入，以避免需要额外的套管针（图 10.14）。与大多数联合治疗一样，样本随后被转移到回收袋中（图 10.15）。

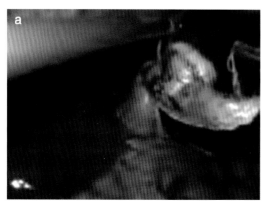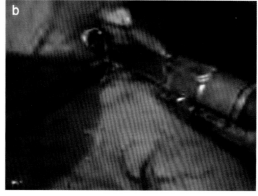

图 10.13　a. 从外部能看到的肿瘤已经通过线性缝合器进行了部分切除（内镜的辅助确保了通过腹腔镜使肿瘤得到完整切除）；b. 用第二个吻合器完成肿瘤切除

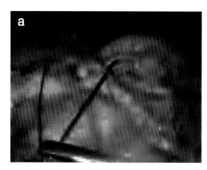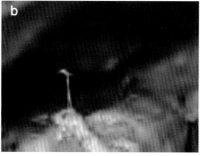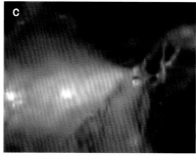

图 10.14　暴露的缝合线支持肠道病变的非创伤性切除。它们是经腹插入的，不需要额外的开口。事实证明，这些缝线在所有类型的混合介入治疗中都非常有用，并且易于局部组织的保留切除

内镜检查在腹腔镜切除肠道时可以起到固定肠腔的作用，避免术后狭窄。我们建议楔形切除与肠道方向成直角，因为这样可以降低术后肠梗阻的风险（图 10.16）。即使大肿瘤或者在狭窄的解剖区域也可以楔形切除，由于保留了组织，腔内切除术有时更为优越。用吻合器缝合缺损部分使其向肠轴倾斜，再次避免肠腔狭窄（损失长度以保持内径）（图 10.17）。为了防止术后出血和供血不足，我们建议进行彻底缝合。在此之前，必须通过内镜和检查切除的样本来评估切除的完整性。尽管有些人可能会说，用吻合器进行完整缝合是多余和耗时的，我们始终建议将这一额外步骤作为临床黄金标准。这同样适用于我们评估内镜腔内密封性试验，即通过注入 200～300ml 的蓝色水（我们使用亚甲基蓝对水溶液进行染色）进行的试验。

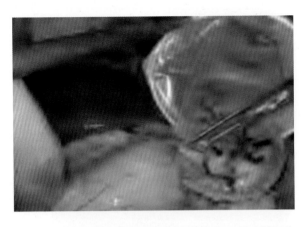

图 10.15 为了避免潜在的肿瘤细胞溢出，可以用回收袋收集切下来的标本。只有病变在腔内才可能从内镜部位取出标本

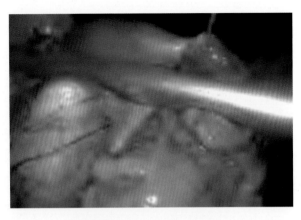

图 10.16 内镜辅助下横结肠楔形切除术。肿瘤通过吻合器进行切除，剩余的肠腔通过内镜从内部分离出来。在内镜评估的帮助下进行病灶定位和放置吻合器

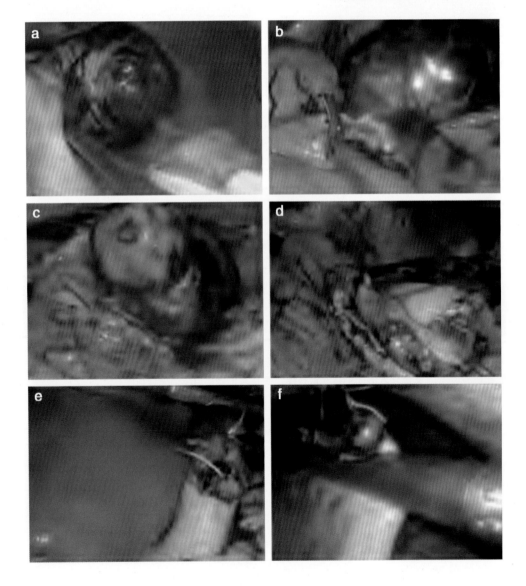

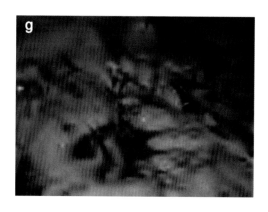

图 10.17　a. 如果管腔足够宽，大的肿瘤也可以通过内镜辅助楔形切除如胃体；b-e. 切除后所产生的缺口可暂时通过机体自适应进行关闭；f. 应用吻合器最终关闭切除区部位；g. 混合干预结束时切除部位的评估（低危 GIST，5 cm 出血，完全切除）

10.6　内镜辅助腹腔镜腔内切除术（EATR）

位于胃后部或肠系膜的病变一般不能用楔形切除术治疗，需要经腔入路。我们称之为内镜辅助腹腔镜腔内切除术（EATR）（图 10.18）。与 EAWR 相比，经腔切除术开始于肠腔前部开口，通常与病变处于相反位置，但是最适合做肠切除术的部位必须由腹腔镜医师和内镜医师共同在术中评估中得出。如果肠切开的位置得当，肿瘤可以很容易地暴露，并且可以用圈套器再次切除。对于 EAWR，暴露缝线在某些情况下有帮助。但是一旦肠腔打开，腔内空气漏入腹部，就不能

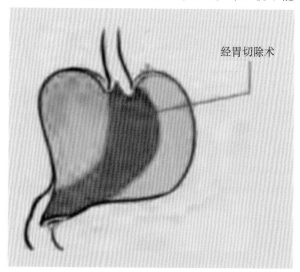

经胃切除术

图 10.18　不同混合切除技术在胃内的典型分布。一般来说，绿色的区域首选 EAWR 治疗，红色区域首选 EATR 治疗

再进行充气和内镜检查。因此，在 EATR 术中内镜支持仅限于病变的定位和肠切开术的计划，以及肠腔闭合的最终评估。

成功切除病变后，通过缝合肠造口，形成第二条缝合线（一条用于肿瘤切除，另一条用于肠造口闭合）（图 10.19）。由于肠管切开后气体进入腹腔，无法通过内镜对原发肿瘤部位进行评估，我们会在关闭肠腔后进行检查。如果腔内评估显示肿瘤完全切除，如前所述，肠切开术在第二步中完成。

10.7　内镜辅助腹腔镜节段切除术（EASR）

内镜辅助腹腔镜节段切除术是指切除局限性肠段，仅适用于结肠（或小肠）病变。当我们尽可能以局部方式治疗肠道病变时，EASR 是切除延伸性肿瘤（肿瘤大小超过周长的一半）的一种方式。在 EASR 中，术中内镜再次有助于确定病变的精确位置，腹腔镜医师根据内镜的定位，从肠系膜中取出相应的肠段进行切除。

根据肿瘤的确切位置，肠道重建可遵循不同的原则：乙状结肠切除术后，一般采用环形吻合器进行吻合。在这些情况下，应用内镜可将 anvil plate 推进到肿瘤位置的附近，这样可以减少侵入性，最终避免小的开腹手术（图 10.20）。我们认为，在环形吻合器范围外的大肠近端区域形成吻合不太可靠，也不方便。在这些情况下，我们更喜欢通过小剖腹手术进行手辅助吻合。但是这不适用于回肠位置的病变，在那里有适合微创再吻合术的技术（图 10.21）。肠道重建后，可再次应用内镜评估内部吻合的情况如肠道是否

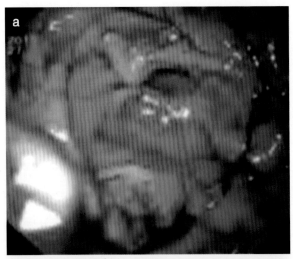

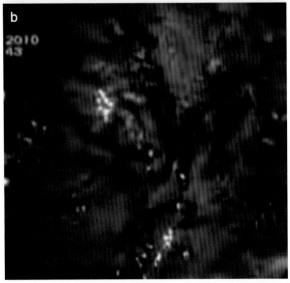

图 10.19　a. 术中内镜支持是必不可少的，尤其是位于幽门前或贲门下的病变，可以防止术后狭窄；b. 正如前面提到的 EAWR，同样在 EATR 中，通过内镜对缝合线止血和紧密性的评估有助于减少术后并发症

通畅是否有出血等。如果发现与吻合相关的并发症，可以通过内镜治疗，例如，在缝合线出血的情况下使用止血夹止血。

如前所述，我们最后通过充气和充水的方法对切除部位进行腔内评估。多亏这一点，加上局部切除术后维持有效的血液供应，使得联合介入治疗的并发症发生率极低。在术中进行哪种联合手术（EAWR、EATR、EASR、LAER）需要腹腔镜和内镜医师在手术中依据具体情况制定（图 10.22）。

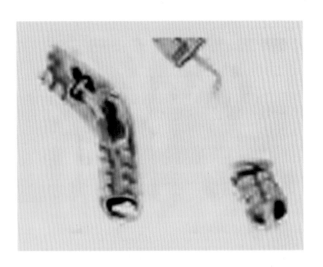

图 10.20　内镜辅助腹腔镜节段切除术　将吻合器放在靠近切除线的位置。如果可以通过内镜取出标本，在不进行剖腹手术的情况下，可进行单纯的切除。

10.8　腹腔镜-内镜联合治疗胆总管疾病

腹腔镜胆囊切除术中有时需要观察胆管系统，如：

- 不清楚的解剖条件和解剖变异
- 可疑胆总管结石
- 可疑医源性胆管损伤

虽然这些情况下可以选择术中胆管造影，但它有时是不可用或不可行的。即使腹腔镜术中胆管造影发现问题，也并不支持微创治疗，一般需要开腹手术和常规外科治疗（如胆管吻合）。

相对于开放性胆总管修复术，内镜介入作为一种较低侵入性的方法已经引起人们的兴趣（La Greca et al，2008）。术中逆行胆管造影术（ERC）在检查十二指肠乳头在内的整个胆管系统中优于术中胆管造影。此外，应用内镜能对遇到的问题立即进行非创伤性治疗，比如胆总管结石取石或放置胆总管支架治疗胆总管狭窄（Iimuro et al，2013）。有趣的是，术中 ERC 并不太复杂，尤其是在胆管导丝的帮助下操作更为便捷。

与开放性胆管修复或术后应用 ERC 相比，术中 ERC 可减少创伤，缩短术后住院时间。

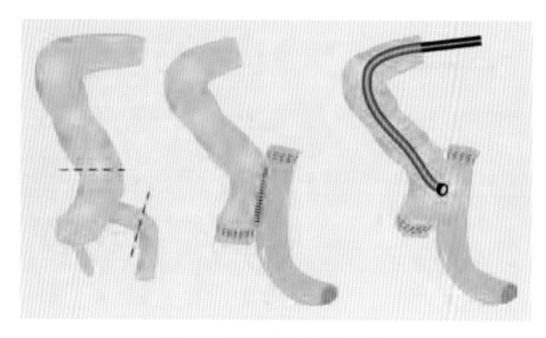

图 10.21 内镜辅助腹腔镜回肠（节段）切除术

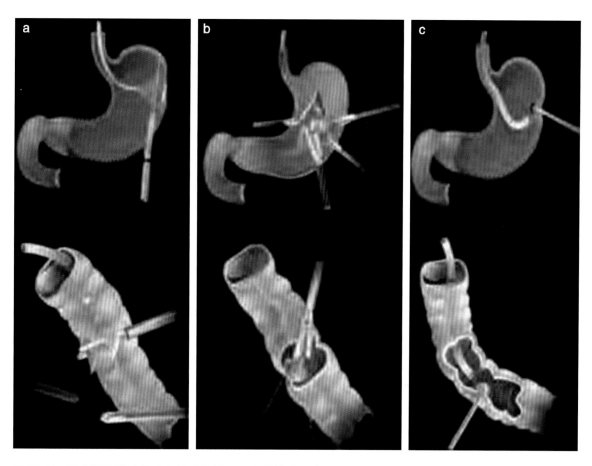

图 10.22 联合腹腔镜-内镜介入治疗包括：a. 内镜辅助下腹腔镜楔形切除术；b. 内镜辅助下腹腔镜腔内切除术；c. 腹腔镜辅助内镜切除术

10.9 结果

相对于 20 世纪 90 年代初，腹腔镜-内镜联合介入治疗被广泛地宣传，这种介入技术多年来只在专门的中心应用并未得到广泛的开展。这一现象很难解释，我们认为可能由于联合治疗对腹腔镜和内镜的检查都需要很高的专业知识，影响了它的广泛应用。但是随着腹腔镜手术的发展和内镜治疗技术的发展，相信会很快打破这些局限性。

另一方面的因素可能影响更大，即把腹腔镜和内镜或者其他相应部门进行严格分离。特别是跨学科合作的困难和两个独立单位的协调合作限制了这项技术的普遍应用。

然而，近年来，联合治疗被许多人重新认识并开始逐渐得到普及（Kennedy et al，2011）。内脏医疗中心的成立也促进了消化科医师和外科医师之间的积极合作，这些医疗中心将两个领域整合到一个部门并支持双方的协同工作。

经自然口经腔内镜手术（NOTES）的宣传也促进了联合治疗的发展，查阅文献会发现，现在的大多数手术都是联合手术，或者类似于"安全的腹腔镜手术"，而不是单纯的"纯手术"。

下消化道的联合治疗主要集中在不能通过内镜治疗的腺瘤的处理上，比如较大的良性病变或者位置比较隐蔽（最多 10% 的病变，表 10.2）（Cheung et al，2012；Lee et al，2013）。如上所述，所有切除的腺瘤必须确认为"内镜不可切除"的病变（大小或位置）。通过腹腔镜和内镜联合治疗，可以缩小各自治疗模式之间的差距，为腔内病变的局部非创伤性治疗提供帮助。

表 10.2　腹腔镜-内镜联合结肠切除术

作者	出版日期	患者例数	住院治疗 (d)	并发症 (%)	完整切除例数	手术时间	肿瘤平均直径 (cm)	良性疾病数量	恶性肿瘤数量
Franklin	2009	176	1.1	9	150	97	3.7	n. a.	18
Wilhelm	2009	146	8	25	139	100	k. A	n. a.	17
Grünhagen	2011	11	1	18	9	45	2.0	1	1
Wood	2011	13	2	15	10	n. a.	n. a.	n. a.	1
Cruz	2011	25	1.5	8	19	93	2.4	n. a.	3
Lee	2011	65	1～5	4.4	48	145	3	n. a.	1
Goh	2013	30	2	13.3	22	105	1.4	8	2

n. a. 未找到

虽然目前文献记载联合治疗后的并发症相对较高（5%～10%），但必须说明大多数并发症是小伤口脓肿或局部感染。真正的并发症如吻合口瘘仅在一篇文献中报道。文献中最严重的并发症是术中内镜下肠穿孔，占 1%～2%。因此，在术前应对患者阐明这种并发症的风险。如前所述，医源性肠穿孔的高风险是由于全麻时腹壁松弛，以及同时进行结肠镜检查时空间有限。另外，在切除的标本中发现癌的漏检率很高，其中一半以上需要进行根治性肿瘤手术。这种高发病率的原因是切除的肿瘤较大，平均直径为 3.7 cm 的肿瘤，但也可能是由于某些病变不足以进行可靠性评估。作为局部联合切除的替代方法，一些机构更倾向于对内镜下不可切除腺瘤进行原发性根治切除（Hauenschild et al，2009）。然而，在我们看来，扩大手术可导致近 90% 的患者过度治疗，并且导致高并发症的发生。此外，我们在文献中未发现任何关于局部切除肿瘤后不良结果的报道。总之，对于内镜不能切除的腺瘤都应进行局部联合切除。当然，必须提前告知患者恶性肿瘤风险及必要时需要进行额外手术治疗。因此，病理学家要首先对联合切除后的标本进行检查。综上所述，就所讨论的情况而言，联合介入治疗应被视为一种有吸引力的、无创伤的介入技术，其并发症发生率低，且在大多数临床易于实施。

黏膜下层病变和胃肠道间质瘤是上消化道联合治疗的理想适应证（Kosmidis et al，2013），大多数文献报道了这类肿瘤的治疗（表 10.3）。通过术中进行内镜检查，大多数病变能够精确定位，局部组织保留切除是可行的。如果肿瘤不超过 2cm，甚至可以由内镜专家通过胃壁全层闭合进行内镜下切除（Schlag，2013，Sarker et al，2014）。内镜切除术也可以应用于较大的病变；然而，这就需要通过腹腔镜辅助缝合。文献中的一些研究表明，GIST 局部联合切除术后复发率较低（<5%），并且并发症发生率低（5%）。最常见的并发症是术后出血，可以通过加强缝合来避免。腹腔镜和内镜联合切除肿瘤适用于 3～4cm（7cm）的肿瘤，避免了扩大切除范围，尤其适用于幽门部及贲门下的病变，无须进行肠道重建。

在腹腔镜介入治疗中应用内镜技术显著减少了介入性创伤，并且可以根据不同的患者群体进行个体化治疗（图 10.23）。在最近几年修订联合治疗的发展时，我们可以发现内镜的重要性越来越高，联合治疗的比例也越来越高，这些联合治疗被称为"腹腔镜辅助内镜切除术"。如果这种发展继续下去，我们可以预期联合治疗向"纯 NOTES"的转变。也就是说，联合治疗可视为内镜手术的先驱。在回顾文献时，我们可以找到相应的报道，例如，应用内镜对早期胃癌进行全层切除，并辅以腹腔镜淋巴结切除术（Cho et al，2011）。随着肿瘤分期方式的改进和肿瘤生物学评价的提高，我们可以预见局部肿瘤治疗新领域的发展。

表 10.3　已发表的上消化道联合治疗的文献

作者	出版年份	患者例数	住院治疗（d）	并发症（%）	完整切除例数（n）	手术时间（min）	肿瘤平均直径（cm）	胃肠道间质瘤切除例数（n）	异位胰腺的切除例数
Schubert	2005	26	5.6	7.7	23	53～83	1.7～3.6	16	7
Mochizuki	2006	12	7	17	12	100	2.7	10	2
Novitsky	2006	50	3.8	8	50	135	4.4	50	0
Hiki	2007	7	7.4	0	7	169	4.6	6	1
Wilhelm	2008	93	7.4	7.5	87	90	3.7	62	31
Abe	2009	4	7	0	4	201	3.7	3	1
Tsujimoto	2010	20	11.6	0	20	157	3.8	16	4
Vecchio	2013	1	4	0	1	n. a.	2.0	1	0
Heo	2013	7	7.4	0	7	169	4.6	6	1
Schlag	2013	20	0	0	20	44	1.6	6	14

n. a.　未找到

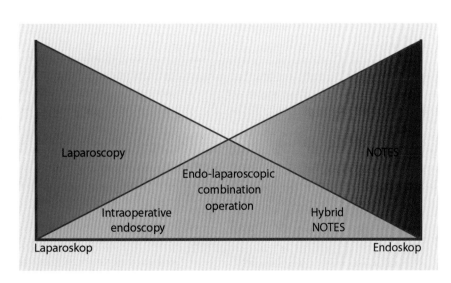

图 10.23　与相关的介入技术如 NOTES 相比，联合干预的特点是腹腔镜和内镜检查的贡献相当。它们被视为介于传统腹腔镜检查和未来手术之间一个独特的模式

参 考 文 献

[1] Abe N, Takeuchi H, Yanagida O, Masaki T, Mori T, Sugiyama M, Atomi Y. Endoscopic full-thickness resection with laparoscopic assistance as hybrid NOTES for gastric submucosal tumor. Surg Endosc. 2009; 23 (8): 1908-13.

[2] Beck DE, Karulf RE. Laparoscopic-assisted full-thickness endoscopic polypectomy. Dis Colon Rectum. 1993; 36: 693-5.

[3] Champault GG. Laparoscopy and coloscopy-assisted re section of polypoid colonic tumor. Surg Laparosc Endosc. 1994; 4: 382-3.

[4] Cheung TP, Cheung HY, Ng LW, Chung CC, Li MK. Hybrid NOTES colectomy for right-sided colonic tumors. Asian J Endosc Surg. 2012; 5: 46-9.

[5] Cho YB, Lee WY, Yun HR, Lee WS, Yun SH, Chun HK. Tumor localization for laparoscopic colorectal surgery. World J Surg. 2007; 31: 1491-5.

[6] Cho WY, Kim YJ, Cho JY, Bok GH, Jin SY, Lee TH, Kim HG, Kim JO, Lee JS. Hybrid natural orifice transluminal endoscopic surgery: endoscopic full-thickness resection of early gastric cancer and laparoscopic regional lymph node dissection—14 human cases. Endoscopy. 2011; 43: 134-9.

[7] Church JM. Avoiding surgery in patients with colorectal polyps. Dis Colon Rectum. 2003; 46: 1513-6.

[8] Cruz RA, Ragupathi M, Pedraza R, Pickron TB, Le AT, Haas EM Minimally invasive approaches for the management of "difficult" colonic polyps. Diagn Ther Endosc. 2011. doi: 10.1155/2011/682793.

[9] D' Annibale A, Serventi A, Orsini C, Morpurgo E. Locating polyps by endoscopy with or without videolaparoscopy, radioguided occult colonic lesion identification or magnetic endoscopic imaging: the way forward to complete polyp removal. Tech Coloproctol. 2004; 8 (Suppl 2): s295-9.

[10] Feussner H, Wilhelm D, Dotzel V, Papagoras D, Frimberger E. Combined endoluminal and endocavitary approaches to colonic lesions. Surg Technol Int. 2003; 11: 97-101.

[11] Franklin ME Jr, Portillo G. Laparoscopic monitored colonoscopic polypectomy: long-term follow-up. World J Surg. 2009; 33: 1306-9.

[12] Goh C, Burke JP, McNamara DA, Cahill RA, Deasy J. Endolaparoscopic removal of colonic polyps. Colorectal Dis. 2013; 16: 271-5.

[13] Grunhagen DJ, van Ierland MC, Doornebosch PG, Bruijninchxmm WR, de Graaf EJ. Laparoscopic-monitored colonoscopic polypectomy: a multimodality method to avoid segmental colon resection. Color Dis. 2011; 13: 1280-4.

[14] Hauenschild L, Bader FG, Laubert T, Czymek R, Hildebrand P, Roblick UJ, Bruch HP, Mirow L. Laparoscopic colorectal resection for benign polyps not suitable for endoscopic polypectomy. Int J Colorectal Dis. 2009; 24 (7): 755-9.

[15] Heo J, Jeon SW. Hybrid natural orifice transluminal endoscopic surgery in gastric subepithelial tumors. World J Gastrointest Endosc. 2013; 5 (9): 428-32.

[16] Hiki N, Yamamoto Y, Fukunaga T, Yamaguchi T, Nunobe S, Tokunaga M, Miki A, Ohyama S, Seto Y. Laparoscopic and endoscopic cooperative surgery for gastrointestinal stromal tumor dissection. Surg Endosc. 2008; 22 (7): 1729-35.

[17] Hotta K, Saito Y, Fujishiro M, Ikehara H, Ikematsu H, Kobayashi N, Sakamoto N, Takeuchi Y, Uraoka T, Yamaguchi Y. The impact of endoscopic Submucosal dissection for the therapeutic strategy of large colorectal tumors. J Gastroenterol Hepatol. 2012; 27: 510-5.

[18] Iimuro Y, Okada T, Ohashi K, Uda Y, Suzumura K, Fujimoto J. Salvage treatment of laparoscopic cholecystectomy-associated bile duct stenosis combining laparoscopic and endoscopic procedures: a case report. Asian J Endosc Surg. 2013; 6: 322-6.

[19] Kennedy RH, Cahill RA, Sibbons P, Fraser C. The "FLEX" procedure: a new technique for full-thickness laparo-endoscopic excision in the colon. Endoscopy. 2011; 43: 223-9.

[20] Kosmidis C, Efthimiadis C, Anthimidis G, Vasileiadou K, Stavrakis T, Ioannidou G, Basdanis G. Endoscopically assisted laparoscopic local resection of gastric tumor. BMC Res Notes. 2013; 6: 410.

[21] La Greca G, Barbagallo F, Di Blasi M, Chisari A, Lombardo R, Bonaccorso R, Latteri S, Di Stefano A, Russello D. Laparo-endoscopic "rendez-vous" to treat cholecysto-choledocolithiasis: effective, safe and simplifies the endoscopist's work. World J Gastroenterol. 2008; 14: 2844-50.

[22] Lee HH, Hur H, Jung H, Jeon HM, Park CH, Song KY. Analysis of 151 consecutive gastric submucosal tumors according to tumor location. J Surg Oncol. 2011; 104 (1): 72-5.

[23] Lee SW, Garrett KA, Shin JH, Trencheva K, Sonoda T, Milsom JW. Long-term outcomes of patients undergoing combined endolaparoscopic surgery for benign colon polyps. Dis Colon Rectum. 2013; 56: 869-73.

[24] Mochizuki Y, Kodera Y, Fujiwara M, Ito S, Yamamura Y, Sawaki A, Yamao K, Kato T. Laparoscopic wedge resection for gastrointestinal stromal tumors of the stomach: initial experience. Surg Today. 2006; 36 (4): 341-7.

[25] Novitsky YW, Kercher KW, Sing RF, Heniford BT. Long-term outcomes of laparoscopic resection of gastric gastrointestinal stromal tumors. Ann Surg. 2006; 243 (6): 738-45. discussion 745-737.

[26] Ohashi S, et al. Laparoscopic intraluminal (intragastric) surgery for early gastric cancer. A new concept in laparoscopic surgery. Surg Endosc. 1995; 9: 169-71.

[27] Ohgami M, Kumai K, Otani Y, Wakabayashi G, Kubota T, Kitajima M. Laparoscopic wedge resection of the stomach for early gastric cancer using lesion-lifting method. Dig Surg. 1994; 11: 64.

[28] Ohgami M, Otani Y, Kumai K, Kubota T, Kitajima M. Laparoscopic surgery for early gastric cancer. Nihon Geka Gakkai Zasshi. 1996; 97: 279-85.

[29] Ohgami M, et al. Curative laparoscopic surgery for early gastric cancer: five years experience. World J Surg. 1999; 23: 187-93.

[30] Payne WG, Murphy CG, Grossbard LJ. Combined laparoscopic and endoscopic approach to resection of gastric leiomyoma. J Laparoendosc Surg. 1995; 5: 119-22.

[31] Sakanoue Y, Nakao K, Shoji Y, Yanagi H, Kusunoki M, Utsunomiya J. Intraoperative colonoscopy. Surg Endosc. 1993; 7 (2): 84-7.

[32] Sarker S, Gutierrez JP, Council L, Brazelton JD, Kyanam Kabir Baig KR, Mönkemüller K. Over-the-scope clip-assisted method for resection of full-thickness submucosal lesions of the gastrointestinal tract. Endoscopy. 2014; 46: 758-61.

[33] Schlag C, Wilhelm D, von Delius S, Feussner H, Meining A. EndoResect study: endoscopic full-thickness resection of gastric subepithelial tumors. Endoscopy. 2013; 45 (1): 4-11.

[34] Schubert D, Kuhn R, Nestler G, Kahl S, Ebert MP, Malfertheiner P, Lippert H, Pross M. Laparoscopic-endoscopic rendezvous resection of upper gastrointestinal tumors. Dig Dis (Basel, Switzerland). 2005; 23 (2): 106-12.

[35] Shallman RW, Shaw TJ, Roach JM. Colonoscopically assisted intracorporeal laparoscopic wedge resection of a benign right colon lesion. Surg Laparosc Endosc. 1993; 3: 482-4.

[36] Smedh K, Skullman S, Kald A, Anderberg B, Nystrom P. Laparoscopic bowel mobilization combined with intraoperative colonoscopic polypectomy in patients with an inaccessible polyp of the colon. Surg Endosc. 1997; 11: 643-4.

[37] Tsujimoto H, Ichikura T, Nagao S, Sato T, Ono S, Aiko S, Hiraki S, Yaguchi Y, Sakamoto N, Tanimizu T, Yamamoto J, Hase K. Minimally invasive surgery for re section of duodenal carcinoid tumors: endoscopic full-thickness re section under laparoscopic observation. Surg Endosc. 2010; 24: 471-5.

[38] Vecchio R, Marchese S, Spataro L, Ferla F, Intagliata E. Combined laparoscopic and endoscopic excision of a gastric gist. Surg Endosc. 2013; 27 (9): 3501-2.

[39] Wilhelm D, von Delius S, Burian M, Schneider A, Frimberger E, Meining A, Feussner H. Simultaneous use of laparoscopy and endoscopy for minimally invasive resection of gastric subepithelial masses-analysis of 93 interventions. World J Surg. 2008; 32 (6): 1021-8.

[40] Wilhelm D, von Delius S, Weber L, Meining A, Schneider A, Friess H, Schmid RM, Frimberger E, Feussner H. Combined laparoscopic-endoscopic resections of colorectal polyps: 10-year ex-

perience and follow-up. Surg Endosc. 2009；23
(4)：688-93.

[41] Wood JJ，Lord AC，Wheeler JM，Borley NR.
Laparo-endoscopic resection for extensive and in-
accessible colorectal polyps：a feasible and safe
procedure. Ann R Coll Surg Engl. 2011；93：

241-5.

[42] Zuro LM，McCulloch CS，Saclarides TJ. Laparo-
scopic colotomy，polypectomy. Innovative mini-
mally invasive procedure. AORN J. 1992；56：
1068-73.

附录 A　镇痛性镇静

镇痛性镇静的相关问题应独立于单独的内镜检查进行考虑。由于通过自然通道进入身体，内镜检查并不是很痛苦，但是检查过程会引起不舒服和焦虑。对于需要定期内镜检查的患者，重要的是要保持依从性；对检查人员来说，要确保内镜检查的最佳条件，推荐使用镇痛性镇静。当然，镇静的风险和益处必须根据患者的个人需要加以权衡。

在欧洲，有一项 2010 年出版并于 2015 年修订的《胃肠道内镜镇静 S3 指南》（非麻醉师利用丙泊酚用于胃肠内镜检查：欧洲胃肠内镜学会，欧洲胃肠病学学会、内镜护士及相关人员指南-2015 年 6 月更新）。

Dumonceau JM 等，内镜学 .2015；47（12）：1175-89。DOI：10.1055/s-0034-1393414。德国指南更新 S3 指南：《胃肠道内镜的镇静》，2014 年〔AWMF Register-No. 021/014，出版 . 在：z 胃肠病学 .2016 年；54（1）：58-95。编号：10.1055/s-0041-109680. Epub 2016 年 1 月 11 日〕。

美国的消化内镜学会和内镜外科医师学会指南于 2008 年发布（7 http：//www.asge.org/uploadedFiles/Publications _ and _ Products/Practice _ Guidelines/Sedation％20and％20Anesthesia％20in％20GI％20Endoscopy％202008.pdf）。

这些指南的优点是描述了一个跨学科的共识，主要关于内镜患者的镇静。

读者需要学习这些指导意见，尽管此简短的描述并没有涵盖指南的所有方面。

为了提供一个实用性建议，作者根据他们的个人经验和常见临床情况给出了一些建议。

1. 知情同意
- 计划的镇痛性镇静必须是知情同意的一部分。由此引起的并发症比内镜检查本身的并发症更常见
- 提供的信息是至关重要的，包括可能的并发症，以及离开医院/诊所后的时间（禁止开车、避免危险情况和决定）

2. 镇痛性镇静的配备要求
- 在安全方面，配备要求不应反映标准治疗执行情况，而应反映可能出现的并发症的处理情况。在这方面，预防措施的程度取决于患者的状况和预定的程序
- 检查期间的标准要求
  - 至少三个重要参数的登记：脉搏、氧饱和度、血压和心电图
  - 完全的静脉通路
  - 持续的氧气吸入
  - 随时准备急救药物、气管插管器械、通气设备和心肺复苏设备
  - 及时选择紧急通知第二名医师
- 检查后
  - 对重要参数的持续监控，直到镇静作用完全消失
  - 持续驾驶禁令的解除管理

3. 与患者有关的预防措施
- 美国标准协会（ASA）分类提供了一个反映麻醉能力的粗略概述。此外，还有一些方面必须得到重视
  - 在 BMI＞40 患者中，由于丙泊酚的亲脂性，其药效学可能出现难以预料的问题。这也是在这种情况下麻醉师需要随时待命的原因
  - 对于气管插管有障碍的患者也是如此
  - 在计划使用高频发生器的患者中，心脏除颤器和旧式的心脏起搏器必须在手术前停用。心电图监测是必需的。如果有

可疑病变，请联系心脏病专家

- 因为可能导致的低血压和心动过缓，对使用丙泊酚的冠心病患者应进行非常严格的检查

4. 个人要求

- 所有参加镇痛性镇静的医务人员都必须为他们的工作做好准备。护士和医师助理有专门的培训课程。对于医师来说，很奇怪的是很少有明确的资质要求。在重症监护和急诊方面的专业经验是很好的工作基础，但还是建议参加专业课程培训

- 对指南的一些解释中提到了关于"第三人"的要求。该指南着重于具有专门负责监测患者并有资质的"第二"人。因为内镜检查操作本身集中了内镜医师的注意力，他们无法对患者的麻醉给予必要的注意

- 在简单的手术和低风险情况患者中，有资质的医师可以管理最初的药物，然后将监测工作移交给另一名有资质的人。这名有资质和经验的人不应在手术中承担其他责任

- 这意味着检查必须人员的数量取决于该手术的复杂性。如果内镜手术不需要助手（如诊断的超声内镜检查），两个人就足够了。除此之外，几乎所有其他手术都需要三个人，监视和内镜协助必须由不同的人进行

5. 推荐的药物

- 关于镇静药的选择，指南提供了不同的解决方案。由于内镜的无创伤性，通常不需要镇痛药。最常见的镇静药物是丙泊酚，它可以单独使用，也可以与短效的苯二氮䓬类药物联合使用

- 供实际使用的建议

  - 短时间的检查：如果预期的检查时间低于丙泊酚的半衰期（8min），一种单一药物就足够了（例如，诊断性上消化道内镜）

  - 如果检查时间较长，可先使用单剂量的苯二氮䓬类药物（1～5mg），然后再使用丙泊酚进行持续的镇静

  - 丙泊酚的第一个剂量的参考值是0.5～1.0mg/kg体重。根据效果的不同，在注意延迟效应的情况下，可进一步使用20～30mg的剂量

  - 建议根据需要提供剂量而不是连续剂量，因为这样可以更好地控制意识

  - 持续的输液可保证药物的持续作用

6. 镇痛性镇静后的护理

- 内镜检查团队的职责扩展到镇静后的管理。这不仅仅包括所有药物作用至完全恢复的时间，还包括驾驶禁令在内的患者下落

附录 B　血液凝结和抗凝治疗

一般要点：

- 不能为所有患者和所有类型的内镜操作设定血凝参数（血小板，INR，PTT）的预设值。因为医学中的生物具有多样性，这样的限制是不够全面的

- 凝血参数的限制应适应预期的操作。凝血功能的要求在诊断性上消化道内镜检查和大面积黏膜切除术或括约肌切开术之间有显著的差异

- 在我们的内镜诊所，我们接受的血小板最低下限小于 40 000/μl，快速 40%（INR 1.9），根据计划操作的侵入性范围调整这些限制。有些专家选择 50 000/μl 的血小板和 50% 的快速凝血活酶时间

接受抗凝治疗的患者（附表 B1）：

- 表中所列的下限和时限是为了适应特定患者的情况，并在必要时延长

- 继续治疗与停止抗凝治疗，总是在出血风险和血栓栓塞事件之间进行权衡。在许多情况下，我们接受较高的出血风险，有利于降低血栓栓塞风险，例如在最近的心肌梗死之后：临床上对复发性的胃肠道出血的处理往往比复发性血栓栓塞事件（例如，心肌再梗死）更容易，患者的负担也更低

- 强烈建议内镜医师与心脏病医师、神经科或血管外科医师密切合作

- 应考虑是否可将选择性内镜操作推迟到抗凝治疗强度较低的时候（例如，在放置药物洗脱冠状动脉支架后 6～12 个月）

- 一般来说，对于大多数内镜操作，除非有明确的指示，我们不会暂停阿司匹林，因为没有研究表明阿司匹林会增加出血风险（例如，在结肠镜检查时进行息肉切除术后；Manocha et al，2012），但在停药后，心血管事件发生率有所上升（例如，胃肠道出血；Sung et al，2010）。也需注意可能增加延迟出血风险

- 这本书正在编辑过程中，新的抗凝药正在积极推出。请定期查阅最新的建议

附表 B1　如果需要完全恢复凝血功能，内镜干预前的不同类别的抗凝药物、解毒药和停药时间的总结

作用机制	活性组分	注册商标名称	半衰期[a]（h）	解毒药	延迟干预前
维生素 K 拮抗药	苯丙香豆素	苯丙香豆素	20～60	维生素 K 新鲜冰冻血浆 凝血酶原复合物	5～7d （在 INR 的指导下）
Xa 因子抑制药	利伐沙班	瑞妥	5～13	没有特定的解药可以考虑 PPSB，aPCC，r-FⅦa	24h（在肌酐清除率＜50 ml/h 和老年患者延长至 48h）
	阿哌沙班	艾乐妥	8～13		24h

（续　表）

作用机制	活性组分	注册商标名称	半衰期[a]（h）	解毒药	延迟干预前
直接凝血酶抑制药	达比加群酯	泰毕全	12～14	没有特定的解药可以考虑 PPSB. aPCC，r-FⅦa，HD	24h（肾清除率受损时延长）
血小板抑制药 ADP 拮抗药（噻吩吡啶）	阿司匹林		2～3	没有特定的解药可以考虑 PC，FFP	5～7d
	氯吡格雷				
	噻氯匹定	波立维	7～8	没有特定的解药可以考虑 PC，FFP	5～7d
	普拉格雷	抵克立得	12		5d
	替格瑞洛	普拉格雷	2～15		7d
		倍林达	7～8.5		5d
GPⅡb/Ⅲa抑制药	阿昔单抗	阿昔单抗	0.5	没有特定的解药可以考虑 PC，替罗非班 可以考虑 HD	（12～24）h
	依替巴肽	依替巴肽	2.5		2～4 h
	替罗非班	替罗非班	2		干预开始前
低分子肝素	达肝素	法安明	2	鱼精蛋白	（12～24）h（肾清除率受损时延长）
	亨扎肝素	亨扎肝素	4		
	磺达肝素	磺达肝癸	17～21		

Modified from Parekh et al（2014）and Rote Liste（2014）

aPCC. 活化凝血酶原 C 复合物；FFP. 新鲜冰冻血浆；HD. 血液透析；INR. 国际标准化比值；PPSB. 凝血酶原复合物；r-FⅦa. 重组活化因子Ⅶ；PC. 血小板浓缩物

[a] 肾清除率正常的患者按照半衰期。抗凝药的作用可超过半衰期，如二磷腺苷拮抗药可抑制不可逆的血小板聚集

参 考 文 献

［1］ Manocha D，Singh M，Mehta N，Murthy UK. Bleeding risk after invasive procedures in aspirin/NSAID users：polypectomy study in veterans. Am J Med. 2012；125：1222-7.

［2］ Parekh PJ，Merrell J，Clary M，Brush JE，Johnson DA. New anticoagulants and antiplatelet agents：a primer for the clinical gastroenterologist.

Am J Gastroenterol. 2014；109：9-19.

［3］ Rote Liste. Rote Liste Service GmbH，Mainzer Landstr. 55，60329 Frankfurt（Zugriff 11. 8. 2014）.

［4］ Sung JJ，Lau JY，Ching JY，Wu JC，Lee YT，Chiu PW，Leung VK，Wong VW，Chan FK. Continuation of low-dose aspirin therapy in peptic ulcer bleeding：a randomized trial. Ann Intern Med. 2010；152：1-9.